急诊影像诊断学

主 编 许乙凯
副主编 陈 曌

科学出版社
北京

内 容 简 介

本书编写定位为各种急诊病例的影像诊断思路解析。内容包括各系统的各种急诊病变，具体到每一种急症，对疾病的临床表现、病理病生原理、影像解剖、影像表现进行剖析，结合相关的临床指南，配以典型病例的影像图片，可以帮助临床医师分析、解决急诊诊断的实际问题。本书具有简明、浅易、实用的特点。可作为医学影像诊断学的教学辅助用书。

图书在版编目（CIP）数据

急诊影像诊断学/许乙凯主编．—北京：科学出版社，2019.9
ISBN 978-7-03-062046-0

Ⅰ．①急⋯ Ⅱ．①许⋯ Ⅲ．①急诊－影像诊断 Ⅳ．① R495.7 ② R445

中国版本图书馆 CIP 数据核字（2019）第 163721 号

责任编辑：程晓红／责任校对：郭瑞芝
责任印制：吴兆东／封面设计：吴朝洪

科 学 出 版 社 出版
北京东黄城根北街 16 号
邮政编码：100717
http://www.sciencep.com

北京中科印刷有限公司印刷
科学出版社发行　各地新华书店经销
＊

2019 年 9 月第 一 版　开本：787×1092　1/16
2025 年 1 月第三次印刷　印张：14 1/2
字数：262 000
定价：98.00 元
（如有印装质量问题，我社负责调换）

编者名单

主　编　许乙凯
副主编　陈　曌
编　者　（按姓氏汉语拼音排序）
　　　　　陈　曌　陈传丽　陈瑞莹　崔丹婷　董妍婧　端木一博
　　　　　冯　婕　郝　鹏　黄婵桃　黄莲花　理东丽　李慧燕　梁春意
　　　　　林炳权　雷李智　刘　香　刘希垄　卢晓丹　谭相良　谭月发
　　　　　吴婉莎　肖　翔　熊　伟　许乙凯　严承功　张　静　张嘉君
　　　　　郑　欢　郑泽宇　周　芳

前　言

急诊影像诊断报告是各大医院临床医生进行紧急处理与治疗的重要参考依据，而准确、及时、规范书写影像诊断报告是放射科医生的基本功。影像诊断水平的提高，对临床医疗过程中的诊断、治疗方案的制订、疗效监测、预后判断、微创治疗等具有非常重要的意义。影像医学的迅速发展也带来知识更新的问题。目前明显存在专业领域大量新技术、新方法的涌现与临床实际正确运用之间的差距。为了适应现代医学不断发展的现状，使我国现代影像医学新技术更好地应用于临床，更好地与临床诊疗需求相结合，提高医学综合诊疗水平，我们参考国内、外有关文献和相关临床指南，结合自己的临床经验，编写了本书。

本书共7章，按系统分章节，在每章中分别论述各系统的各种急诊情况，具体到每一种急症，从疾病的临床表现、病理生理、影像解剖、影像表现进行剖析，配以典型病例的影像图片，重在论述该急症病例的影像诊断思路，既有类似教材的全面基础内容，又有影像诊断的实际应用，具有很强的指导性和实用性。

本书叙述简明、浅显实用，病例配合图片，通俗易懂，适用于临床。同时，本书可作为医学影像诊断学教学的补充教材或选修教材，也可作为临床医学生的继续教育教材。

由于笔者水平有限，经验不足，错漏之处在所难免，恳请前辈和同道们给予批评指正。

南方医科大学南方医院影像中心　许乙凯
2019年5月

目 录

第1章　急诊常用影像检查技术 ··· 1
　　第一节　X线成像常用检查技术 ·· 1
　　第二节　CT常用检查技术 ·· 1
　　第三节　磁共振成像常用检查技术 ···································· 3
第2章　中枢神经系统 ·· 5
　　第一节　颅脑外伤 ··· 5
　　第二节　急性缺血性脑血管疾病 ······································ 15
　　第三节　颅内感染性疾病 ·· 37
　　第四节　急性脑出血 ··· 43
　　第五节　脑疝 ··· 48
　　第六节　缺血缺氧性脑损伤 ··· 53
第3章　呼吸系统 ·· 69
　　第一节　胸部外伤 ··· 69
　　第二节　气胸 ··· 73
　　第三节　急性纵隔炎 ··· 76
　　第四节　膈疝 ··· 77
第4章　循环系统 ·· 81
　　第一节　外伤性主动脉损伤 ··· 81
　　第二节　主动脉瘤 ··· 82
　　第三节　主动脉夹层 ··· 85
　　第四节　肺动脉栓塞 ··· 87
　　第五节　胸痛三联征 ··· 89
　　第六节　肺水肿 ·· 99
　　第七节　急性心肌梗死 ·· 104
　　第八节　急性心肌炎 ··· 105
　　第九节　心包压塞 ··· 107
　　第十节　急性心力衰竭 ·· 109

第5章　消化系统及泌尿系统 ········· 114
第一节　腹部外伤 ········· 114
第二节　胆道结石 ········· 129
第三节　急性胰腺炎 ········· 132
第四节　泌尿系统结石 ········· 137
第五节　消化道穿孔 ········· 139
第六节　食管异物 ········· 143
第七节　肠梗阻 ········· 146
第八节　急性缺血性肠病 ········· 153
第九节　消化道出血 ········· 159
第十节　急性阑尾炎 ········· 164

第6章　生殖系统 ········· 167
第一节　男性生殖系统 ········· 167
第二节　女性生殖系统 ········· 173

第7章　脊柱与骨关节 ········· 179
第一节　脊柱骨折 ········· 179
第二节　颅颈连接处外伤 ········· 182
第三节　上肢外伤 ········· 185
第四节　骨盆及下肢外伤 ········· 201
第五节　脊髓损伤 ········· 222

第1章 急诊常用影像检查技术

第一节 X线成像常用检查技术

X线成像用于临床疾病诊断，已有120余年历史，至今仍然是医学影像学检查的重要组成部分。随着现代成像技术的进步，X线成像也在朝着数字化、精准化和无胶片化的方向发展。数字化X线设备依技术原理不同，分为计算机X线成像（CR）和数字X线成像（DR）设备。

一、数字化X线成像的优点

1. 摄片条件宽容度大，可最大限度地降低X线辐射剂量。
2. 提高图像质量，可使不同密度的组织结构同时达到清晰显示的效果。
3. 具有测量、边缘锐化、减影等多种图像处理功能。
4. 图像的数字化信息既可经转换打印成照片或在监视屏上视读，也可存储在光盘、硬盘中，还可通过PACS进行传输。

二、数字化X线成像检查方法

1. X线摄影（radiography） 简称拍片，广泛用于人体各个部位的检查。常需要行2个或2个以上方位摄片，如正位和侧位、正位和斜位等。常用于骨折、肺部疾病、胃肠道穿孔游离气体观察、肠梗阻等病变。

2. X线造影检查 常用的对比剂有医用硫酸钡和水溶性有机碘对比剂。医用硫酸钡仅用于食管和胃肠道造影检查，但是怀疑胃肠道穿孔时严禁使用钡剂；水溶性有机碘对比剂主要用于血管造影、尿路造影、子宫输卵管造影、窦道和瘘管及T管造影等。

第二节 CT常用检查技术

计算机体层成像（computed tomography，CT）是由英国工程师Housfield设计并于1971年应用于临床的一种现代医学成像技术。CT的应用，明显提高了病变的检出率和诊断的准确率，显著扩大了医学影像诊断的应用领域，从而极大地促进了医学影像学的发展。CT扫描速度快，方便危重患者的检查，是急诊影像检查中的重要方法。

一、CT成像的主要优势

1. **密度分辨力高** 密度分辨力（density resolution）高是CT成像的突出优点，其相当于传统X线成像的10～20倍。能清晰显示密度差别小的软组织结构和器官（如脑、纵隔、腹盆部器官），并能敏感地发现病灶并显示其特征（如脑出血）。

2. **可行密度量化分析** CT是数字化成像，故图像上的影像（包括病变影像）除用高、等和低密度形容外，还可用量化指标CT值来表示。

3. **组织结构影像无重叠** CT图像通常为断层图像，且常规为横断面图像，组织结构与病变的影像彼此无重叠，明显提高了病变的检出率。

4. **可行多种图像后处理** CT是数字化成像，能够运用计算机软件对成像数据进行多种后处理，其中包括各种二维显示、三维显示技术及其他多种分析技术。例如在观察骨折时，可以直观、立体、多方位显示骨折线走行及断端移位情况。如此，进一步拓展了CT的应用领域，提高了CT的诊断价值。

二、CT检查方法

（一）平扫

平扫（plain scan）是指不用对比剂增强或造影的扫描，常规先行平扫。一些病变，如急性脑出血、支气管扩张、肝囊肿、胆囊结石和肾结石等，平扫即能诊断。

（二）增强

增强扫描（enhancement scan）指血管内注射对比剂后再行扫描的方法。目的是提高病变组织同正常组织的密度差，以显示平扫上未被显示或显示不清的病变，通过病变有无强化及强化类型，有助于定性诊断。

增强检查依对比剂注入后的扫描延迟时间和扫描次数，分为以下几种方法。

1. **普通增强检查** 常用于颅脑疾病的诊断。

2. **多期增强检查** 能够动态观察病变强化程度随时间所发生的变化，有利于定性诊断，主要用于腹盆部疾病的诊断。

3. **CT血管成像（CT angiography，CTA）** 采用静脉团注的方式注入对比剂，当对比剂流经靶区血管时，利用多层螺旋CT进行快速连续扫描，再行多平面及三维CT重组获得血管成像的一种方法。用于血管疾病的诊断，如脑动脉瘤、肺动脉栓塞、主动脉夹层等，在一定程度上可取代有创的血管造影。

4.CT灌注成像（CT perfusion imaging） 灌注成像实际上是一种特殊的动态扫描，是指在静脉注射对比剂的同时对选定的层面进行多次动态扫描，以获得该层面内每一体素的时间-密度曲线，然后根据曲线利用不同的数学模型计算出组织血流灌注的各项参数，能够反映毛细血管水平的血流灌注状况，属于功能成像。目前，用于急性梗死性疾病，如脑梗死、肺梗死等诊断；也用于肿瘤性病变诊断及恶性程度评估等方面研究。

（三）CT能谱检查

CT能谱检查能够提供：①扫描层面的各种单能量CT图像。②测量各个单能量图像上同一部位组织结构或病变的CT值，进而获取能谱CT值曲线。③扫描层面物质（例如碘和水）密度的CT图像，此即物质分离技术。如此，能为病变的检出和诊断提供更多的信息。目前，CT能谱检查已用于提高图像的显示能力、消除金属伪影和虚拟平扫（即仅行增强检查，利用物质分离技术，能够同时获得类似平扫的CT图像），以及病变（尤其肿瘤性病变）的诊断与鉴别诊断的研究。

第三节 磁共振成像常用检查技术

磁共振成像（magnetic resonance imaging，MRI）是利用强外磁场内人体中的氢原子核即氢质子（1H），在特定射频（radiofrequence，RF）脉冲作用下产生的磁共振现象，所进行的一种医学成像技术。

一、MRI的主要优势

1.组织分辨力高 这是MRI的突出优点。MRI为多参数、多序列成像，不同病变内的组织在这些成像序列和检查技术上，有不同的信号强度，据此可以进行区分，从而有助于病变的检出及诊断和鉴别诊断。

2.直接进行水成像 利用重T_2WI序列检查，不用对比剂，就能够整体显示含有液体的器官和间隙，效果类似X线造影检查，此即MR水成像。例如，MR胆胰管成像主要用于胆胰管异常，尤其胆道系统梗阻性病变的诊断；用MR尿路成像来显示尿路梗阻性病变；内耳迷路水成像对于诊断内耳先天性发育畸形很有帮助。

3.直接进行血管成像 利用液体流动效应，不用对比剂，采用时间飞跃（time of flight，TOF）或相位对比（phase contrast，PC）法，即能整体显示血管，类似DSA，此即MR血管成像（MR angiography，MRA）。例如，用颅脑MRA来显示脑梗死的责任血管。

4.能够进行功能磁共振成像（function MRI，fMRI）检查 fMRI检查包括：

①扩散加权成像（diffusion weighted imaging，DWI），DWI能够反映组织和病变内水分子扩散运动及其受限程度，例如DWI常规用于超急性期脑梗死诊断。②灌注加权成像（perfusion weighted imaging，PWI），可通过灌注参数反映组织和病变的血流灌注状态，例如联合DWI和PWI明确脑梗死灶中缺血半暗带的范围。

二、MRI检查方法

MRI检查方法的种类繁多，各具其适用范围和诊断价值，应根据检查的目的进行选用。

（一）平扫

1.普通平扫检查　全身各部位MRI检查时，若无特殊要求，通常先行普通平扫检查。

2.特殊平扫检查　常用者有以下几种。

（1）脂肪抑制T_1WI和T_2WI：应用特定的脂肪抑制序列和技术，能够明确病变内有无脂肪组织，并与亚急性期出血相鉴别。

（2）梯度回波同、反相位T_1WI：用于富含脂质病变如脂肪肝等病变的诊断。

（3）FLAIR（fluid attenuation IR）：能够抑制自由水信号，利于脑室、脑沟旁T_2WI高信号病灶的检出。

（4）磁敏感加权成像（susceptibility weighted imaging，SWI）：为一种反映组织间磁敏感性差异的特殊成像技术，能够清晰显示小静脉、微出血和病灶内铁沉积。用于脑内小静脉发育畸形、脑弥漫性轴索损伤、子宫内膜异位囊肿等病变诊断。

（二）对比增强检查

目前，普遍采用的对比剂是二乙烯三胺五乙酸钆（gadolinium diethylenetriamine penta-acetic acid，Gd-DTPA），为顺磁性对比剂，主要作用是缩短T_1值，可使T_1WI图像上组织与病变的信号强度发生不同程度增高，称之为强化，从而改变其间的信号对比，有利于病变的检出和诊断。

MRI增强检查依应用注入后扫描延迟时间和扫描次数，分为以下2种方法。

1.普通增强检查　常用于颅脑疾病的诊断。

2.多期增强检查　能够观察病变强化程度随时间所发生的动态变化，有利于定性诊断。主要用于腹、盆部疾病诊断。

（陈　翌）

第2章 中枢神经系统

第一节 颅脑外伤

颅脑外伤是脑外科常见病,多由于外力作用于头部所致。颅脑外伤后引起颅内出血,按血肿形成的部位不同,可分为硬膜外血肿、硬膜下血肿和脑内血肿等。

一、急性硬膜外血肿

【病理与临床表现】

硬膜外血肿指颅内出血积聚于颅骨和硬脑膜层之间,占全部颅内血肿的25%~30%,其中急性者约占85%,最常见的原因是颞骨骨折和动脉撕裂伤(通常是脑膜中动脉)。急性硬膜外血肿常发生于颅外伤着力部,常与颅骨骨折并存,多不伴有脑实质损伤。由于颅骨内板与硬膜相贴紧密,故血肿范围较局限且多呈凸透镜样。

临床上因血肿部位不同,症状不尽一致。在不到50%的病例中,颅外伤后原发昏迷时间较短,再度昏迷前可存在中间清醒期。

【影像学表现】

头颅CT和MRI对本病均有确诊意义,但CT平扫常被作为首要检查。影像学表现为颅骨内板下见局限梭形或凸透镜形占位,边界清楚,范围一般不超过颅缝。

1. CT 多表现为均匀高密度,偶尔合并硬膜下血肿(混合性血肿),可见占位效应,中线结构移位,侧脑室受压、变形和移位等占位效应;骨窗可示局部颅骨骨折。

2. MRI 平扫 T_1WI 呈等信号,T_2WI 低信号,血肿内缘可见低信号硬膜。

【典型病例分析】

病例一 男，30岁。高处坠落致髋痛、头痛2天（图2-1）。

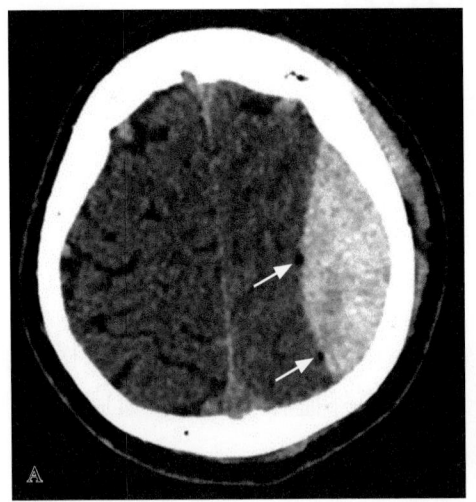
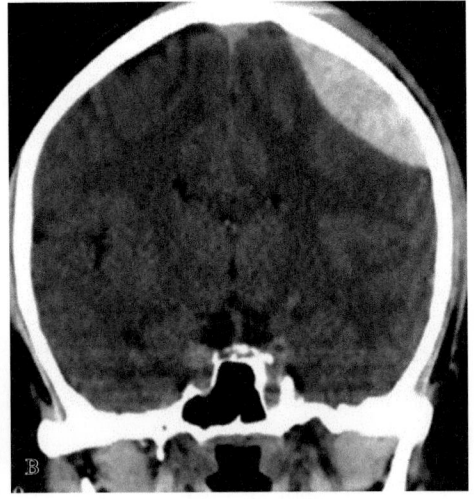

图2-1 左侧额顶部急性硬膜外血肿

分析：患者为青年男性，病史中提示高处坠落，图2-1A为CT横断面，示左侧额顶部颅骨内板下凸透镜形高密度影，血肿内侧缘有2个圆形小气影（箭头），邻近脑组织受压；图2-1B为CT冠状位重组示血肿范围及邻近脑实质受压。

病例二 女，27岁。因严重头痛伴呕吐就诊、3天前被重物砸伤头部，无昏迷史及癫痫病史（图2-2）。

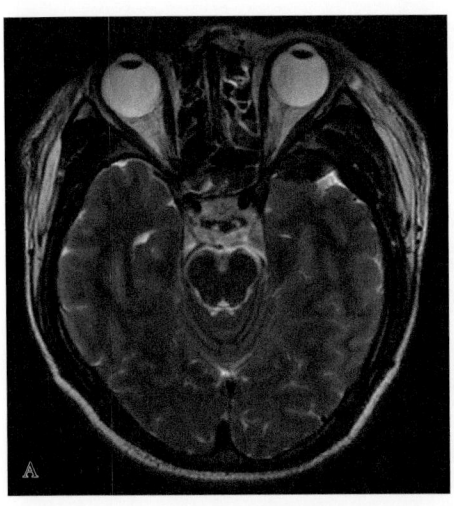
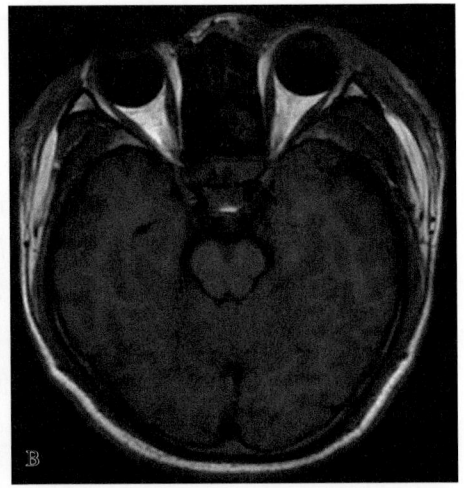

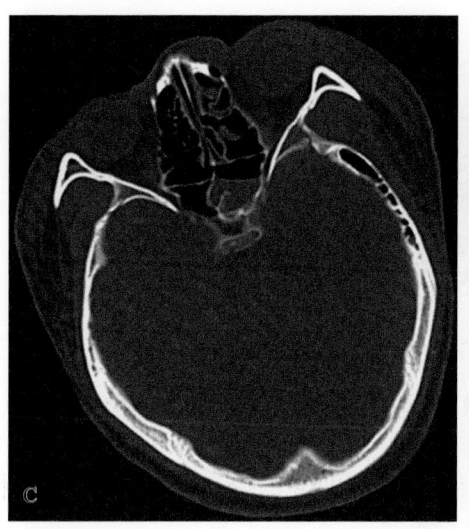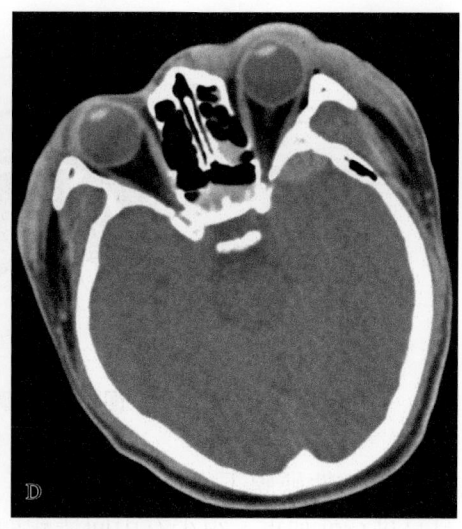

图2-2 左侧颞极急性硬膜外血肿

分析：急性硬膜外血肿，T_2WI呈低信号（图2-2A），T_1WI呈等信号（图2-2B），与脑皮质信号相近，容易漏诊，CT表现为高信号（图2-2C、D），较容易发现。

二、急性硬膜下血肿

【病理与临床表现】

急性硬膜下血肿是指出血位于硬膜内层与蛛网膜之间，皮质的静脉和动脉出血是主要来源，常与脑挫裂伤同时存在；常无颅骨骨折或骨折仅位于暴力部位。由于蛛网膜张力小，使血液占据硬膜下潜在间隙形成大范围血肿（图2-3）。

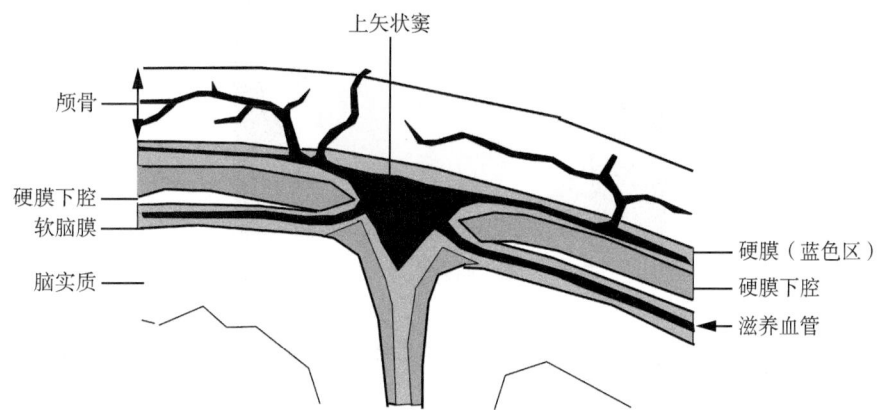

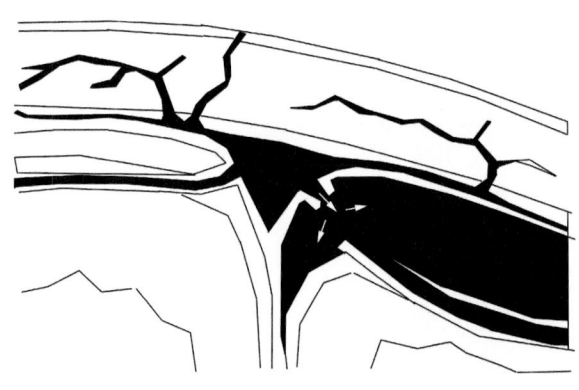

桥血管损伤（箭头），形成硬膜下血肿

图2-3　硬膜下腔的解剖

临床上急性硬膜下血肿的病程短、病情重且进展迅速，多表现为持续性昏迷，且呈进行性加重，很少有中间清醒期。

【影像学表现】

对于急性硬膜下血肿，头颅CT平扫是首选检查方法；但对于CT颅内等密度，特别是双侧性，无明确外伤者，MRI为首选。影像学表现为颅骨内板下弧形或新月形影，范围广泛，一般跨越颅缝但不穿过中线（图2-4）。

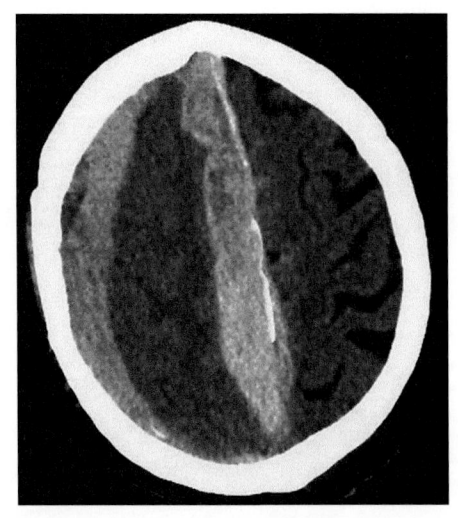

图2-4　右侧大脑凸面及矢状窦旁硬膜下血肿

CT：平扫通常为高密度，可同时存在脑挫裂伤和脑内血肿，故占位征象常比急性硬膜外血肿更为显著（图2-5）。需要注意的是，若窗宽窗位不适，则薄层硬膜下血肿将与颅骨无法分辨而易被漏诊。

MRI：T_2WI呈低信号，T_1WI呈等信号。

增强扫描一般仅用于亚急性或慢性硬膜下血肿，特别是对诊断等密度硬膜下血肿有优势。

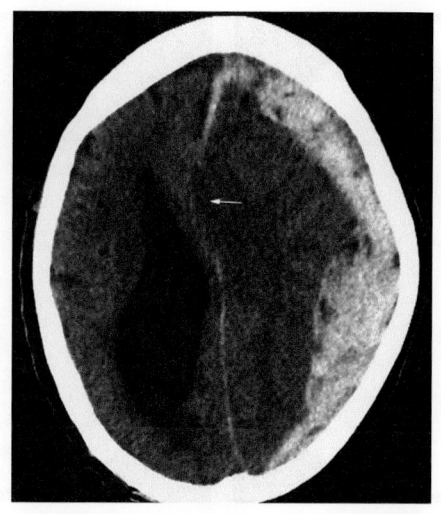

图2-5　左侧大脑凸面硬膜下血肿合并大脑镰下疝

【典型病例分析】

病例一　女，36岁。突发意识障碍30分钟（图2-6）。

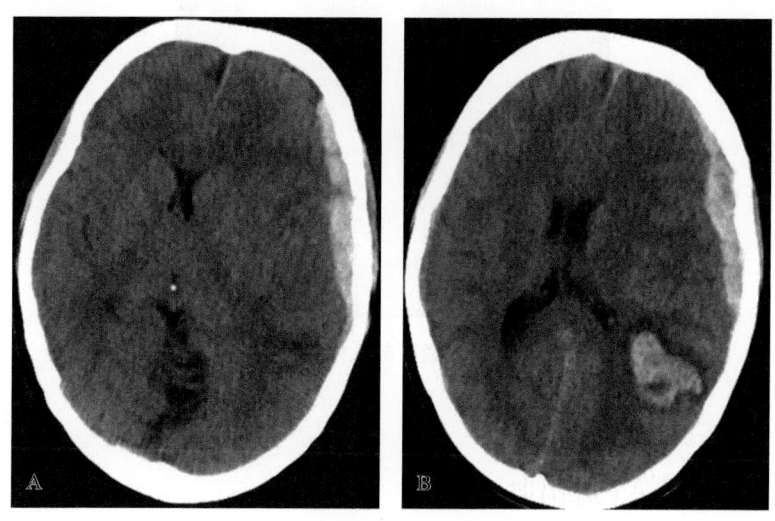

图2-6　左侧额顶颞部急性硬膜下血肿

分析：患者为中年女性，CT横断面示左侧额顶颞部颅骨内板下见弧形高密度影，为硬膜下血肿（图2-6A）；左侧顶枕叶可见团片状高密度影（图2-6B），为脑挫裂伤，占位效应显著，同侧侧脑室后角受压变形，中线结构右移。

病例二　男，57岁。自述头晕、头痛，右侧肢体乏力、麻木，无恶心、呕吐（图2-7）。

分析：等密度硬膜下血肿没有明显占位效应时（图2-7A），容易被漏诊，可以通过调节窗宽、窗位观察，或者用MRI来帮助诊断（图2-7B、C）。

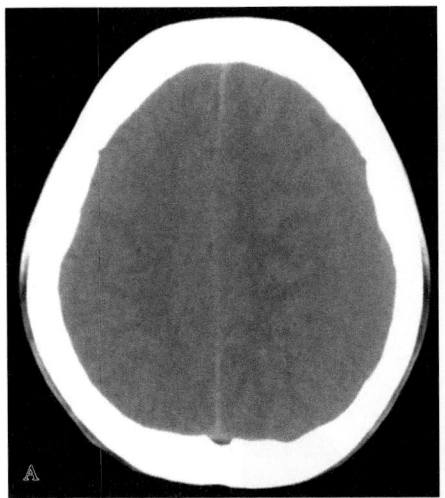
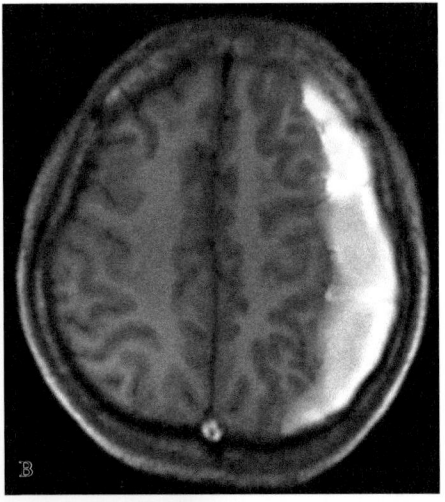
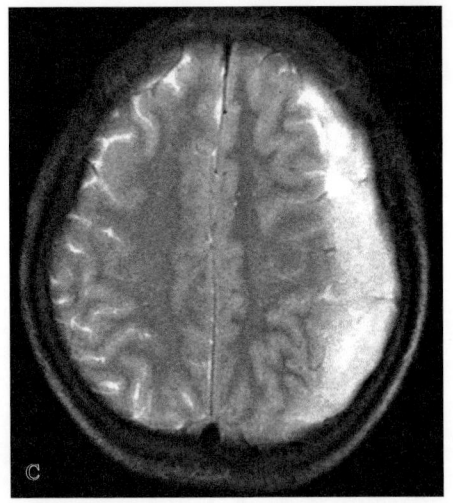

图2-7 左侧额顶部急性硬膜下血肿

（郑　欢）

三、急性蛛网膜下腔出血

【病理与临床表现】

蛛网膜下腔出血是由于颅内血管破裂，血液进入蛛网膜下腔所致。有外伤性和自发性之分，自发性中又以动脉瘤、高血压动脉硬化和动静脉畸形最多见。本病以青壮年多见，女性多于男性，常合并无菌性脑膜炎、脑血管痉挛及脑积水。

临床症状常为三联征：剧烈头痛、脑膜刺激征、血性脑脊液。

【影像学表现】

头颅CT常被作为本病的首要检查，尤其是急性发病时。24小时内的急性蛛网膜下腔出血MRI敏感性不如CT，通常不被作为一线影像检查方法。影像学表现为：直接征象为CT呈脑沟、脑池密度增高，出血量多时呈铸型，血液积聚较多的部位常提示出血责任血管所在；MRI在急性期时，T_1WI呈比脑脊液稍高的信号影，T_2WI呈比脑脊液稍低的信号影，运用FLAIR或SWI序列可以更清楚地显示。间接征象为脑积水、脑水肿、脑内血肿、脑室内出血、脑疝，CTA可见脑动脉瘤（图2-8）等。

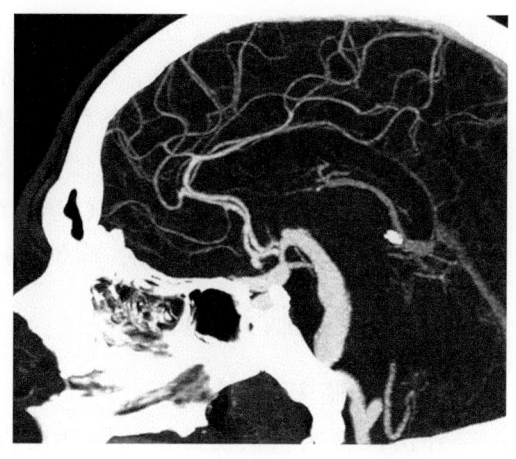

图2-8　基底动脉梭形动脉瘤

【典型病例分析】

病例　女，32岁。患者在活动过程中突感前额部疼痛，呈波动性胀痛，数分钟头痛加重，无法忍受，当时无明显意识障碍、肢体抽搐、大小便失禁，无偏瘫及无力，至医院后曾呕吐2次胃内容物，并感颈部僵硬、疼痛（图2-9）。

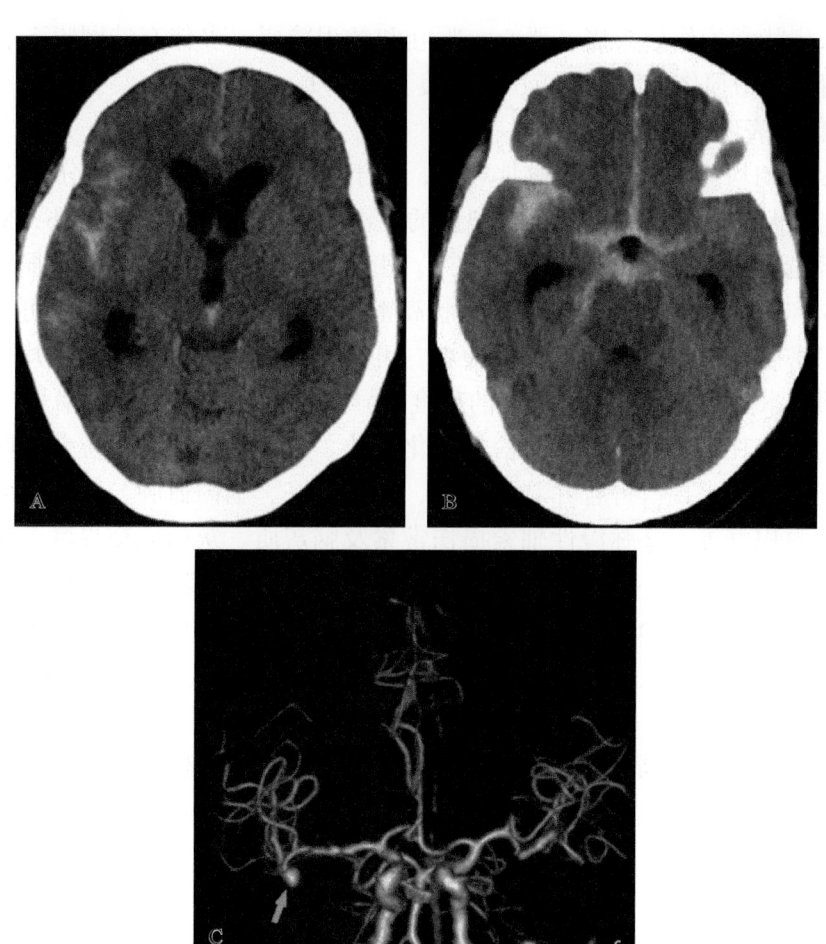

图2-9　右侧大脑中动脉动脉瘤破裂伴蛛网膜下腔出血

分析：患者为青年女性，病史中提示患者剧烈头痛及脑膜刺激征等征象。影像检查中可见：①直接征象，CT平扫示大脑纵裂池、双侧外侧裂池、鞍上池、环池、桥池、脚间池可见多发条状、线样及片状高密度影，右侧外侧裂池较显著（图2-9A、B），提示出血责任血管为右侧大脑中动脉可能性大。②间接征象，CT平扫示双侧脑室扩张积液。③CTA示颅脑右侧大脑中动脉M2起始段见囊状突起（图2-9C），瘤体直径约6mm，瘤颈直径约2.4mm。

四、外伤性脑实质损伤

【病理与临床表现】

外伤性脑实质损伤是指颅脑外伤所致的脑组织器质性损伤，包括脑挫伤、脑裂伤及弥漫性轴索损伤。脑挫伤与脑裂伤多同时发生，故称脑挫裂伤。弥漫性轴索损伤是头部受到瞬间旋转暴力所致的脑内剪切伤，引起脑灰质、灰白质交界区、胼胝体、第三脑室旁、脑干及小脑神经轴索出血及肿胀，常合并其他损伤。

临床症状常为伤后头痛、恶心、呕吐和意识障碍，多伴有蛛网膜下腔出血表现。病情轻重与损伤的部位、范围和程度直接相关。

【影像学表现】

CT及MRI均能敏感地显示脑挫裂伤，对于急性脑外伤的出血部分，CT显示较MRI为佳，但对亚急性和慢性脑挫裂伤的显示，MRI常优于CT，另外，MRI对弥漫性轴索损伤的诊断敏感性明显优于CT。影像学表现为：①脑挫裂伤损伤区急性期CT呈局部低密度改变伴有点状及片状高密度影，至晚期时小范围者可恢复至正常脑组织密度，挫裂伤重并且范围大者，可出现脑软化灶或脑内囊性病灶。MRI信号则随脑水肿、出血和脑挫裂伤的程度而异。脑水肿其T_1WI为低信号，T_2WI呈高信号，内点片状出血与脑出血信号变化一致。挫裂伤范围大占位效应明显，到晚期可见脑萎缩表现。可合并其他征象，如脑肿胀、脑内血肿、脑外血肿、颅骨骨折、颅内积气等。②弥漫性轴索损伤常累及脑灰质、灰白质交界区、胼胝体、第三脑室旁、脑干及小脑，CT可见上述好发部位单发或多发点状至直径15mm以下的小出血灶（图2-10）；如果幕上大脑半球弥漫脑水肿，灰白质分界不清，表现为广泛低密度，而丘脑、脑干及小脑表现为相对高密度，称为小脑白征（white cerebellum sign），这一征象提示不可逆脑损伤，预后差（图2-11）。弥漫性轴索损伤在T_2WI及DWI呈高信号、T_1WI随是否合并出血呈低或高信号。

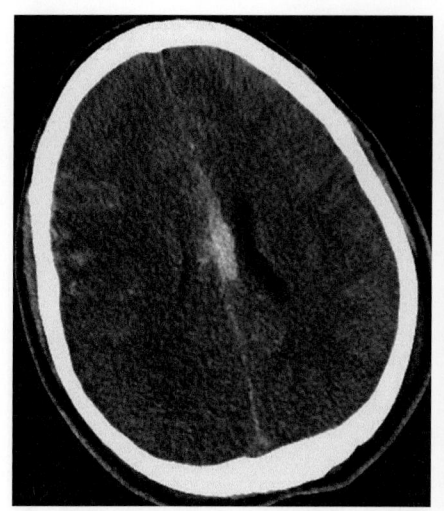
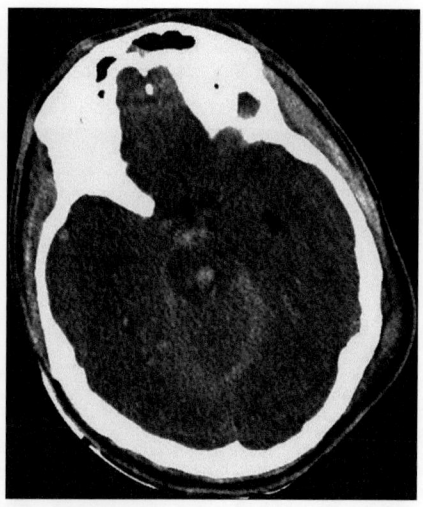

图2-10　弥漫性轴索损伤

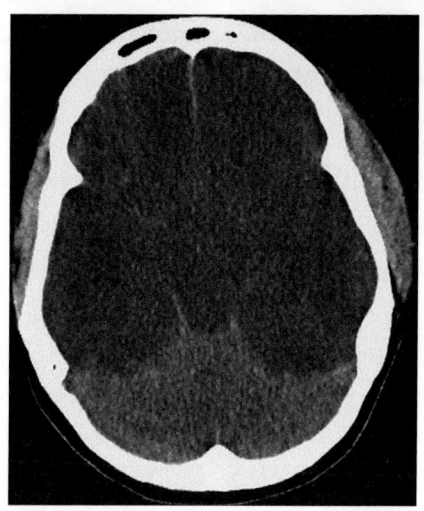

图2-11　小脑白征（white cerebellum sign）

【典型病例分析】

病例一　男，25岁。车祸头部外伤后持续意识障碍3小时（图2-12）。

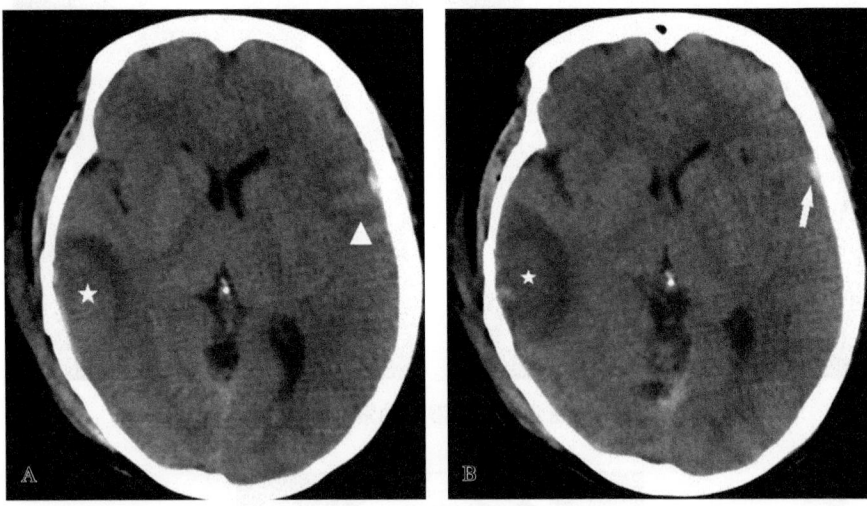

图2-12　右侧颞叶脑挫裂伤，左侧颞部硬膜下血肿，蛛网膜下腔出血

分析：病史中提示患者头部外伤后持续意识障碍。影像检查中可见：①右侧颞叶可见局部片状低密度，内并散在点片状高密度出血灶（☆）。②其他合并征象，脑回肿胀、脑沟变窄及消失，提示脑肿胀，右侧侧脑室受压变窄。左侧颞部颅骨内板下弧形高密度影（☆），提示硬膜下血肿。局部脑沟回密度增高，提示蛛网膜下腔出血（△）。右侧颞枕部皮下软组织肿胀伴少量积气。

病例二　男，54岁。车祸头部外伤后持续意识障碍30分钟（图2-13）。

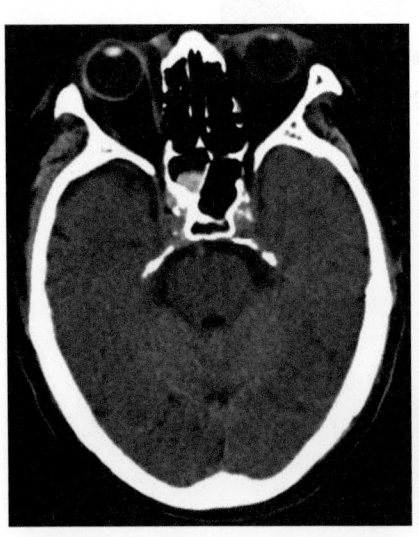 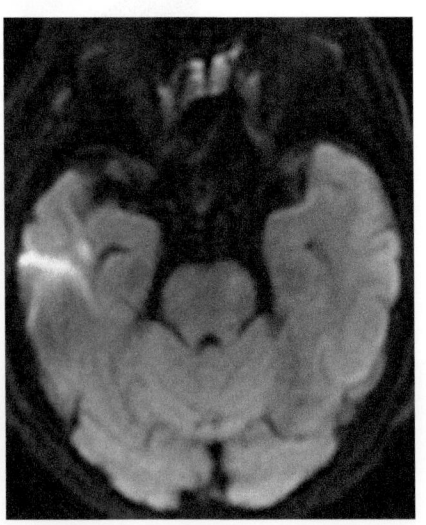

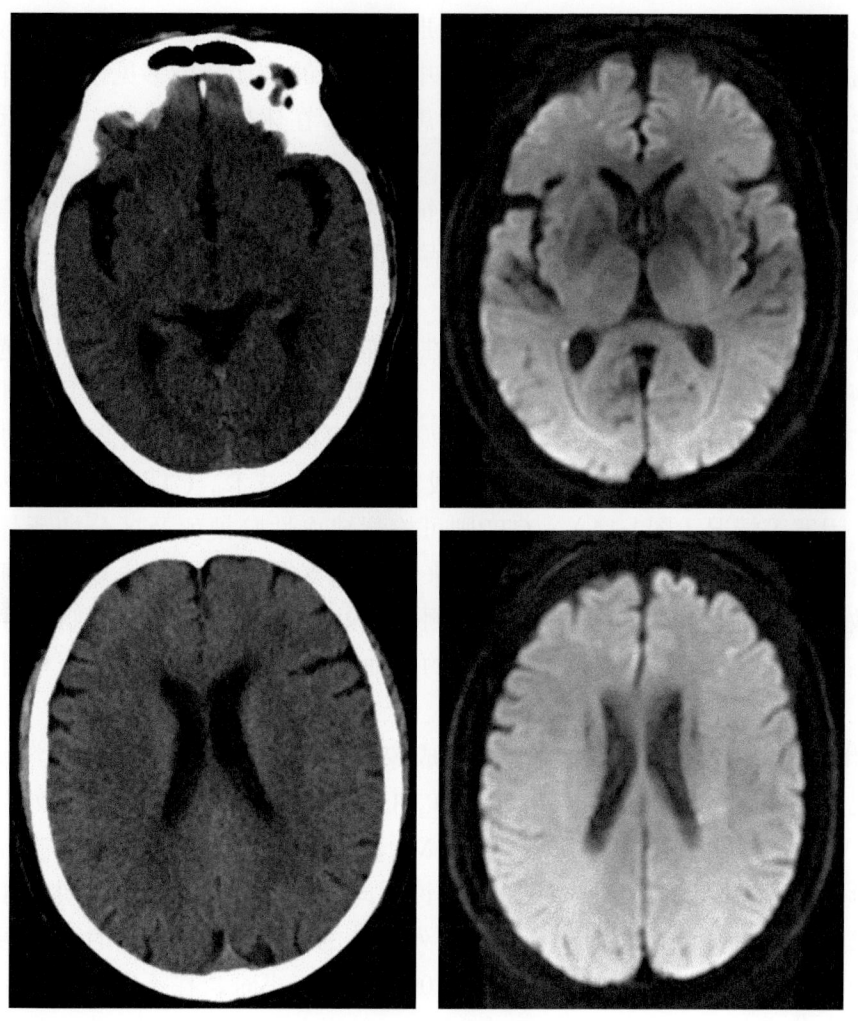

图2-13 弥漫性轴索损伤

分析：病史中提示患者头部外伤后持续意识障碍。CT可见双侧侧脑室旁多发斑片状低密度影，边界模糊，弥漫性轴索损伤与脑白质变性相鉴别。MRI可见脑桥左侧、右侧颞叶、双侧额叶、胼胝体压部可见多发DWI高信号影，提示弥漫性轴索损伤。

（梁春意）

第二节 急性缺血性脑血管疾病

一、急性期脑梗死

【病理与临床表现】

脑梗死是指脑血供突然中断导致的供血区域脑组织缺血坏死。通常是由于供应脑部血液的动脉出现粥样硬化和血栓形成，使管腔狭窄甚至闭塞，导致局灶性急性脑供血不足而发病，常发生于大或中等管径的脑动脉，多见于中老年患有动脉硬化、高血压、糖尿病等有基础疾病患者，常在休息或安静状态下起病，急性期脑梗死一般指的是发病后72小时内。

急性期脑梗死常见的临床表现和体征包括偏瘫、偏身感觉障碍、偏盲、失语等，小脑或脑干梗死时常有共济失调、吞咽困难、呛咳等症状。

【影像学表现】

目前，CT平扫是临床上公认的急性缺血性脑卒中的常规检查和首选检查手段，脑梗死灶呈低密度影，但在早期不一定都能显示，故其重要作用是排除脑出血（CT是明确是否脑出血的金标准）。CT还可以通过注射对比剂来判断颅内情况，有CT血管成像（CTA）、CT灌注成像（CTP）技术。CTA能判断颅内外动脉狭窄、闭塞等情况（图2-14）。CTP则可检测缺血性脑梗死及区分梗死灶和缺血半暗带，准确性很高，同时还可以用来评估侧支循环与卒中的复发、预后、溶栓疗效及出血转化。CTA联合CTP检测可一站式评估血管狭窄及脑灌注情况，帮助临床区分不可逆性脑梗死和可逆的缺血半暗带存在，有助于溶栓和预后的判断。

MRI具有多序列、多参数及多功能成像，较CT能更敏感、早期地判断脑梗死的情况，常规的序列有T_1WI、T_2WI、T_2FLAIR及MRA序列，功能序列有弥散加权（DWI）、MR灌注成像（MRP）、MR波谱成像（MRS）、磁敏感加权成像（SWI）。MRI的DWI序列在缺血数分钟后即可出现异常高信号，具有很高的敏感度及特异度，是最精确诊断急性脑梗死病灶的技术，可用于急性期脑梗死的早期诊断。急性期脑梗死症状出现超过3.0小时或4.5小时，在不耽误静脉溶栓的情况下，推荐完善MRI-DWI或MRA及MRP，对于血管内治疗具有临床指导意义。MRP识别脑实质低灌注区域优于CTP，有助于扩大时间窗溶栓患者的选择。MRS也可早期评价缺血脑组织的代谢改变、缺血组织损伤的严重程度，判断患者的预后、治疗效果。SWI序列则可早期发现脑梗死区出血转化及微出血灶，为缺血性脑卒中血流动力学改变提供信息。

超急性期指脑梗死发病6小时内，急性期指脑梗死发病6~72小时。早期脑梗死的平扫CT（NCCT）征象包括：①脑实质密度减低，灰白质界限模糊；皮质脑沟消失。②基底节的结构消失或模糊征。③岛叶带征或称岛盖征，表现为局部的低密度。④大脑中动脉高密度征，该血管的密度增高可以达到60~90Hu（图2-15）。脑梗死3天的病例可见到低密度区（低密度区包括梗死和水肿2种变化），此时低密度区的范围与闭塞的血管相关（图2-16）。大脑中动脉主干闭塞，病灶呈三角形低密度区，基底朝向脑凸面，尖端指向第三脑室。大脑前动脉闭塞，表现为长条状低密度影，多位于额叶近大脑镰旁，大脑后动脉闭塞，在顶枕叶出现半圆形低密度区。急性期脑梗死CT增强无强化，不过CTP可表现为梗死

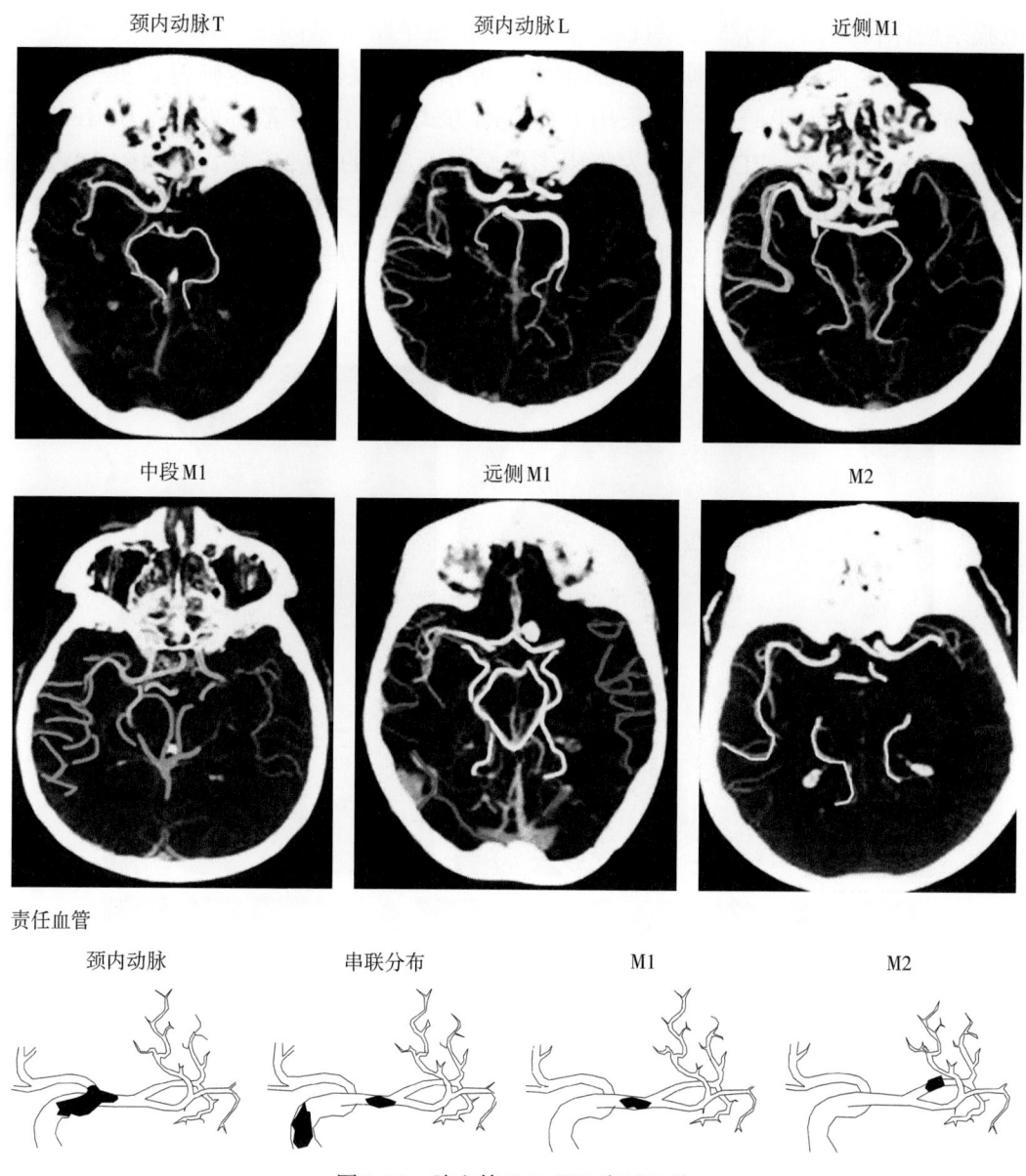

图2-14 脑血管CTA显示责任血管

区灌注下降，CTA可显示出梗死区供血血管狭窄、闭塞情况，可联合使用。

MRI主要表现为脑实质信号改变，超急性期MRI平扫可无异常信号改变，DWI序列此时可出现异常的高信号，T_1WI可最早于16小时、T_2WI最早于8小时后发现脑梗死灶，T_1WI呈低信号，T_2WI及T_2FLAIR呈稍高、高信号，MRP也可发现脑梗死区灌注的异常，与DWI序列匹配，判断是否存在缺血半暗带，从而可评价脑梗死区域是否存在可恢复性脑实质区。

英国科学家Abtrup在1981年首次提出缺血半暗带（ischemic penumbra，IP）的概念，将其定义为梗死核心区周围的脑缺血组织，其电活动停止，功能丧失，但膜结构保持完整，仍然可以挽救的组织。缺血半暗带呈高度的动态变化，在一定时间内恢复血流灌注，则神经细胞可以存活及恢复功能，否则将进展为不可逆性脑损害。缺血半暗带一般采用下列判断方式：灌注-扩散不匹配（perfusion diffusion mismatch，PDM）视为临床影像学判断 IP 的重要方法；如MRI PWI或ASL与DWI异常信号的不匹配；或采用CT灌注成像：CBV与CBF或MTT不匹配；或者CTA原始图像低密度区与CBF的图像不匹配区或CT灌注异常区与DWI高信号的不匹配区来加以确定（图2-17）。

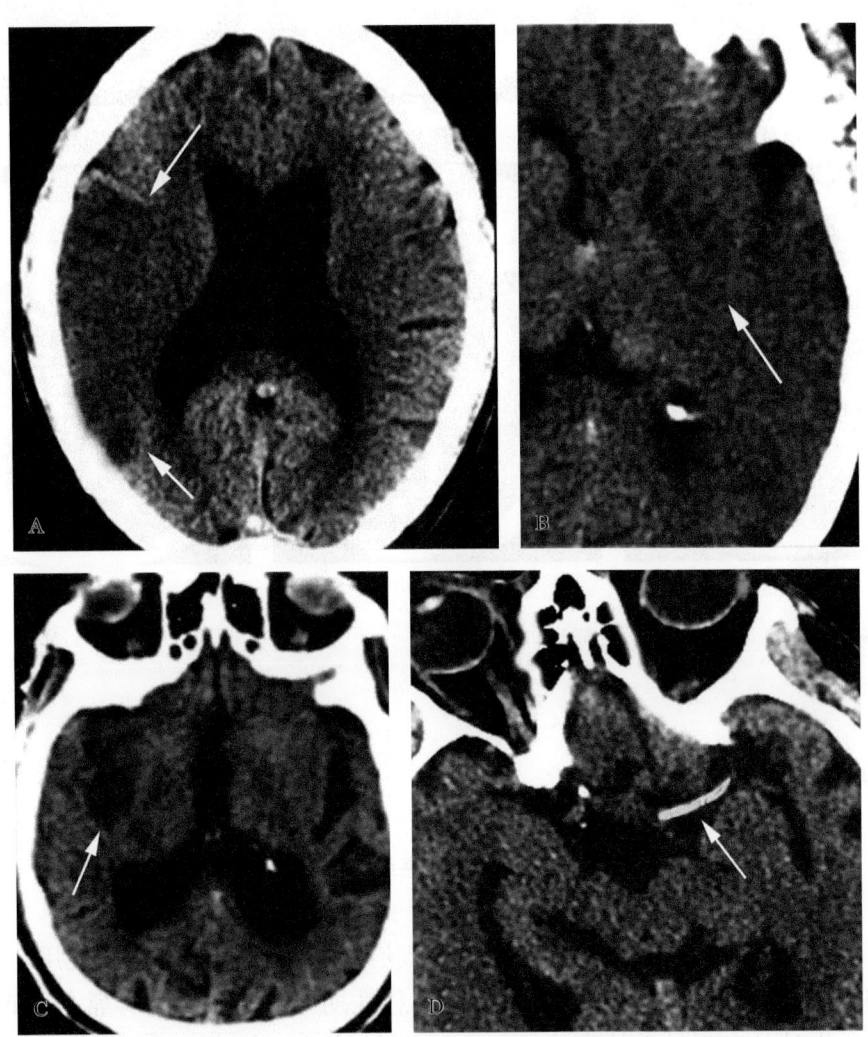

图2-15　早期脑梗死CT征象　A.灰白质界限模糊；B.豆状核模糊征；C.岛叶带征；D.大脑中动脉高密度征

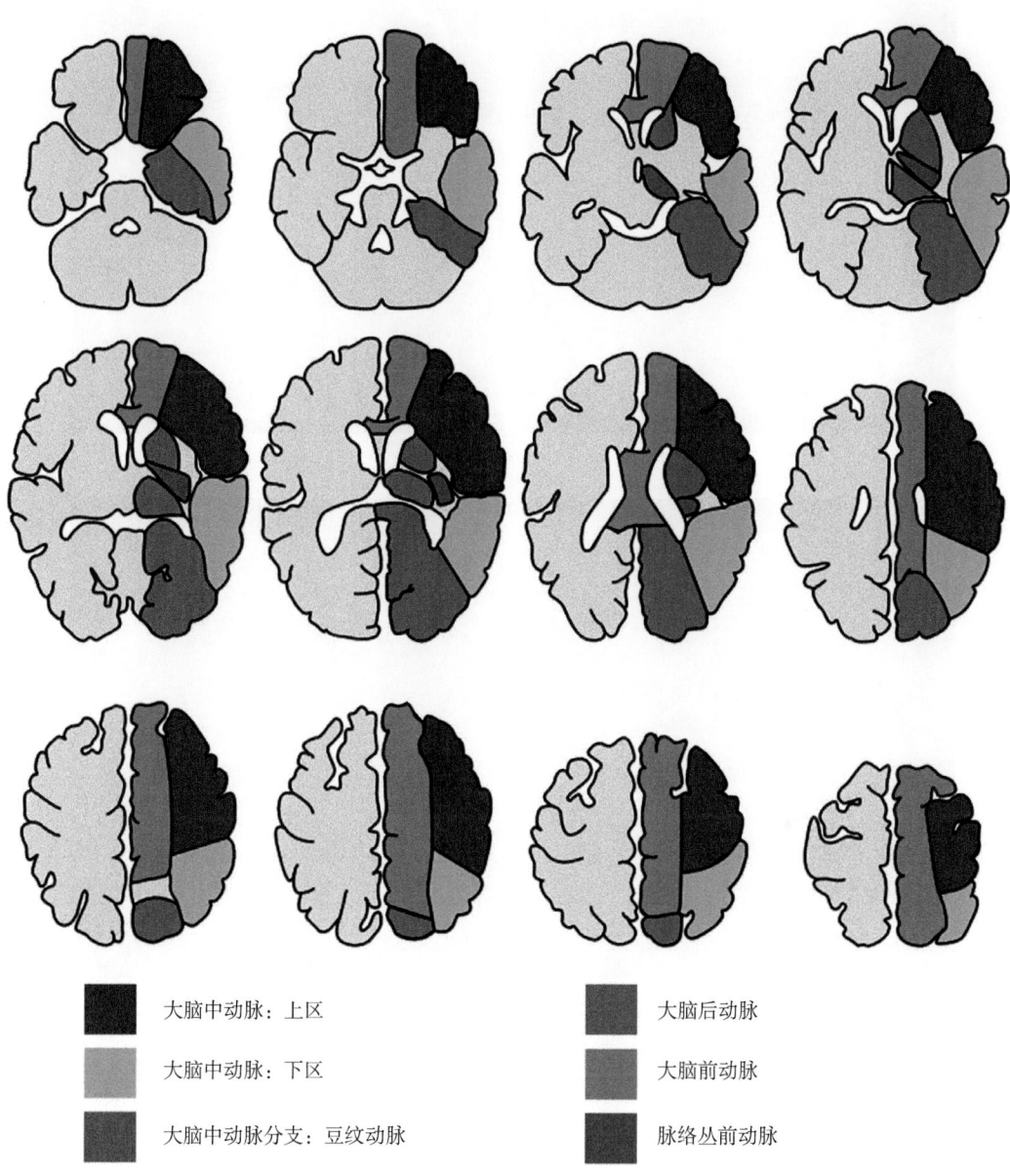

图 2-16 脑动脉供血的分区

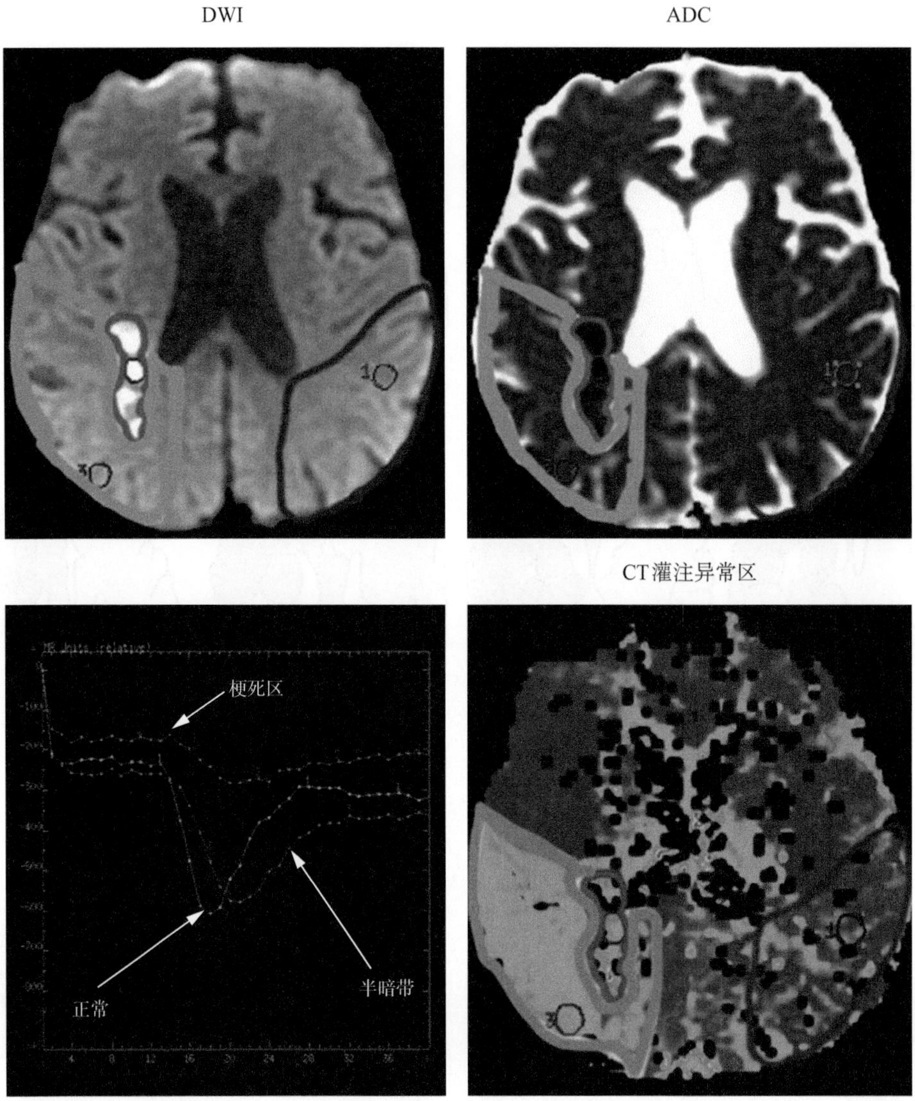

DWI ADC

CT灌注异常区

图2-17 缺血半暗带，DWI高信号与CT灌注异常区不匹配

【典型病例分析】

病例一 男，39岁。左侧肢体无力，言语不清3小时余（图2-18）。

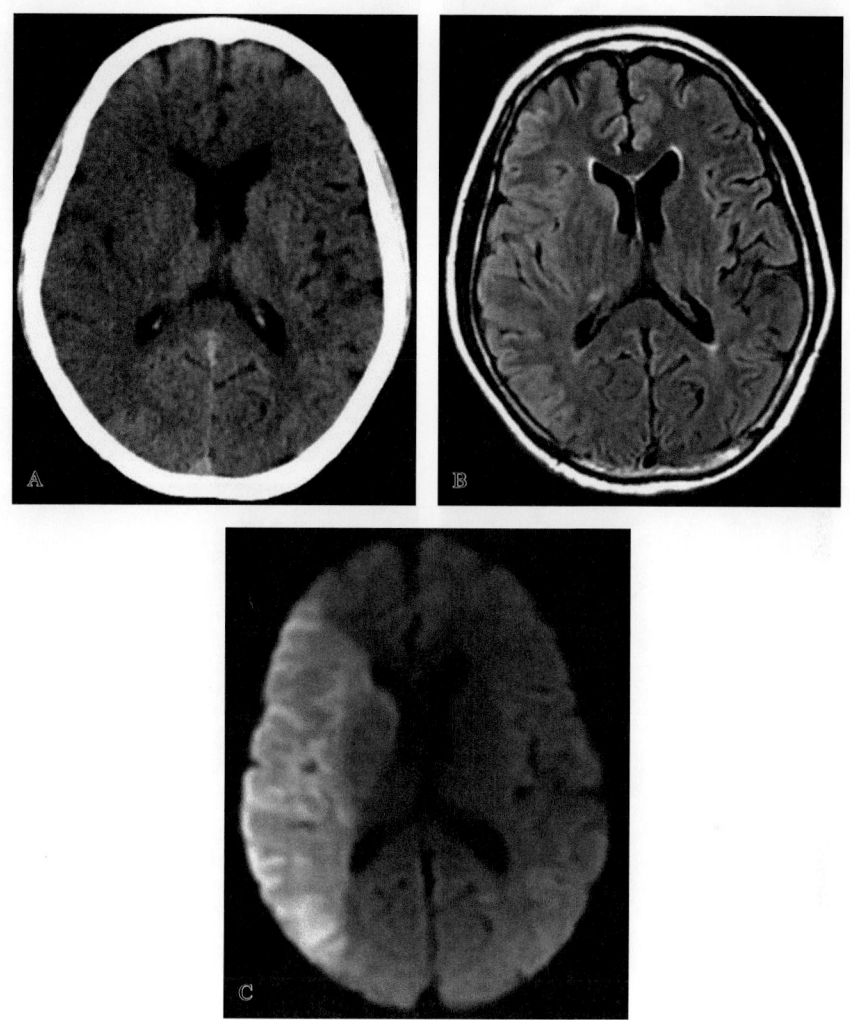

图2-18 右侧大脑半球急性脑梗死

分析：图2-18A CT平扫示右侧额颞顶叶及基底节区脑组织肿胀，密度下降，灰白质对比模糊，邻近脑沟变窄。图2-18B MRI T_2FLAIR示右侧额颞顶叶脑回稍肿胀，信号略增高，余未见异常。图2-18C DWI示右侧额颞顶及基底节区叶大片状高信号，皮质及皮质下同时受累。该患者为青年男性，突发起病，从病史及CT、MR形态、密度信号及MRI DWI信号改变，考虑右侧大脑半球急性脑梗死。

病例二 男，25岁。左侧肢体无力3小时（图2-19）。

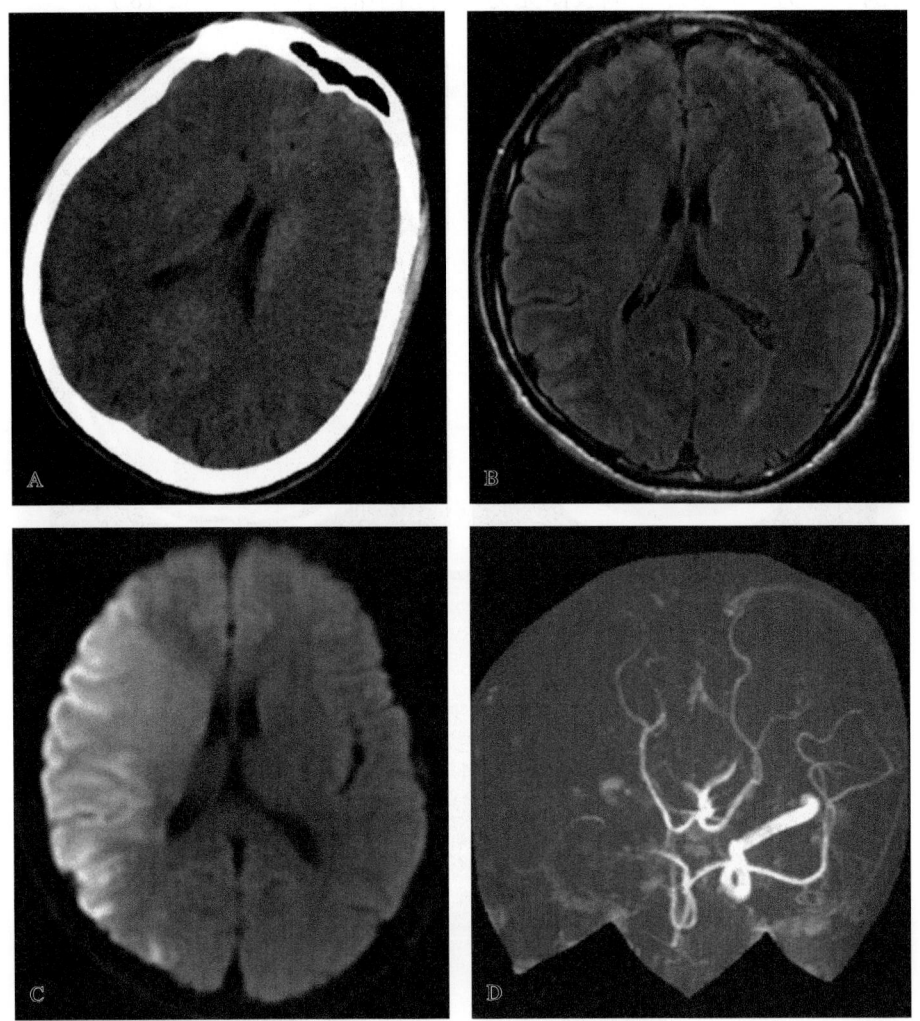

图2-19 右侧大脑中动脉供血区急性脑梗死

分析：图2-19A CT平扫示右侧大脑半球密度稍下降，灰白质对比略模糊，脑沟稍变浅，图2-19B MRI T₂FLAIR示右侧大脑半球脑回信号略增高，图2-19C DWI示右侧大脑半球大片状高信号影，累及皮质及皮质下，图2-19D MRA可见右侧颈内动脉、大脑中动脉闭塞。该患者为青年男性，突发起病。CT及MRI T₂FLAIR无法明确病变性质，MRA提示右侧颈内动脉、大脑中动脉闭塞导致其供血区缺血，MRI-DWI序列明确其为急性期脑梗死。

病例三 男,39岁。突发右侧肢体无力,言语不清1小时余(图2-20)。

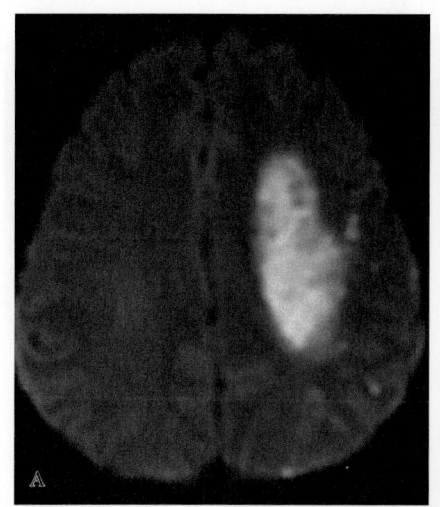
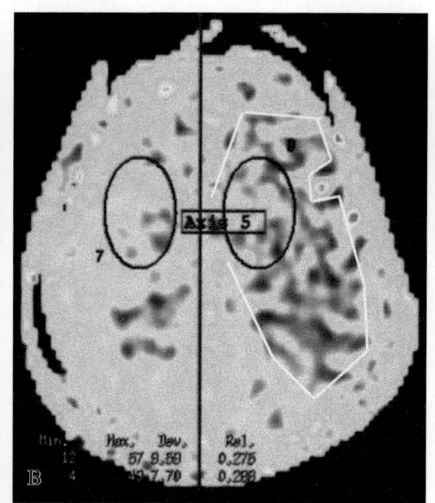
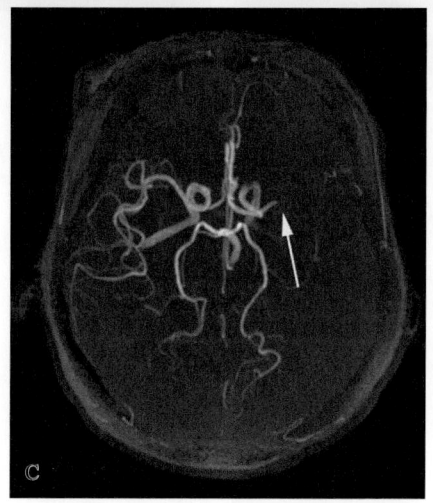

图2-20 左侧半卵圆中心急性脑梗死

分析:图2-20A为DWI,显示左侧半卵圆中心区高信号,图2-20B为ASL显示左侧额顶叶区白质大片低灌注区,与DWI高信号不匹配,提示为缺血半暗带形成;图2-20C为3D TOF MRA,显示责任血管为左侧大脑中动脉的水平段闭塞(箭头)。

病例四 男,56岁。患者突发右侧肢体无力2小时,大脑中动脉血栓性脑梗死,取栓前后比较(图2-21)。

分析:图2-21A为常规的FLAIR序列,未见明确梗死灶,双侧侧脑室前后角旁可见少许脑白质变性;图2-21B为DWI,显示左侧基底节区片状高信号,提示为梗死区;图2-21C为CT灌注成像,MTT显示左侧额顶区大片的异常延迟区,与DWI的梗死区不匹配,说明缺血半暗带存在;图2-21D为3D TOF MRA,显示左侧的大脑中动脉M1段以远闭塞(箭头);图2-21E为DSA,进一步证实左侧大脑中动M1段以远闭塞（箭头）；图2-21F为取栓后，血管再通；图2-21G为血管再通后FLAIR复查，显示梗死区缩小，说明治疗有效。

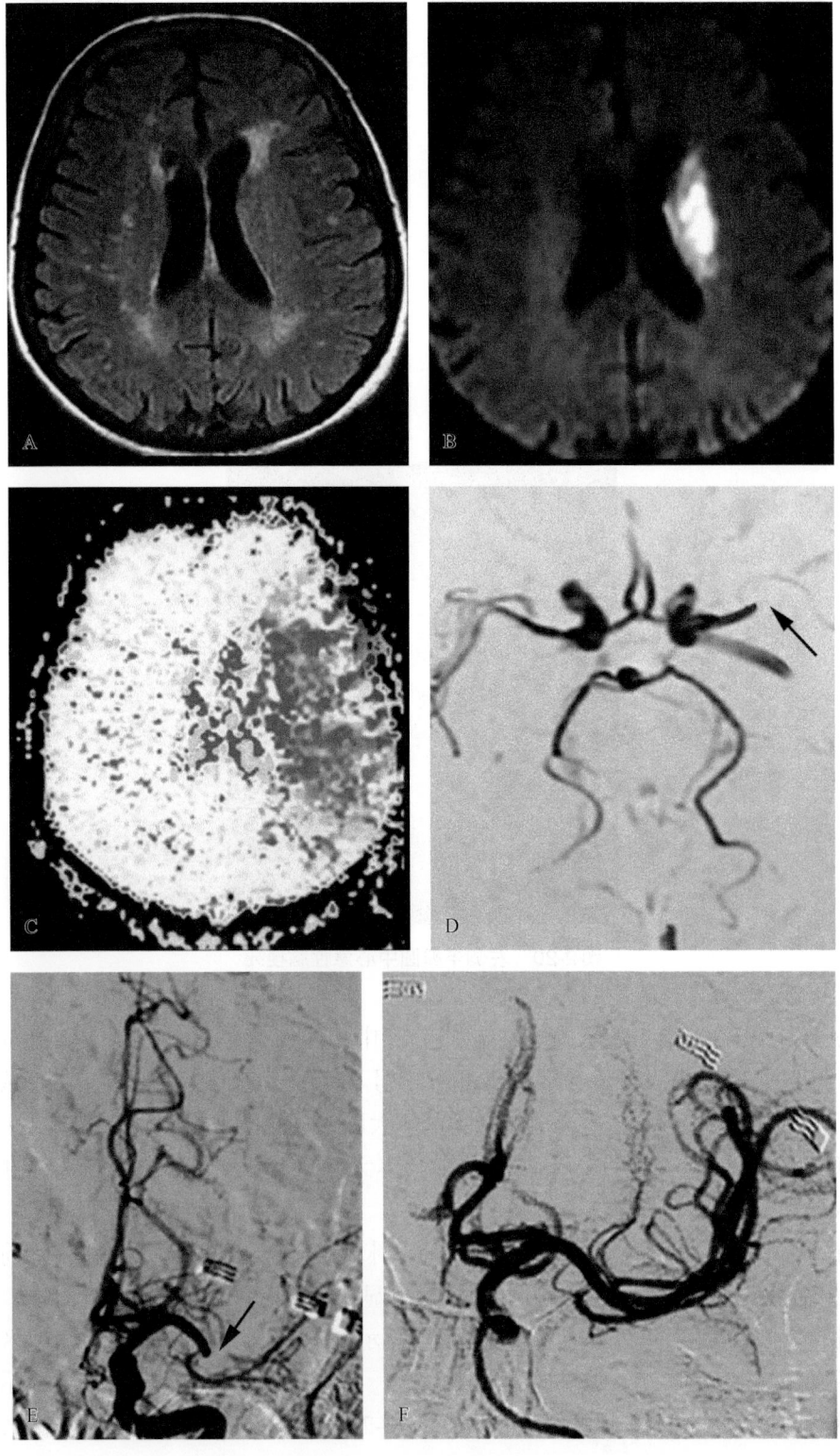

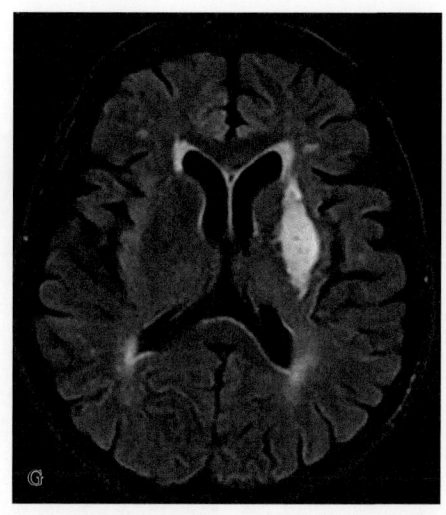

图2-21　大脑中动脉血栓性脑梗死，取栓前后比较

二、脑分水岭梗死

【病理与临床表现】

脑分水岭梗死（cerebral watershed infarction，CWI）指脑内相邻2条动脉之间及深穿支动脉之间供血区边缘带的梗死，也称边缘带脑梗死，多由体循环低血压或低血容量引起，约占所有脑梗死的10%。其分为皮质型和皮质下型。皮质型主要分2种，一种是指大脑前动脉和中动脉靠近脑表面的交叉供血区的梗死，又称皮质前型；另一种是大脑中动脉和后动脉靠近脑表面的交叉供血区的梗死，又称皮质后型，最为常见。皮质下型是指在大脑中动脉深穿支和皮质支之间边缘区的脑梗死。

脑分水岭梗死是一种特殊类型的脑梗死，临床表现多种多样，主要与梗死的部位和梗死面积的大小有关。

【影像学表现】

CT平扫上脑梗死表现为低密度灶，但急性期脑梗死CT有时检测不到。皮质前型CWI表现为额叶内尖端朝向侧脑室前角的楔形低密度灶，皮质后型CWI主要表现为顶枕交界区域尖端朝向侧脑室后角的楔形低密度灶。皮质下型CWI主要表现为分布在侧脑室旁、半卵圆中心的前后分布的点状、索条状或串珠样低密度灶，病灶直径有时较小，在脑CT上不易辨认而容易导致漏诊。因为颅脑CT脑干及小脑区域常存在硬化性伪影，所以幕下的CWI在CT上不易被诊断。

颅脑MRI的成像清晰，所以在诊断脑CWI上较CT存在优势，且有DWI技术，使急性期特别是12小时内CWI能被及时诊断。脑梗死病灶在T_1WI呈低信号，在T_2WI、T_2FLAIR、DWI像上均呈现为高信号，使得梗死灶容易辨别，尤其是皮质下型及幕下偏小的CWI，也很容易被发现，位置、形态同CT。

【典型病例分析】

病例一 男，59岁。口角右歪2天，左侧肢体无力1天（图2-22）。

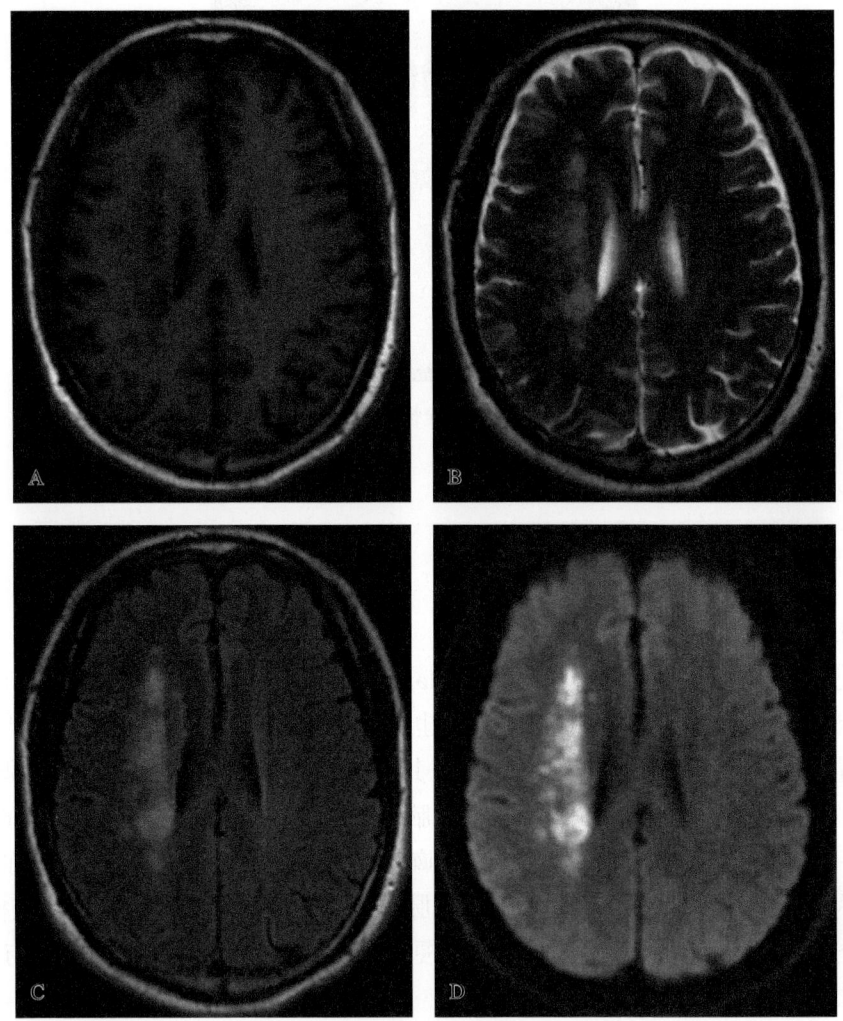

图2-22 右侧侧脑室旁急性脑分水岭梗死（皮质下型）

分析：图2-22A、B MRI示右侧侧脑室旁可见条状前后走向异常信号影，T_1WI呈低信号，T_2WI呈高信号，无占位效应，图2-22C T_2FLAIR示病变呈高信号，边界不清，图2-22D DWI示病灶呈高信号影。此例为老年男性，突发起病，右侧大脑半球白质区前后走行异常信号，不累及皮质，DWI呈高信号，考虑为急性脑梗死，但其不按常规动脉供血区分布，考虑为脑分水岭梗死（皮质下型）。

病例二 男，63岁。发作性头晕及肢体麻木无力2个月（图2-23）。

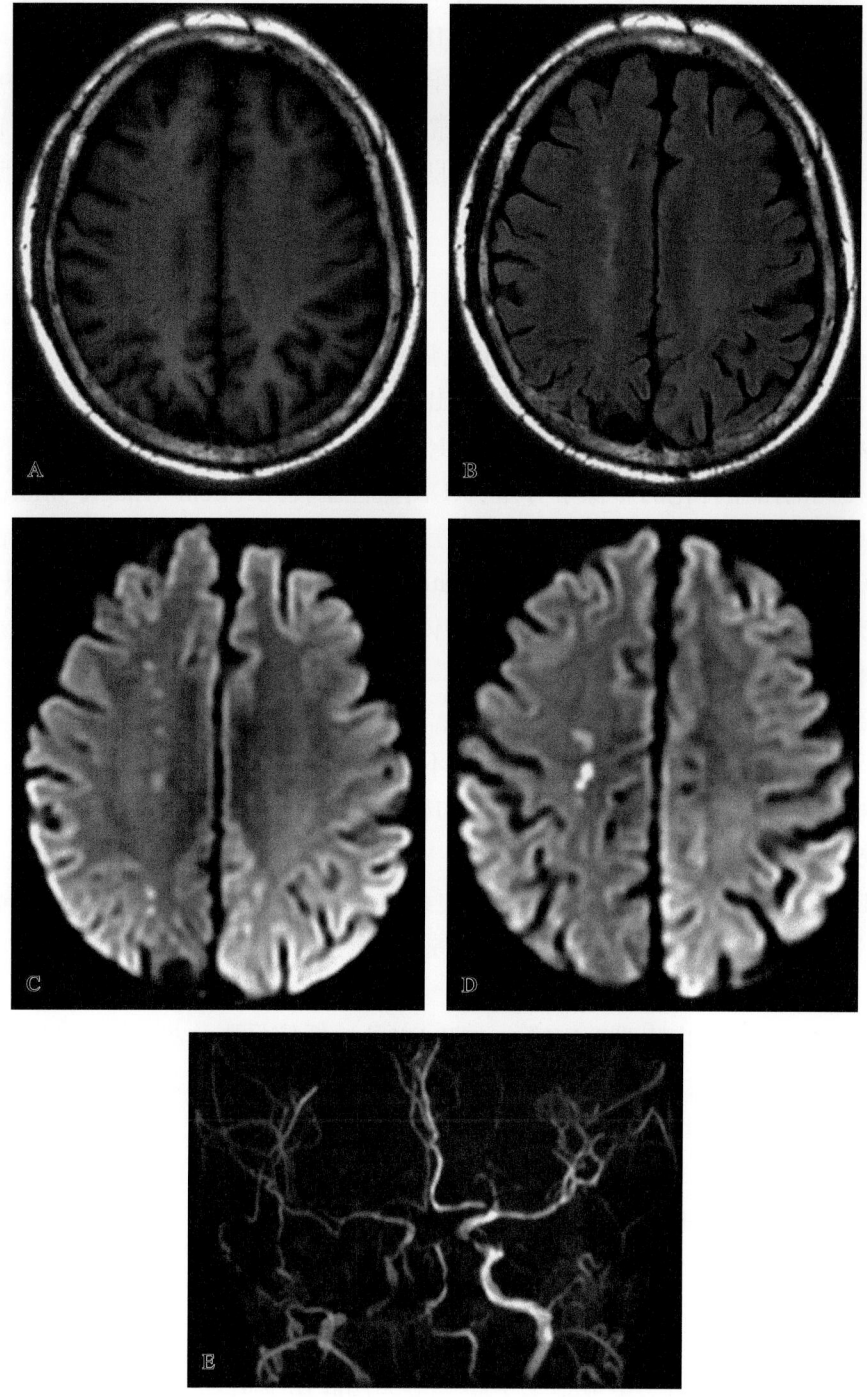

图2-23 右侧半卵圆中心急性脑分水岭梗死（皮质下型）

分析：图2-23A MRI T_1WI示右侧半卵圆中心少许斑点状稍低信号。图2-23B T_2FLAIR示病灶呈稍高信号，图2-23C、D MRI DWI序列示右侧半卵圆中心前后走向呈串珠斑点状高信号影，图2-23E MRA示右侧颈内动脉、大脑前、中动脉纤细，右侧颈内动脉C2、3段局限性狭窄。该患者为老年男性，慢性病程，头颅MRI示大脑半球深部白质区前后走向多发异常信号，DWI为高信号，病灶分布在大脑前、中动脉相邻处，同时2条血管供血不良，考虑为脑分水岭梗死（皮质下型）。

三、脑梗死出血转化

【病理与临床表现】

脑梗死出血转化的临床分型：①无症状的出血转化，尽管有出血转化，但NIHSS评分没有增加。②有轻微症状的出血转化，NIHSS评分增加1~2分。③有严重症状的出血转化，NIHSS增加4分或4分以上。

脑梗死的出血转化的影像学分型：①出血性脑梗死（hemorrhagic infarction，HI），包括HI_1（梗死边缘的小出血点）和HI_2（梗死内出血点融合，无占位效应）。②脑实质出血（parenchymal hematoma，PH），包括PH_1（血肿体积<30%的梗死灶，轻度占位效应）和PH_2（血肿体积>30%梗死区，有明显占位效应或在梗死灶任何部位均可见出血灶）。

导致梗死出现出血转换的因素包括：临床上高NIHSS评分患者；血小板减少者；高糖或高血压；血管因素（侧支循环好；早期再灌注；血栓性梗死）；治疗因素（临床上采用抗凝或溶栓治疗者更加容易出现梗死后出血转化）。

【影像学表现】

CT平扫示脑实质内低、等密度脑梗死区内出现斑点、斑片状高、稍高密度影，形态不规则，可中心或边缘分布，原梗死区占位效应及周围水肿较前加剧，增强扫描呈不均匀斑片状或脑回状强化。

MRI示脑梗死区内出现T_1WI等、高T_2WI等、低信号影，梗死区信号不均匀，DWI呈不均匀高、低信号影，SWI可发现梗死灶出血，对微小出血灶敏感性更高，呈低信号。无须增强扫描。

有下列影像学表现者也容易出现出血转化：较大范围的DWI异常区者，如梗死面积>100mm^{2}或MCA的1/3范围；早期脑实质强化；T_1动态增强显示血管通透性增加；CBV很低者；一般认为，先前T_2WI显示的微小出血不会导致出血转换的风险增加。

【典型病例分析】

病例一 男，75岁。患者神志不清，伴右侧肢体无力6天（图2-24）。

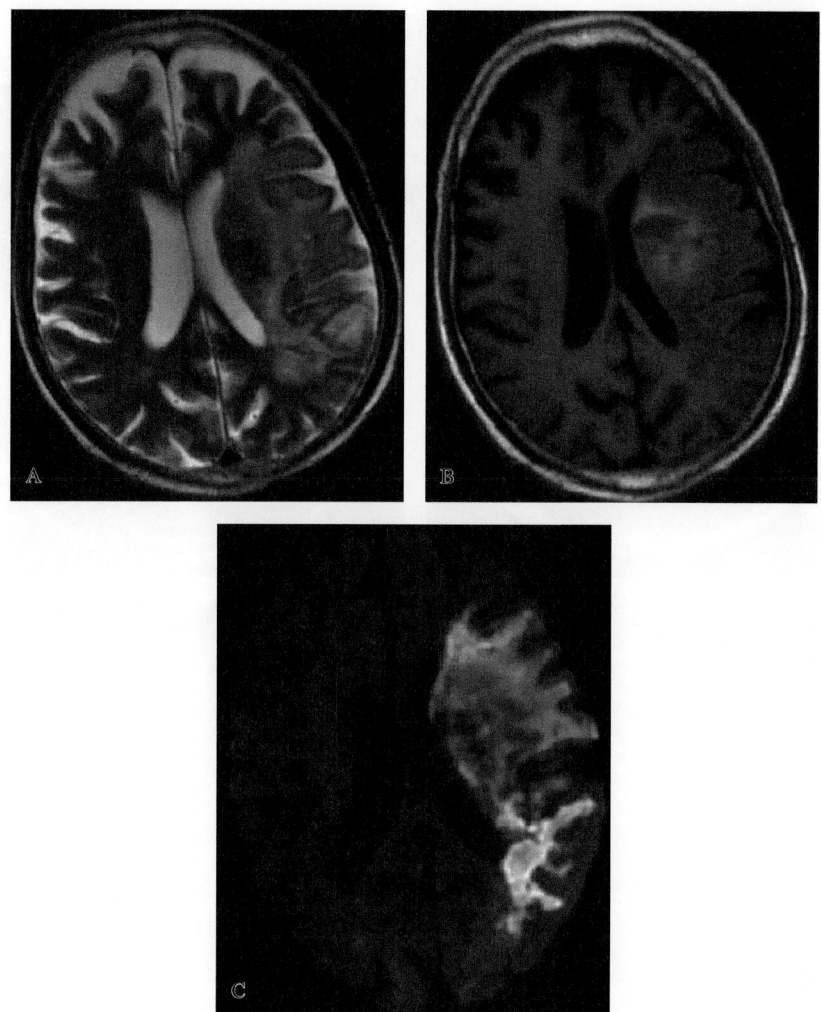

图2-24 左侧额顶叶出血性脑梗死（亚急性期）

分析：图2-24A T_2WI示左侧额顶叶大片状高信号影，累及皮质及皮质下，其内可见少许低信号影，右侧侧脑室受压变形；图2-24B T_1WI示病灶以低信号为主，其内可见斑片状高信号，图2-24C DWI示病变以高信号为主，夹杂少许低信号影。该患者为老年男性，急性起病，从发病位置、累及范围及MRI信号改变，符合大面积脑梗死，其内夹杂的T_1WI高T_2WI低信号影，DWI为低信号，考虑为出血灶，因此可确定为出血性脑梗死（亚急性期）。

病例二 男，81岁。发作性精神异常20年，再发10天（图2-25）。

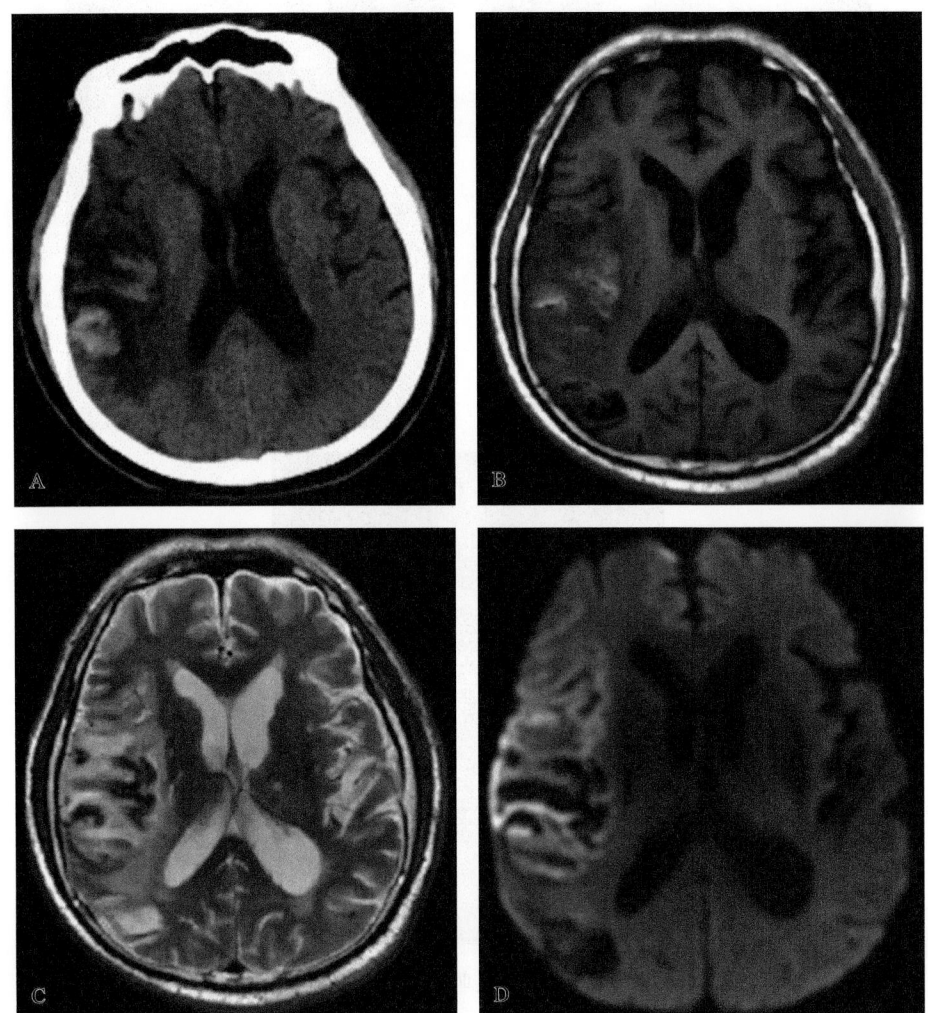

图2-25 右侧颞顶叶出血性脑梗死

分析：图2-25A CT示右侧颞顶叶可见大片状低密度影，累及皮质及皮质下，其内夹杂斑片状高密度，右侧侧脑室受压变窄，邻近脑沟及脑池变窄。图2-25B、C MRI T_1WI及T_2WI示右侧颞顶叶大片状T_1WI低T_2WI高信号影，其内夹杂T_1高T_2低信号。图2-25D DWI序列示病灶呈稍高信号，其内夹杂低信号。该患者为老年男性，急性起病，从显示的发病位置、累及范围，考虑亚急性脑梗死，病灶内CT出现高密度影及MRI出现T_1高T_2高信号，DWI低信号，提示出血，考虑为出血性脑梗死。

四、静脉性脑梗死

【病理与临床表现】

静脉性脑梗死是一种较少见的特殊类型脑血管病,多由脑内引流静脉或静脉窦内血栓形成所致引流区脑实质缺血坏死,通常出现在受阻的皮质浅静脉和(或)大脑深静脉、静脉窦引流区。其可分为表浅型、深部中央型、深部基底型及孤立皮质型。

临床上多见于中青年人,常见症状包括头痛、呕吐、局灶性神经功能缺损、意识障碍、视盘水肿等,部分患者症状可较轻。

【影像学表现】

静脉性脑梗死发病部位不符合动脉分布特点,其常见于闭塞的静脉和静脉窦周围,以皮质或皮质下多见,位置表浅,可呈对称性,其内有时可伴有出血灶(10%~15%),表现为皮质下多发出血灶,脑梗死区CT呈低密度或MRI呈T_1WI低信号T_2WI高信号,皮质脑沟消失,轻度占位效应,DWI早期为血管源性水肿,呈等、稍低信号,随着病情进展,可转变为血管源性水肿,DWI呈高信号。同时临近的静脉或静脉窦内可见血栓形成,CT平扫呈高密度,MRI血管流空信号消失,静脉窦内出现高信号血栓,增强扫描(CTV或MRV)可见静脉或静脉窦内充盈缺损,典型的静脉性血栓呈条索状征象(cord sign)。

【典型病例分析】

病例一 女,29岁。突发右侧肢体乏力,反复抽搐1天(图2-26)。

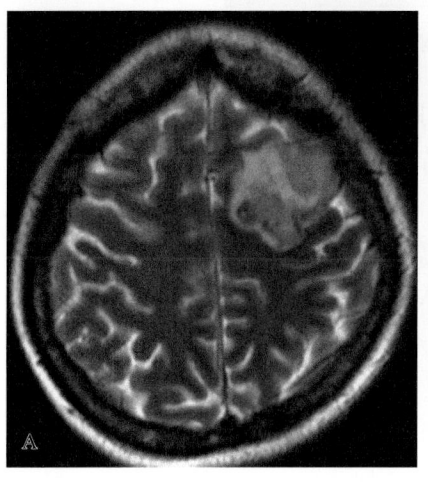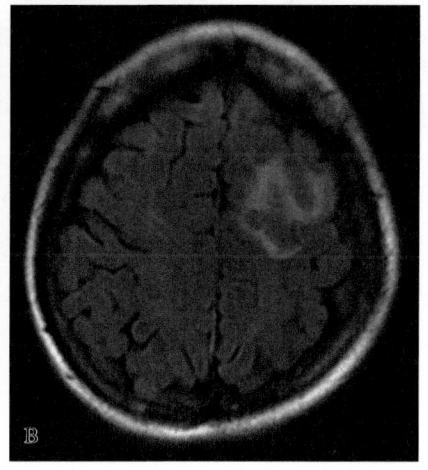

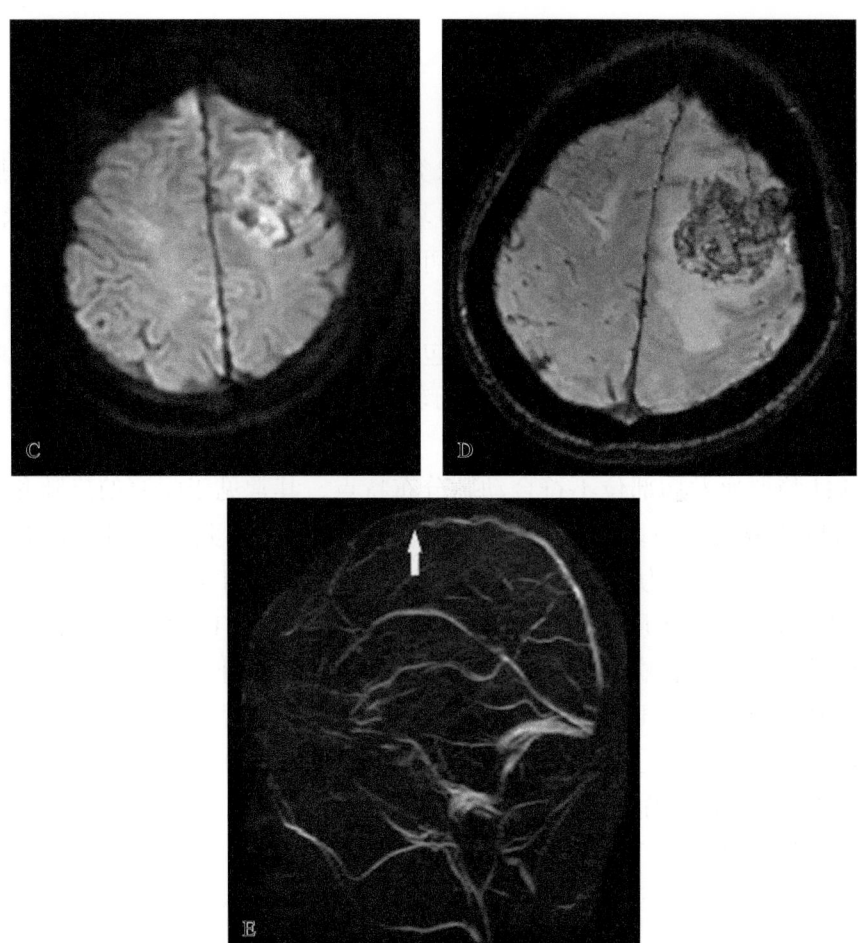

图2-26 上矢状窦静脉栓塞，左侧额叶静脉性脑梗死

分析：图2-26A、B MRI示左侧额叶可见片状异常信号，T_2WI及T_2 FLAIR呈高信号，累及皮质及皮质下，T_2WI其内夹杂少许低信号影，图2-26C SWI示其内多发点、线状低信号，提示出血，图2-26D MRV示上矢状窦前部闭塞，未见显影。这是一例左侧额叶脑梗死合并少许出血患者，结合其年龄较轻，无血管基础疾病，病灶范围较小，同时合并出血，MRV明确其有静脉窦栓塞，可确定为静脉性脑梗死。

病例二 男，16岁。头痛1周，右上肢无力1天（图2-27）。

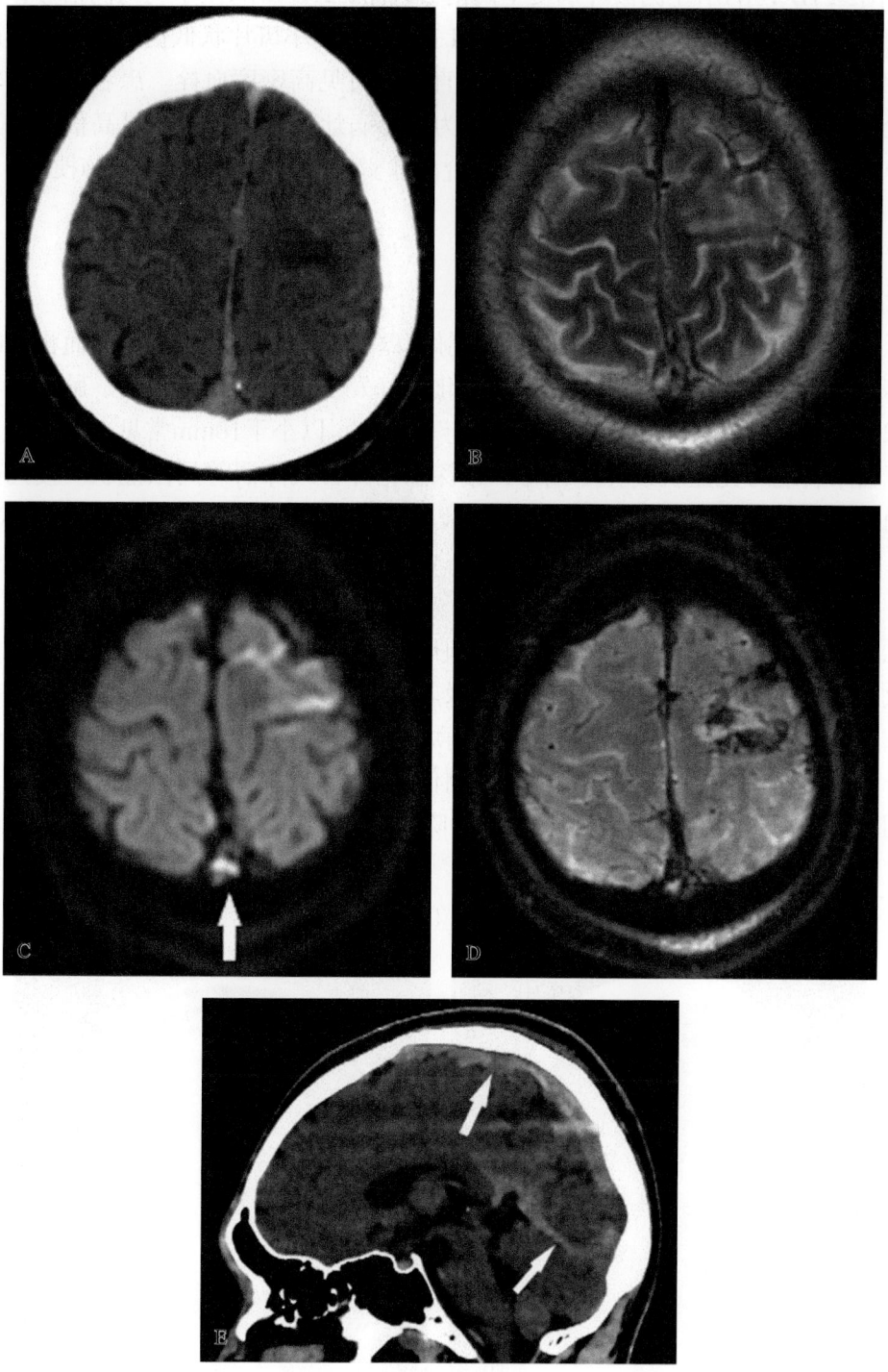

图2-27 上矢状窦及直窦静脉栓塞，左侧额叶静脉性脑梗死

分析：图2-27A CT示左侧额叶可见片状低密度影，以皮质下为主，边界不清，图2-27B T₂WI示左侧额叶病变呈高信号，图2-27C DWI呈不均匀高信号，同时可见上矢状窦内高信号影。图2-27D SWI示其内多发小斑片状低信号，提示出血，图2-27E CT矢状位重组可见上矢状窦及直窦内可见高密度血栓。患者年龄较轻，突发起病，发病部位以左侧额叶皮质下为主，病灶范围小，DWI呈高信号，其内夹少许出血，同时合并静脉窦血栓，符合静脉窦血栓所致静脉性急性脑梗死。

五、腔隙性脑梗死

【病理与临床表现】

腔隙性脑梗死是指脑深部穿支小动脉闭塞引起的深部脑组织较小面积的缺血性坏死。主要病因是高血压和脑动脉硬化，好发于基底节区、丘脑、脑干及小脑半球等区域，可单发也可多发。其直径5～15mm，以小于10mm常见。

临床表现可无症状或轻度偏瘫，偏深感觉异常或障碍等局限症状。梗死部位不同，临床表现各异。总体认为症状轻且局限，预后好。部分也可无任何症状。

【影像学表现】

CT平扫部分腔隙性脑梗死可不显示，其多见于脑实质深部，以基底节区、丘脑多见，其次为脑干、小脑半球，呈小类圆形、小斑片状低密度影，边界清楚，无占位效应及水肿，可伴有邻近脑室、脑池及脑沟增宽，增强扫描无强化。MRI平扫可见脑实质深部（基底节区、丘脑常见）病灶呈T₁WI低T₂WI高信号，T₂FLAIR呈低信号，为陈旧性病灶，其边缘常可见环形高信号胶质增生区，DWI可明确其是否为急性期，DWI呈高信号为急性期，低信号为陈旧期。增强扫描无强化。

【典型病例分析】

病例一　女，52岁。右侧肢体无力1个月余，加重伴头晕3天（图2-28）。

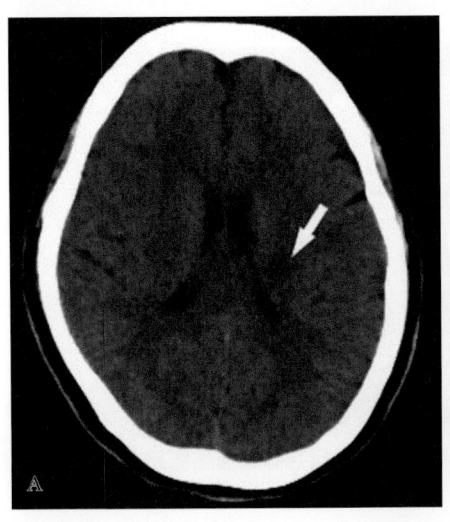 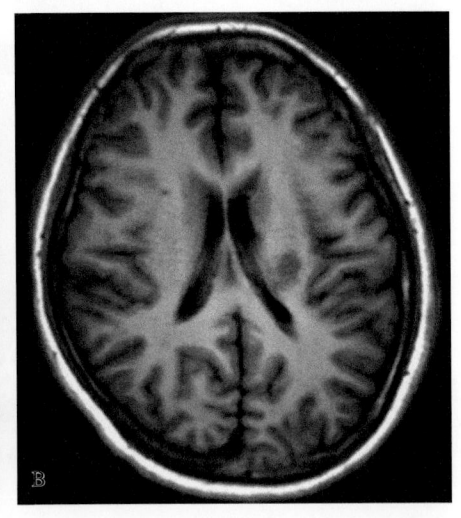

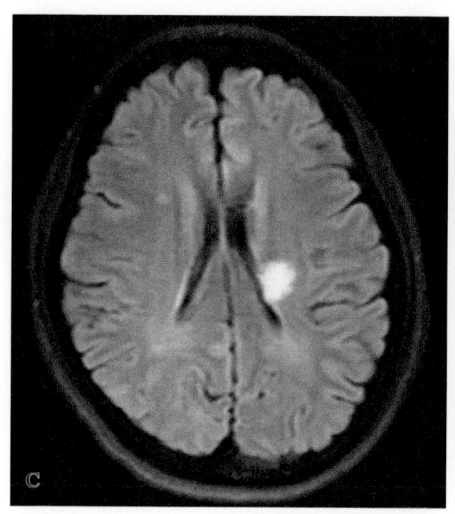 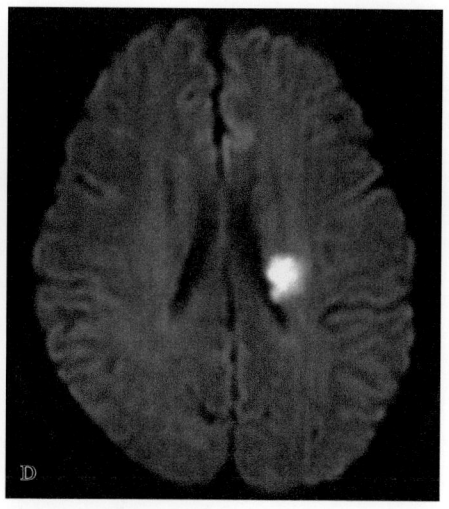

图2-28 左侧侧脑室旁急性腔隙性脑梗死

分析：图2-28A CT示左侧侧脑室旁斑片状稍低密度影，边界不清，无占位效应；图2-28B、C MRI示左侧侧脑室旁病灶显示清楚，呈T_1WI低T_2 FLAIR高信号影；图2-28D DWI示病灶为明亮高信号。此例为老年女性患者，突发起病，CT显示病灶位于深部白质区，范围较小，MRI显示更清楚，同时DWI呈高信号，提示小灶状急性脑梗死，符合腔隙性脑梗死改变。

病例二 男，59岁。口角歪斜27小时，左侧肢体无力6小时（图2-29）。

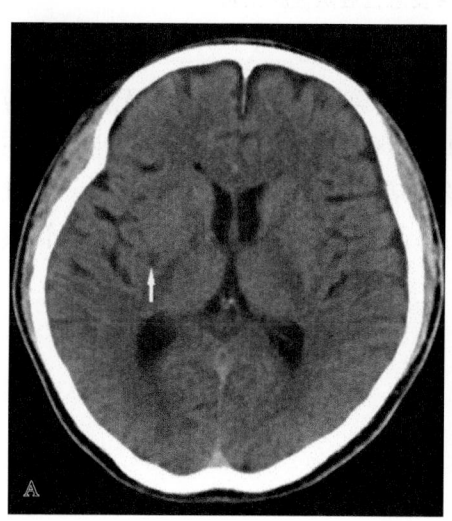 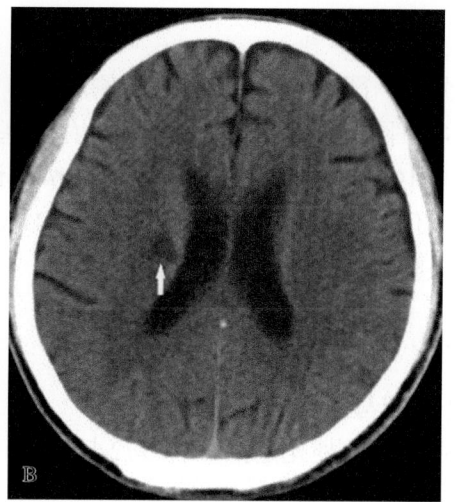

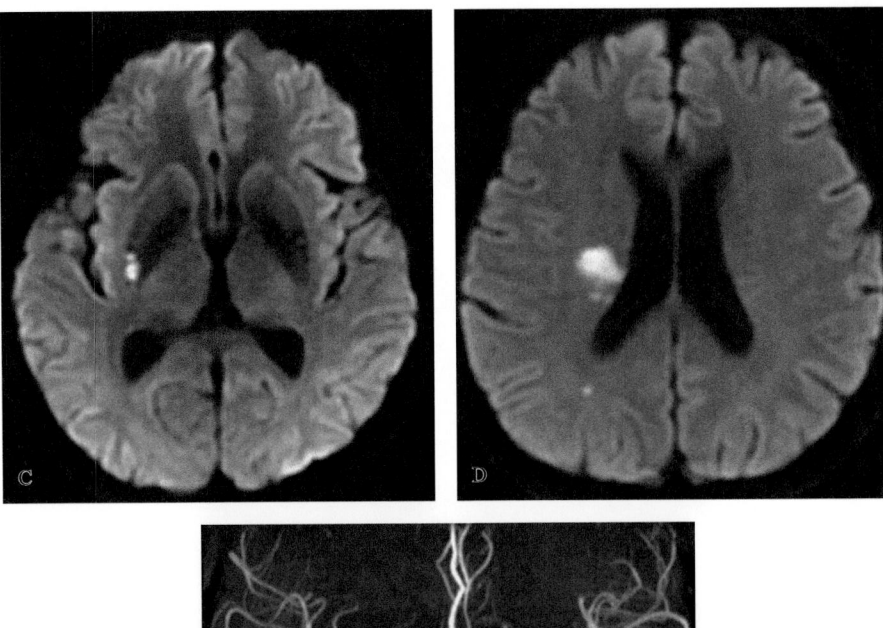

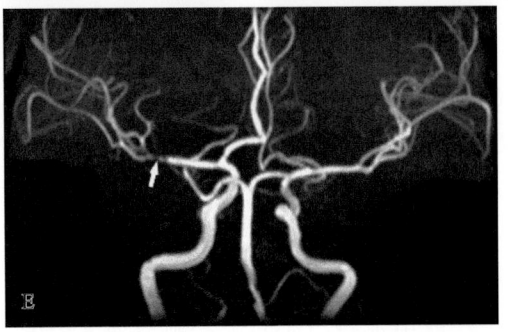

图2-29 右侧基底节区多发急性腔隙性脑梗死

分析：图2-29A、B CT示右侧基底节区多发斑片状低密度影，无占位效应，边界清楚。图2-29C、D MRI DWI示右侧基底节区多发病灶呈高信号。图2-29E示右侧大脑中动脉M1段远端局限性狭窄。该患者为老年男性，突发起病，病灶位置较深，位于深部白质区，范围较小，DWI呈高信号，同时该区域供血血管狭窄，考虑为腔隙性脑梗死（急性期）。

六、亚急性期脑梗死

【病理与临床表现】

亚急性脑梗死是指发病后72小时至6~8天。

【影像学表现】

发病24小时后，90%的患者可出现血管源性水肿，代表该区域水体积的增多，在CT上表现为低密度，占位效应逐渐增加。血管源性水肿可持续数周时间，但是水肿和占位效应在第1周的中期最为明显，之后慢慢发生坏死和软化，水肿逐渐吸收，大的早期亚急性梗死有明显的占位效应，晚期逐渐减轻。大的梗死常表现为楔形，与相应动脉供血区域一致，且同时累及皮髓质。血脑屏障破坏表现为增强扫描异常强化，呈斑片状、脑回状强化，1周后比较常见。发病1~2周，在亚急性晚期，梗死常表现为CT等密度（模糊效应），这是因为水肿消失而吞噬细胞浸润，局部组织密度增高，同时此区域可出现异常强化。MRI上，亚急性脑梗死由于血管源性水肿，在T_1WI呈低信号，占位效应也可显示。在T_2WI上呈高信号，比T_1WI更敏感，特别是T_2 FLAIR序列。在T_2WI上（特别是T_2，包括GRE和SWI序列）很容易发现出血，表现为低信号，与其内去氧血红蛋白、细胞内正铁血红蛋白和含铁血黄素相关。DWI在亚急性脑梗死作用不如急性期，扩散受限表现为DWI高信号和ADC减低，一般持续7~10天。

第三节 颅内感染性疾病

一、脑脓肿

【病理与临床表现】

脑脓肿是由致病菌所致脑实质局灶化脓性感染，以金黄色葡萄球菌最常见，真菌、病毒少见。感染途径可分为耳源性、鼻源性、血源性、损伤性及隐源性感染等。病理主要由致病菌导致脑组织局限性坏死液化形成脓腔，部分可由多中心融合，包膜形成期，脓腔周围可见形态较规则炎性肉芽组织，最外层有包膜形成。

临床症状早期常出现急性全身感染症状，包膜形成后，上述症状好转或消失，可逐渐出现颅压增高和局部神经定位征。

【影像学表现】

头颅CT可作为筛查手段，平扫时脑实质（以颞顶叶最常见）出现类圆形等、低密度影，周围可见低密度水肿，具有较明显占位效应，增强扫描病灶呈环形强化，环完整、壁薄、均匀、内壁光滑，有时病灶由多个环形病灶融合而成，形态不规则。

MRI较CT具有更高的敏感性和特异性，表现为病灶呈圆形或类圆形，脓肿形成期形态可不规则，包膜形成期脓肿形态一般较规则，T_1WI呈低、稍低信号，T_2WI中心呈高信号，边缘可见低信号包膜，周围明显水肿带，增强扫描呈环形强化，强化环特征同CT增强，脓肿形成期环形强化可不规则，壁厚薄有时不均匀。DWI显示病灶中心不强化区呈高信号，ADC示其内扩散受限，这是脑脓肿典型表现，是与肿瘤或其他病变鉴别的要点。

【典型病例分析】

病例一　男，38岁。无诱因突发头痛、呕吐，发热1周（图2-30）。

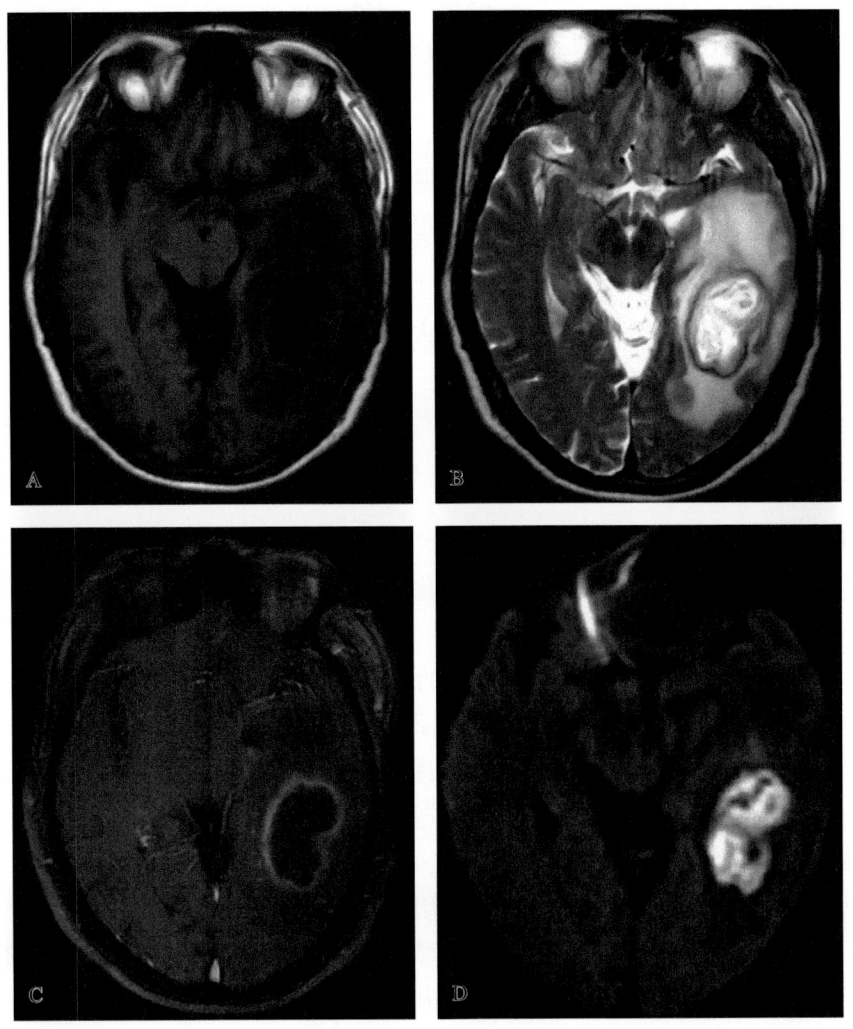

图2-30　左侧颞叶脓肿

分析：图2-30A T_1WI示左侧颞叶可见一类圆形病变，呈低信号，边缘可见等信号环，边界清楚，周围可见明显低信号水肿带，图2-30B T_2WI示病变中心呈高信号，边缘为等、低信号环，图2-30C增强扫描病变环形强化，壁薄，均匀，光滑，图2-30D DWI序列示病变中心为高信号影。患者为青年男性，急性起病，有感染及颅内高压症状，MRI示左侧颞叶占位性病变，呈环形强化，环完整，壁薄、光滑，DWI中心坏死无强化呈高信号，提示为黏稠的脓液，水分子扩散受限，考虑为左侧颞叶脑脓肿。

病例二 男，42岁。酮症酸中毒，昏迷，全身感染4天（图2-31）。

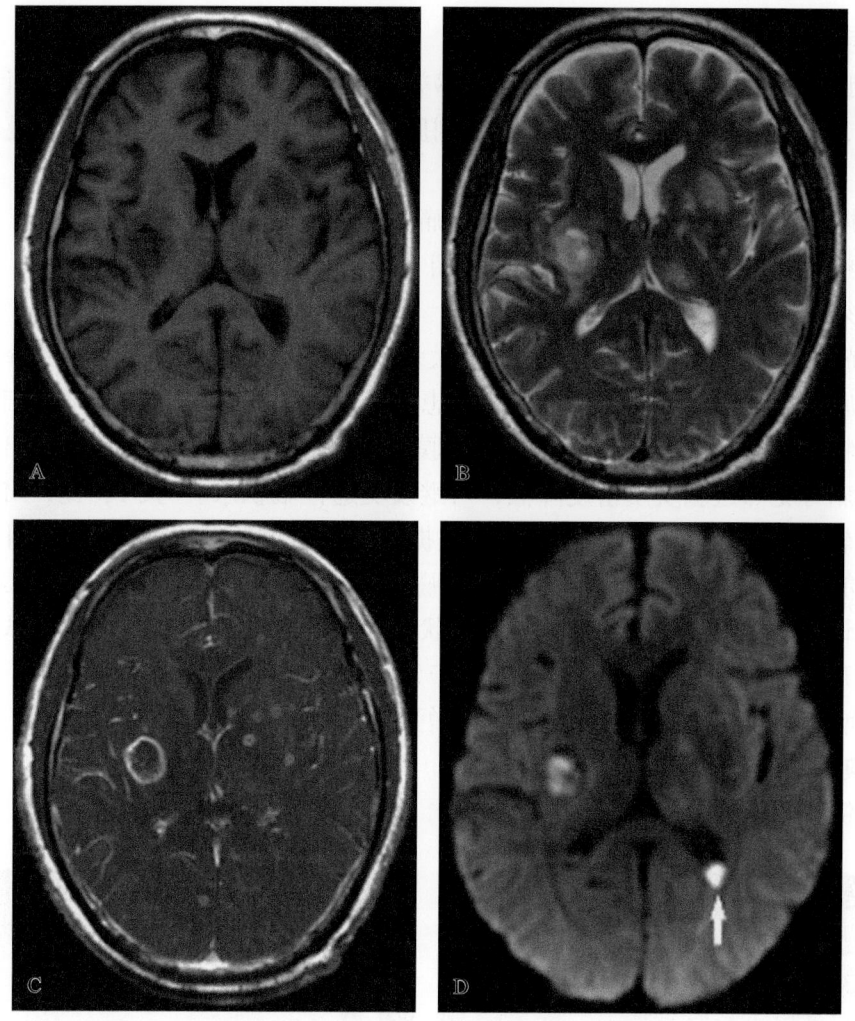

图2-31 脑内多发脓肿，左侧侧脑室积脓

分析：图2-31A T_1WI示脑实质内多发类圆形病变，多分布于基底节区，呈低信号，周围可见水肿低信号影，图2-31B T_2WI示病变呈高信号，图2-31C增强扫描多个病变呈环形强化，环完整，壁光滑，厚薄均匀，图2-31D DWI示病灶中心不强化区为高信号，同时可见左侧侧脑室后角小斑片状高信号影。患者有糖尿病病史，酮症酸中毒，全身感染症状，MRI示脑内多发病灶，呈环形强化，常见的有脑转移瘤，多发性硬化等，但本例特点为患者有感染史，病灶强化环规则，均匀，特别是DWI示病灶中心为高信号影，可确定为多发脑脓肿，同时左侧侧脑室后角斑片状高信号，提示为积脓。

二、脑膜炎

【病理与临床表现】

脑膜炎是中枢神经性系统常见的感染性疾病,由病毒、细菌及真菌等病原体所致,以柔脑膜受累为主,包括蛛网膜、软脑膜及脑脊液的急性或慢性炎性渗出。

早期临床表现不一,常有发热、头痛、颈项强直或精神异常等症状,如果不及时诊断与治疗,具有很高的病死率或留有不同程度的后遗症。

【影像学表现】

头颅CT平扫对脑膜炎诊断不佳,大多正常,偶可见脑室扩张,部分可见脑沟、基底池密度增高或消失,部分儿童患者可出现硬膜下积液。CT增强扫描可显示出柔脑膜增厚、血管增多,增厚柔脑膜呈线状、结节状明显强化,如出现缺血性并发症可见邻近脑实质密度降低,可继发交通性脑积水。与CT相比,MRI具有更高的软组织分辨率,诊断准确性明显提高,常规的T_1WI、T_2WI扫描对脑膜炎诊断效能不佳,T_2 FLAIR可显示脑沟、脑池信号增高。T_1WI增强扫描示柔脑膜增厚、血管增多,脑膜强化呈线状、结节状,同CT,结核性脑膜炎常累及基底池,同时可形成结节状强化灶。DWI有利于发现血管并发症、积脓和脓肿。延迟T_2 FLAIR增强扫描有助于发现细微病变。增强扫描图像是诊断脑膜炎的关键。

【典型病例分析】

病例一 男,62岁。发热,头痛1周,加重3天,伴呕吐(图2-32)。

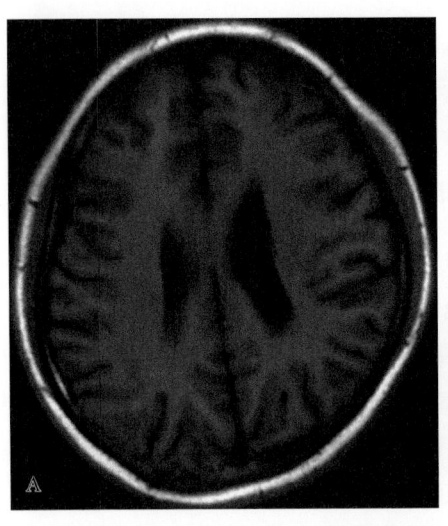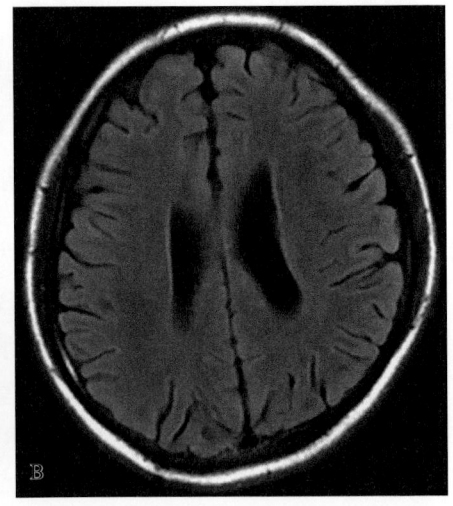

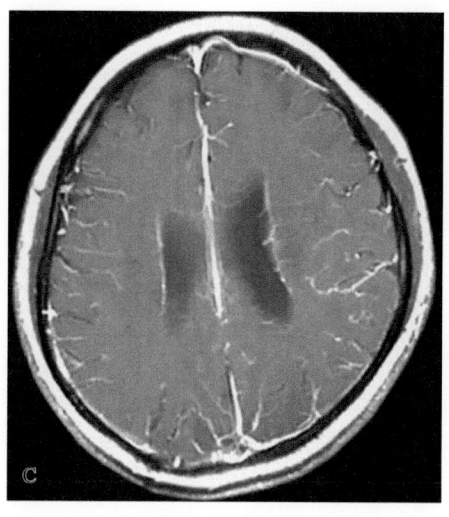

图2-32 脑膜炎

分析：该例患者为老年男性，突发起病，有感染症状，图2-32A、B T_1WI及T_2FLAIR示脑实质内未见异常信号，侧脑室、脑沟略增宽，为轻度老年性脑萎缩改变；图2-32C T_1WI增强扫描时柔脑膜呈线状增厚，血管增多。通过患者的临床表现及MRI增强扫描柔脑膜的改变，可诊断为脑膜炎。

病例二 女，26岁。恶心、呕吐3天（图2-33）。

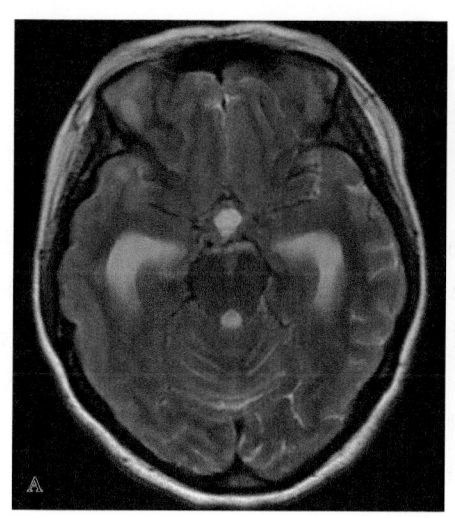
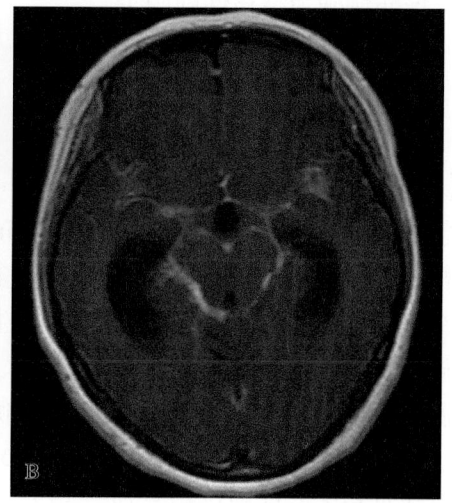

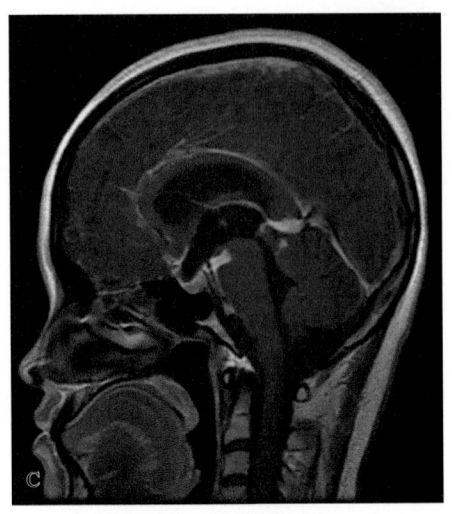

图2-33 结核性脑膜炎

分析：图2-33A T$_2$WI基底池T$_2$WI信号下降，脑室系统扩张，图2-33B、C T$_1$WI增强扫描示基底池、外侧裂池、环池、脚间池、桥前池及四叠体池柔脑膜呈线状增厚，部分呈结节状。该例为年轻女性患者，无特殊病史，MRI图片示患者的柔脑膜增厚部位以基底池为主，同时部分呈结节状强化，继发交通性脑积水，根据其主要累及位置及合并脑积水，要考虑结核性脑膜炎，经临床及实验室检查证实，该病例确为结核性脑膜炎。

（林炳权）

三、急性播散性脑脊髓炎

【病理与临床表现】

急性播散性脑脊髓炎（acute disseminated encephalomyelitis，ADEM）是特发性中枢神经系统脱髓鞘病的一种，儿童多见，但亦可发生于任何年龄。ADEM多发生在病毒感染后的2天到4周，少数发生在疫苗接种后，急性或亚急性起病，伴有脑病（行为异常或意识障碍）表现的、影响中枢神经系统多个区域的首次发生的脱髓鞘疾病，临床表现包括单侧或双侧锥体束征、急性偏瘫、言语障碍、意识障碍、发热、脑膜刺激征等。典型的ADEM是单相病程，预后良好，复发型和多相型要注意与多发性硬化相鉴别。

ADEM的主要病理改变为大脑、脑干、小脑、脊髓有播散性的脱髓鞘改变，脑室周围的白质、颞叶、视神经较著，脱髓鞘改变往往以小静脉为中心，小静脉有炎性细胞浸润，其外层有以单个核细胞为主的围管性浸润，即血管袖套，静脉周围白质髓鞘脱失，并有散在胶质细胞增生。

【影像学表现】

由于缺乏特异性生物标记，ADEM的诊断建立在临床和影像学特点上。早期可能未发现病变，因此，对临床可疑病例而MRI阴性的患者，需要MRI与临床一起随访。ADEM的MRI表现为大脑皮质及丘脑、基底节等深部灰质出现多发T_2WI高信号（图2-34）。大致对称的丘脑、基底节在内的深部灰质病灶为ADEM较为特征的改变。增强扫描病灶多不强化。DWI于急性期、亚急性期可见多发高信号。

ADEM主要需与多发性硬化相鉴别，一般来说，ADEM病灶比多发性硬化病灶大，更多累及深部灰质及白质，且一般为单一时相的病灶，不会出现时间和空间上的不同的播散性病灶。

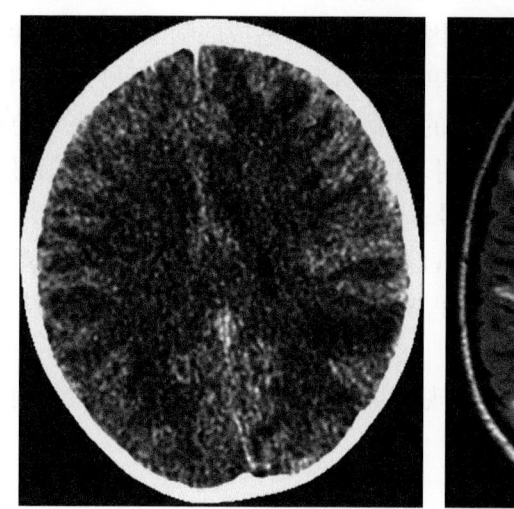
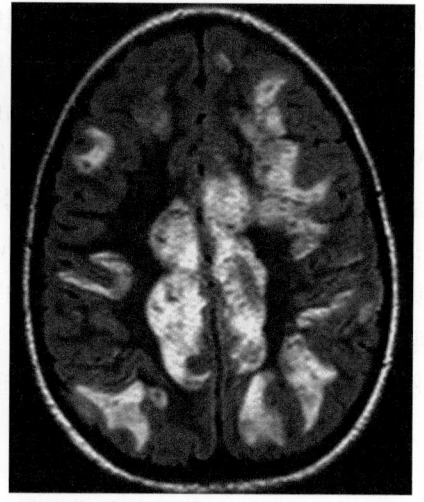

图2-34 急性播散性脑脊髓炎

（许乙凯　陈罂）

第四节　急性脑出血

一、非创伤性脑出血

【病理与临床表现】

脑出血（cerebral hemorrhage）是指脑实质内出血。非创伤性出血又称为原发性或自发性脑出血（intracerebral hemorrhage，ICH），多指高血压、血管畸形、动脉瘤、淀粉样脑血管病、颅内肿瘤、凝血障碍、脑血管炎、出血性脑梗死和静脉血栓等所引起的出血。

自发性脑出血以高血压性脑出血最常见，其病理基础主要是脑动脉硬化。高血压脑出血多为动脉性出血，最常发生于壳核、苍白球、外囊、皮质下白质、丘脑、内囊、小脑和脑干。根据脑血肿的病理演变过程，分为急性期、吸收期和囊变期。根据脑出血的时间又分为超急性期、急性期、亚急性期、慢性早期和慢性期。

脑出血起病多较突然，表现为突发性头痛，并迅速出现偏瘫、失语和不同程度的意识障碍，病情呈逐渐加重趋势。

【影像学表现】

脑出血的诊断方法和检查手段主要有CT、MRI。CT不仅可以对脑出血做出早期诊断，还是追踪观察疗效、判断预后的手段之一。CT更宜作为急性脑出血诊断的首选检查方法。CT平扫，急性期即血肿形成期，新鲜血肿CT表现为脑内密度均匀一致的高密度灶。血肿呈圆形或卵圆形，边界清楚，CT值为50～80Hu。高密度血肿周围可见一低密度环，为水肿带。还可见因血肿和水肿造成的脑池、脑沟、脑室受压及中线结构移位等占位表现。血肿多为单发，偶为多发。出血可破溃入相邻脑室和（或）蛛网膜下腔，表现为相应部位的高密度影。MRI上，血肿在超急性期表现为T_1WI等信号，T_2WI高信号；急性期表现为T_1WI等信号，T_2WI低信号；亚急性早期表现为T_1WI高信号，T_2WI低信号；亚急性晚期表现为T_1WI高信号，T_2WI高信号；慢性期如果血肿充分吸收，T_1WI及T_2WI均表现为斑点样不均匀略低或低信号，如果形成软化灶，T_1WI低信号、T_2WI高信号，周边为低信号影环绕。

【典型病例分析】

病例 女，60岁。突发头痛继而出现意识障碍，右侧肢体偏瘫12小时。既往高血压史30余年（图2-35）。

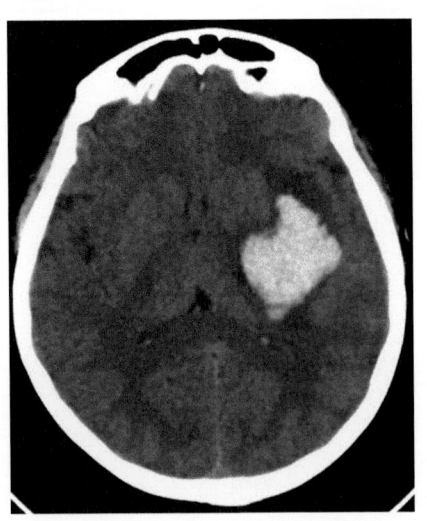

图2-35 左侧基底节区血肿

分析：患者为老年女性，病史中提示急性起病，并伴有神经功能障碍，影像中可见左侧基底节区密度均匀一致的高密度灶，周围轻度水肿，左侧外侧裂池受压变窄。

二、颅内动脉瘤

【病理与临床表现】

动脉瘤（aneurysm）是指动脉壁因局部病变（可因薄弱或结构破坏）而向外膨出，形成永久性的局限性扩张。颅内动脉瘤依据形态分为常见的囊状动脉瘤、少见的梭形动脉瘤及罕见的夹层动脉瘤。囊状动脉瘤为真性动脉瘤，呈类圆形，多发生于动脉分叉部，90%位于前循环，以前后交通动脉起始处最常见。动脉粥样硬化性梭形动脉瘤常发生于椎基底动脉及颈内动脉。外伤性夹层动脉瘤多发生在椎基底动脉。

未破裂的动脉瘤通常无临床症状，但可压迫邻近组织引起相应临床表现，如后交通动脉/颈内动脉动脉瘤可导致动眼神经麻痹。蛛网膜下腔出血是颅内动脉瘤最常见的表现。动脉瘤越大越有可能破裂。随着年龄增加，破裂风险增大。治疗方面，除了传统的外科夹闭术，介入栓塞治疗目前也被广泛应用。

【影像学表现】

DSA是诊断动脉瘤的金标准。CTA显示动脉瘤的阳性率达95%以上，且有助于了解动脉瘤全貌及其与周围组织的关系。MRA为无创性的检查方法，可用于筛查无症状的高危人群，但具有一定的局限性。CT对显示动脉瘤破裂引起的急性蛛网膜下腔出血等并发症较MRI为优。囊状动脉瘤DSA表现为动脉壁上局限性圆形或分叶状凸起。梭形动脉瘤DSA表现为动脉纡曲、延长，管腔梭形扩张。CT平扫用于检查蛛网膜下腔出血、动脉瘤腔内血栓及瘤壁钙化等表现。局限性脑出血和蛛网膜下腔出血的部位有助于判断动脉瘤的部位，例如前纵裂池出血多见于前交通动脉瘤；外侧裂池出血常见于大脑中动脉动脉瘤；第四脑室血块可能是小脑后下动脉动脉瘤引起的；第三脑室或侧脑室血块可能是前交通动脉、大脑中动脉动脉瘤引起。CT增强检查有助于鉴别颅内肿瘤，动脉瘤腔因对比剂充盈而显著强化，血栓内无对比剂充盈不增强，瘤壁可呈环形强化。囊状动脉瘤根据有无血栓可分为无血栓形成的动脉瘤、部分血栓形成的动脉瘤和完全血栓形成的动脉瘤。3种动脉瘤的MRI表现不同，无血栓形成的动脉瘤在T_1WI和T_2WI图像中呈流空的低信号，周围可有搏动伪影；完全血栓形成的动脉瘤可见层状血栓，周边可有含铁血黄素黑环；部分血栓形成的动脉瘤兼具两者的表现。梭形动脉瘤和夹层动脉瘤表现为纡曲增粗流空血管，若血管内流速较低可显示为高信号。

【典型病例分析】

病例 男，63岁。头晕2天（图2-36）。

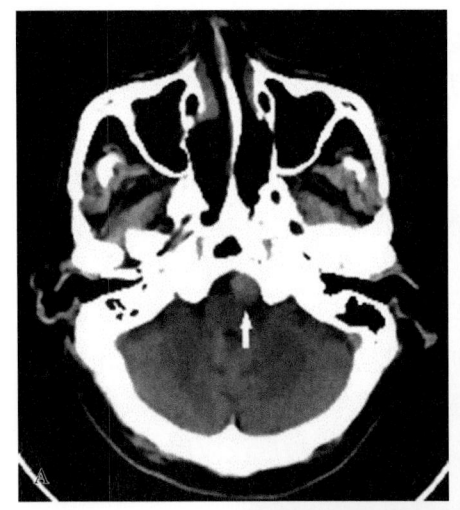
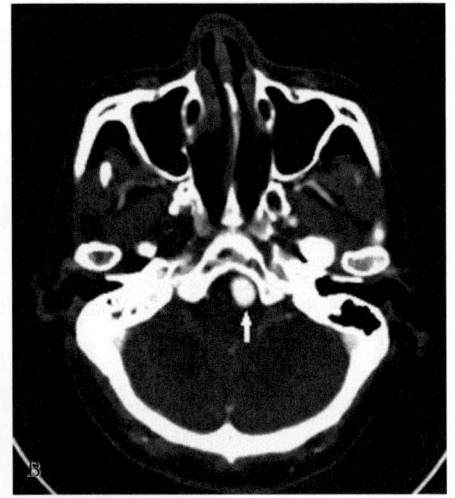
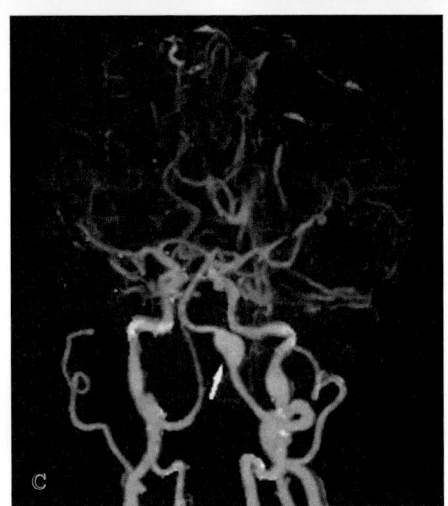

图2-36 左侧椎动脉动脉瘤

分析：该患者为老年男性，病史中提示头晕，但无特异性，影像中CT平扫（图2-36A）可见左侧椎动脉区类圆形稍高密度灶，CT增强（图2-36B）可见该病灶因对比剂充盈而显著强化，CTA（图2-36C）示左侧椎动脉局部管腔呈梭形扩张。

三、脑动静脉畸形

【病理与临床表现】

动静脉畸形（arteriovenous malformation，AVM）由供血动脉、引流静脉及动脉化的静脉（血管巢）组成，动脉与静脉直接交通，其间无毛细血管床。AVM被认为是胎儿期脑血管形成异常的先天性疾病，但罕见有家族史。AVM病理上表现为纡曲的、紧密包裹的扩张血管团块，扩张的引流静脉，畸形血管内无正常脑组织，周围脑实质多有萎缩和胶质样变，常伴有出血，钙化常见。

AVM多见于男性，发病年龄多见于20～30岁。最常发生于大脑中动脉系统，其次为大脑后动脉系统。儿童多以脑出血就诊，成人常以癫痫就诊。

【影像学表现】

脑AVM在CT图像上常像是"一袋子蠕虫"，由堆在一起的杂乱血管组成，可有或无占位效应。平扫为一局限性稍高混杂密度灶，病灶形态多不规则，多呈团块状，亦可呈点状、不规则条状，边缘多不整齐。病灶中的高密度往往代表病灶内局限性胶质增生、钙化、出血、含铁血黄素沉着或血管内血栓形成。病灶周围可有局限性脑萎缩，邻近脑室及蛛网膜下腔扩大，病灶周围无脑水肿。增强扫描表现为团块状强化，对比剂滞留在粗大纡曲的血管团内是病灶强化的主要原因。有时可见纡曲的血管影，其周围可见供血动脉和引流静脉。

由于流空效应，血流呈黑色，使MRI检查对脑内血管性病变较敏感。AVM较大的血管巢在T_1WI、T_2WI均呈低信号的纡曲血管团，其内有血栓时，T_1WI表现为低信号的血管团内夹杂有等或高信号灶，T_2WI表现为低信号的血管团内夹杂高信号灶。增强扫描，血管巢均可强化，引流静脉和一些流速较慢的供血动脉也可强化。AVM平扫可确诊，无须增强扫描。病变周围及病变远端由于盗血所致的软化灶，T_1WI呈低信号，T_2WI呈高信号，增强扫描无强化，亦可显示邻近的脑室及蛛网膜下腔扩大。

【典型病例分析】

病例 男，18岁。头痛2年（图2-37）。

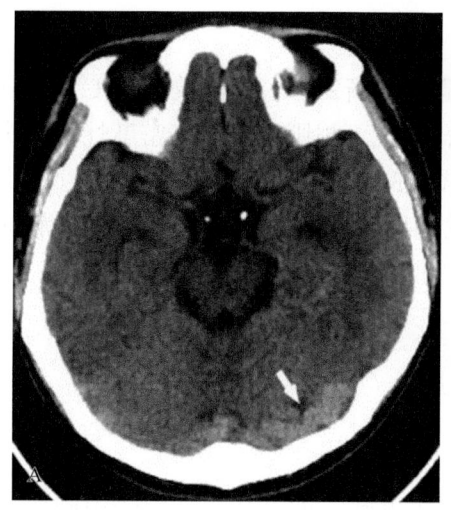
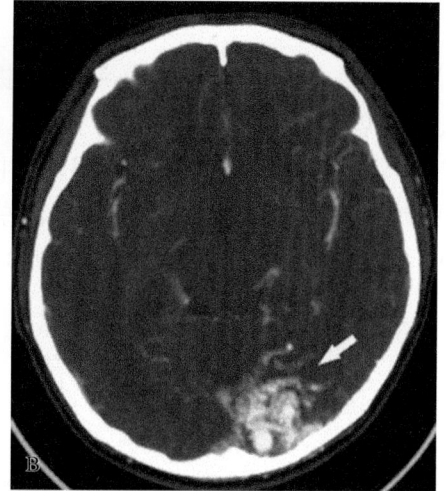

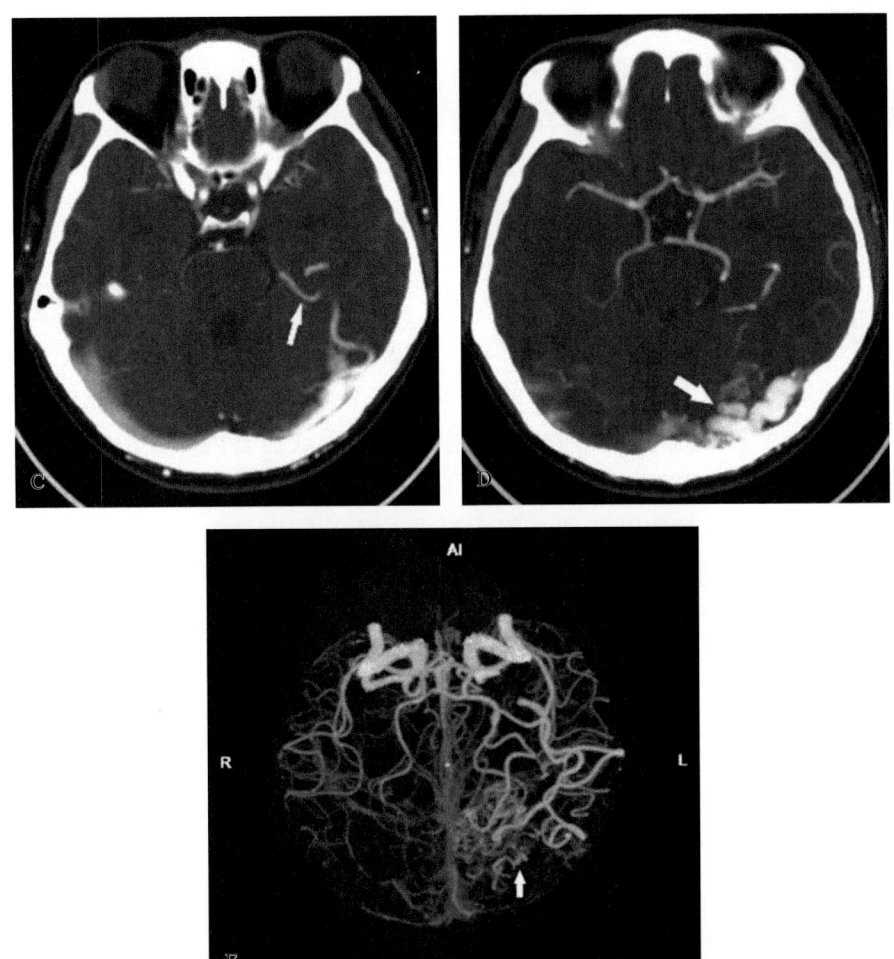

图2-37 左侧枕叶动静脉畸形

分析：患者为青年男性，病史中提示头痛2年，影像检查中CT平扫（图2-37A）可见左侧枕叶局部脑回显示欠佳，可见不规则条状稍高密度灶（箭头），增强扫描显示左侧枕叶明显强化团块（图2-37B，箭头），该畸形血管团由左侧大脑后动脉供血（图2-37C，箭头），左侧横窦旁可见异常粗大的引流静脉（图2-37D，箭头）。CTA（图2-37E，箭头）可以清晰显示该动静脉畸形。

第五节　脑　疝

各种原因引起的局限性和弥漫性颅内压增高，都可导致脑组织由高压区向低压区移位，如果在移位过程中脑组织被挤入硬脑膜间隙或颅骨生理孔道，引起嵌顿，称为脑疝。所有引起颅高压或占位效应的因素，如脑外伤、颅内出血、脑肿瘤等均可引起脑疝。脑疝是颅内压增高超过机体的代偿机制作用的结果，了解脑疝的类型做出诊断并确定最佳治疗过程是必不可少的。临床上，最常采用解剖学结构的推压移位对脑疝进行分类（图2-38）。

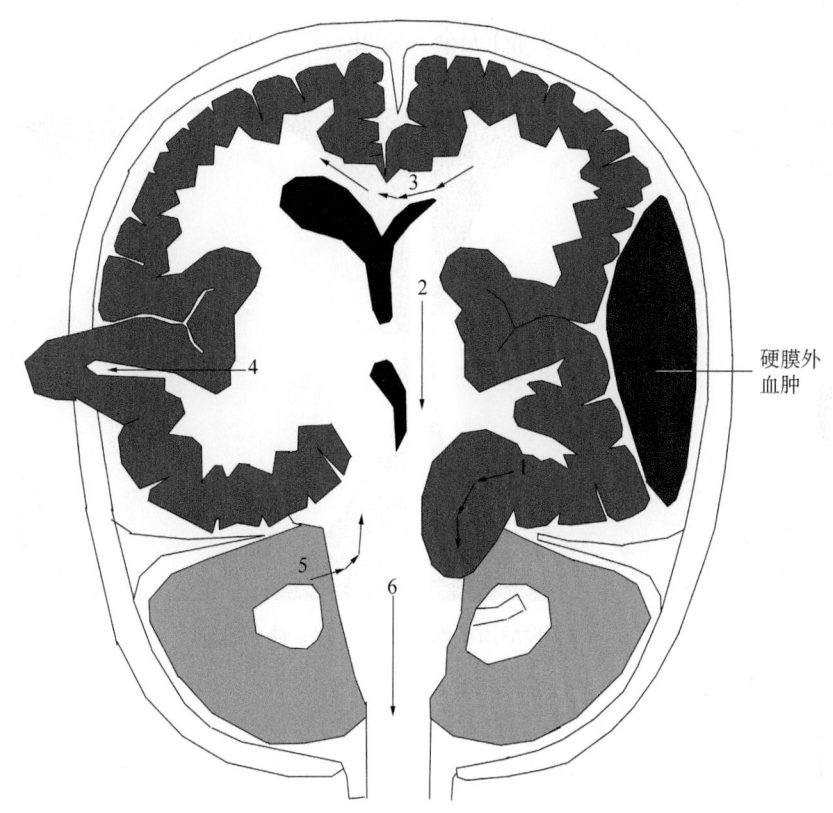

图2-38 脑疝的分类

1.颞叶钩回疝；2.中央区跨过天幕脑疝；3.大脑镰下疝；4.脑外疝；5.突向幕上脑疝；6.小脑扁桃体疝

一、大脑镰下疝

【病理与临床表现】

大脑镰下疝多见于一侧幕上占位性病变，导致颅内压增高，使病变同侧大脑半球内面的扣带回和胼胝体，由大脑镰下缘向对侧疝出称为扣带回疝或大脑镰下疝。大脑镰下疝以前部较明显。大脑镰下疝时，常因大脑前动脉和大脑内静脉受大脑镰的压迫，致使同侧内侧面或旁中央小叶发生缺血、出血、水肿软化等，由于脑组织的损伤，而出现相应的临床症状和体征。

【影像学表现】

CT平扫可见中线结构呈弧形向健侧移位，患侧侧脑室及第三脑室受压变窄，甚至完全闭塞。如做增强CT扫描则能对占位性病变提供更多诊断依据。MRI横断位及冠状位T_1WI均可显示大脑镰下疝，以冠状位最清楚，可见占位病变同侧的扣带回受压，并通过大脑镰的游离缘向对侧移位，同侧侧脑室体部及第三脑室受压变窄，甚至完全闭塞，并向对侧呈弧形移位，严重者可导致基底节、丘脑及胼胝体等结构向对侧移位。冠状面检查更加有利于大脑镰在CT与MRI上的显示。

【典型病例分析】

病例 女，76岁。摔倒致头痛1天余，呕吐1次（图2-39）。

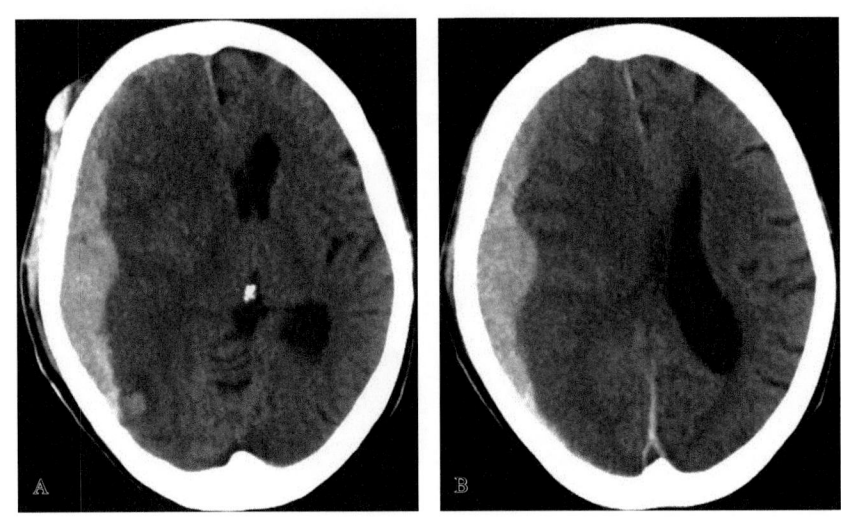

图2-39 右侧额颞顶枕部硬膜下血肿，伴大脑镰下疝

分析：该患者为老年女性，病史中提示外伤后出现头痛、呕吐等高颅内压表现，影像中可见右侧额顶颞枕部高密度的硬膜下血肿，中线结构左移，右侧侧脑室及第三脑室受压变窄，右侧基底节、丘脑及胼胝体向左侧移位。

二、小脑幕切迹疝

【病理与临床表现】

脑组织疝入小脑幕裂孔时，形成所谓的小脑幕裂孔疝，又称为小脑幕切迹疝或天幕疝。按照疝入脑部所指的方向，可分为小脑幕切迹下疝和小脑幕切迹上疝两大类，前者较后者常见。小脑幕切迹下疝是第二常见的脑疝类型，临床上习惯讲的小脑幕切迹疝一般是指此类。按照脑池受累部位，下疝又分成下列3种情况。①脚间池疝：由颞叶海马钩回疝入脚间池而形成，故又称钩回疝。由于脚间池较其他池宽，所以它成为小脑幕切迹疝中最常见发生的部位，其症状典型，具有代表性，故有时广义地将它总称为小脑幕切迹疝。②环池疝：常由幕上颞区脑部的压力将海马推向内侧，疝入环池，又称为海马回疝。③四叠体疝。

小脑幕切迹疝形成和发展的过程中，主要有以下病理生理改变。①脑干变化：脑干的变形和移位，脑干缺血、水肿和出血。②动眼神经损害。③脑脊液循环障碍。④脑组织的改变。小脑幕切迹疝时，幕上脑组织被挤压到幕下，脑干、动眼神经、大脑后动脉等可受压而出现相应症状。患者常表现为剧烈头痛、频繁呕吐、烦躁不安，甚至昏迷。病灶侧瞳孔先缩小，继而逐渐散大，两侧瞳孔不等大，对光反射消失，对侧中枢性偏瘫等。

【影像学表现】

CT可观察脑室移位、脑池的侵占及消失程度；MRI T_1WI观察解剖结构移位最佳，T_2WI用于观察继发征象如水肿、出血、脑积水，DWI用于观察脑梗死灶。

1.单侧发生小脑幕切迹疝时

（1）直接征象：①轻度，海马钩回向内移位，同侧鞍上池受侵占。②中度：海马旁回后部向内移位通过幕缘，压迫四叠体池，轻度推移中脑。③重度：颞叶内侧、侧脑室颞角下移达桥小脑脚区上部，整个鞍上池和四叠体池消失。

（2）继发征象：对侧中脑压迫幕缘，引起"kernohan notch"即颞叶疝切迹；中脑出血；大脑后动脉下移位，枕叶梗死。

2.双侧发生小脑幕切迹疝时

（1）直接征象：①双侧颞叶疝入小脑幕切迹，所有基底池消失。②间脑移位，下丘脑和视交叉下移、紧贴蝶鞍；CT横断位可根据松果体钙化判断间脑的移位，正常松果体钙化应与脉络丛钙化在同一水平。③中脑移位，中脑及脑桥夹角变锐利；第三脑室前下部后移至鞍背后方。

（2）继发征象：穿支动脉闭塞导致基底节梗死。

【典型病例分析】

病例 女，35岁。头痛2年，呈进行性加重并视物模糊3个月（图2-40）。

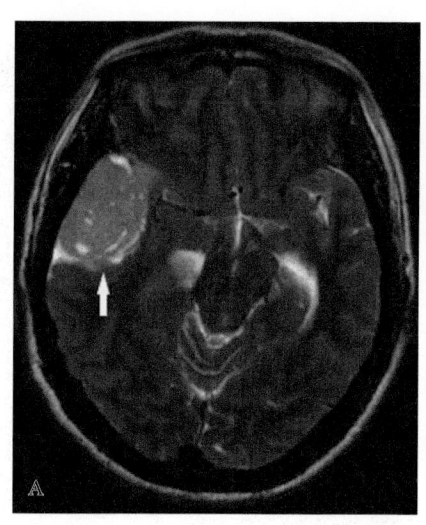 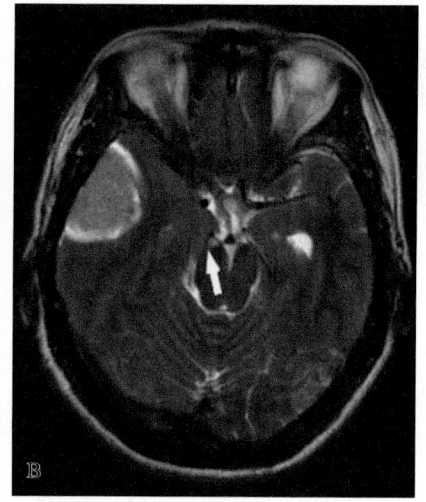

图2-40 右侧颞部脑膜瘤，伴右侧海马钩回疝

分析：患者为青年女性，病史中提示颅内压增高及视觉减退的临床症状，影像中可见右侧颞部脑膜瘤（箭头），T_2WI横断位示右侧海马钩回向内移位，鞍上池、脚间池、环池可见受压变窄，中脑可见受压变形，右侧大脑中动脉内移，视交叉轻度下移。

三、枕骨大孔疝

【病理与临床表现】

枕骨大孔疝又称小脑扁桃体疝或小脑圆锥疝，是由于颅后窝病变或颅内高压，使小脑扁桃体向下移动，通过枕骨大孔引起延髓和上颈髓受压而产生，也称小脑扁桃体下疝。疝出的小脑扁桃体发生充血、出血和水肿，导致延髓和颈髓上段受压加重。延髓受压，慢性脑疝可以无明显症状或症状轻微，急性延髓受压常很快引起生命中枢衰竭，威胁患者生命。第四脑室中孔阻塞引起梗阻性脑积水，进一步使颅内压增高和脑疝程度加重。

【影像学表现】

CT横断位显示小脑扁桃体位于齿状突水平，矢状位示小脑扁桃体低于枕骨大孔5mm（成人）或7mm（儿童）。第四脑室显著狭小或闭塞或拉长下移，枕大池变小或消失，脊髓中央管扩大积水。延髓、脑桥、小脑下蚓部下移，小脑扁桃体向下延伸，延髓和上段颈髓受压。MRI表现与CT类似。MRI无骨伪影、软组织对比度强，可直接观察小脑扁桃体及延髓、颈髓的形态、位置及相应关系，并清晰显示小脑、脑干肿瘤，如小脑星型细胞瘤、髓母细胞瘤、血管网织细胞瘤等原发病变，或脊髓空洞，以MRI T_1WI 矢状位显示最佳。所以，MRI诊断颅后窝占位病变及小脑扁桃体疝较CT更具诊断优势。

【典型病例分析】

病例 男，5岁。行走不稳6个月（图2-41）。

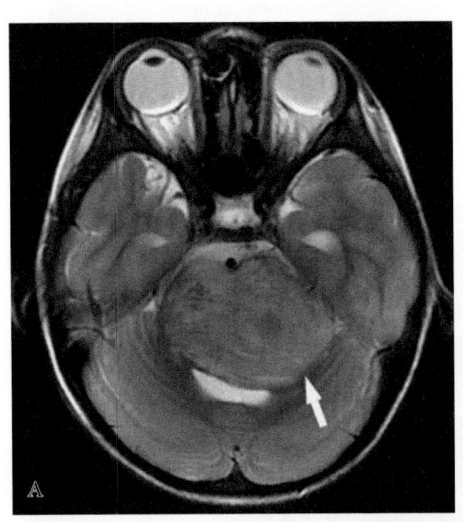 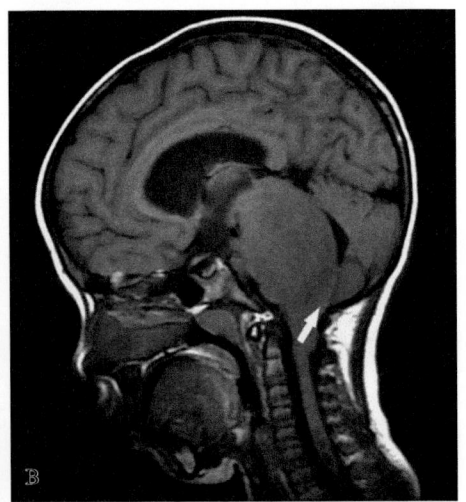

图2-41 脑干占位性病变，伴枕骨大孔疝

分析：患者为男性儿童，病史中提示患儿平衡力异常，影像检查中矢状位T_1WI及横断位T_2WI可见脑干巨大占位性病变（图2-41A，箭头），第四脑室受压变窄，小脑

扁桃体下端变尖下移至枕骨大孔下方,颈段脊髓中央管可见扩大积水(图2-41B)。

(谭相良)

第六节 缺血缺氧性脑损伤

一、新生儿缺血缺氧性脑病

【病理与临床表现】

新生儿缺氧缺血性脑病(neonatal hypoxic Ischemic encephalothy,HIE)是围生期、新生儿期由于宫内窘迫、新生儿窒息引起的新生儿因缺氧导致的出生后数天或数周内出现的脑损伤,表现为意识状态的改变,肌张力、姿势异常和抽搐等,是造成新生儿早期死亡及小儿智力发育障碍、小儿脑瘫、癫痫的重要原因。缺血缺氧性脑损伤是引起儿童致残的重要因素,它包括脑室周围白质软化(periventriculax leukomalacia,PVL)、脑水肿、脑梗死、脑实质及脑室内出血及脑室周围出血性梗死。受累的脑白质发生水肿、凝固性坏死并可液化形成囊腔,囊腔退缩形成瘢痕和胶质增生,使脑室周围白质数量减少,同时,囊腔逐渐向脑室壁靠拢,汇入脑室使脑室局部扩大,外形不规则或呈花边样改变。缺氧容易引起毛细血管通透性增加,再灌注可以引起血管破裂,导致蛛网膜下腔出血及脑实质、脑室内出血。

【影像学表现】

HIE发生时,脑水肿是最早出现的征象,主要表现为脑白质密度减低,脑室、脑池、脑沟受压变窄、消失,与脑缺氧缺血程密切相关,是CT检查中出现低密度影的主要原因。随着病变加重,脑实质低密度区分布变广,CT值会愈低。因此,CT在明确诊断HIE的病变部位及大小,以及判断有无合并颅内出血及出血部位类型上有较高的利用价值。CT在诊断新生儿HIE时有一定的局限性,CT是以X线为信息载体,对新生儿有一定的损害。CT检查在新生儿HIE的定位、定性诊断准确性相对比较低,其准确性常受病变的部位、大小、性质、新生儿的体型和检查的配合程度等诸多因素的影响,并且CT检查对于体内小于1cm的病灶,常容易漏诊。而且CT对于早期的HIE不敏感,并不作为HIE诊断的常规检查手段。MRI因具有无辐射、软组织分辨力高、无骨骼伪影、多序列多方位成像等特点,越来越多地应用于新生儿HIE诊断中。MRI可提供脑损伤的直接征象,有助于儿科医师明确病变部位、损伤类型、严重程度,制订合理治疗方案及评估预后。

不同损伤类型的MRI表现:①基底节及丘脑损伤,表现为单侧或双侧基底节或丘脑对称性片状T_1WI高信号,T_2WI呈等或低信号,T_2-FIAIR及DWI为等或略高信号。②皮质及皮质下白质损伤,表现为脑皮质或皮质下点状T_1WI高信号、T_2WI低信号,T_2-FLA IR呈高信号,DWI呈等或高信号。③深部白质损伤,表现为白质点状或片状异常信号,T_1WI为等或略高信号,T_2WI为低或高信号,T_2-FLAIR及

DWI表现为等或高信号。若是深部白质慢性损伤，T_2-FLAIR及DWI可呈等或稍低信号。④胼胝体损伤，表现为DWI高信号，余3个序列可有也可无异常。⑤内囊后肢损伤，表现为T_1WI高信号、T_2WI低信号，T_2-FLAIR及DWI呈高信号或仅DWI序列表现弥散受限，其余序列未见异常。⑥脑出血，T_1WI呈明显高信号，T_2WI呈明显低信号，T_2-FlAIR及DWI呈略高信号。SWI对微小或隐匿性出血灶敏感。脑实质内出血灶在SWI上表现为斑点状、小圆形或团片状低信号；脑室内出血及硬膜下出血多表现为铸型或新月形低信号。⑦脑软化，表现为T_1WI呈明显低信号，T_2WI表现为明显高信号，及DWI为低信号，呈多囊状改变。⑧脑水肿，表现为T_1WI和DWI高信号，T_2-FlAIR呈高或低信号。脑沟、脑池变窄变浅。

【典型病例分析】

病例一 新生儿，男，4天。窒息心肺复苏后（图2-42）。

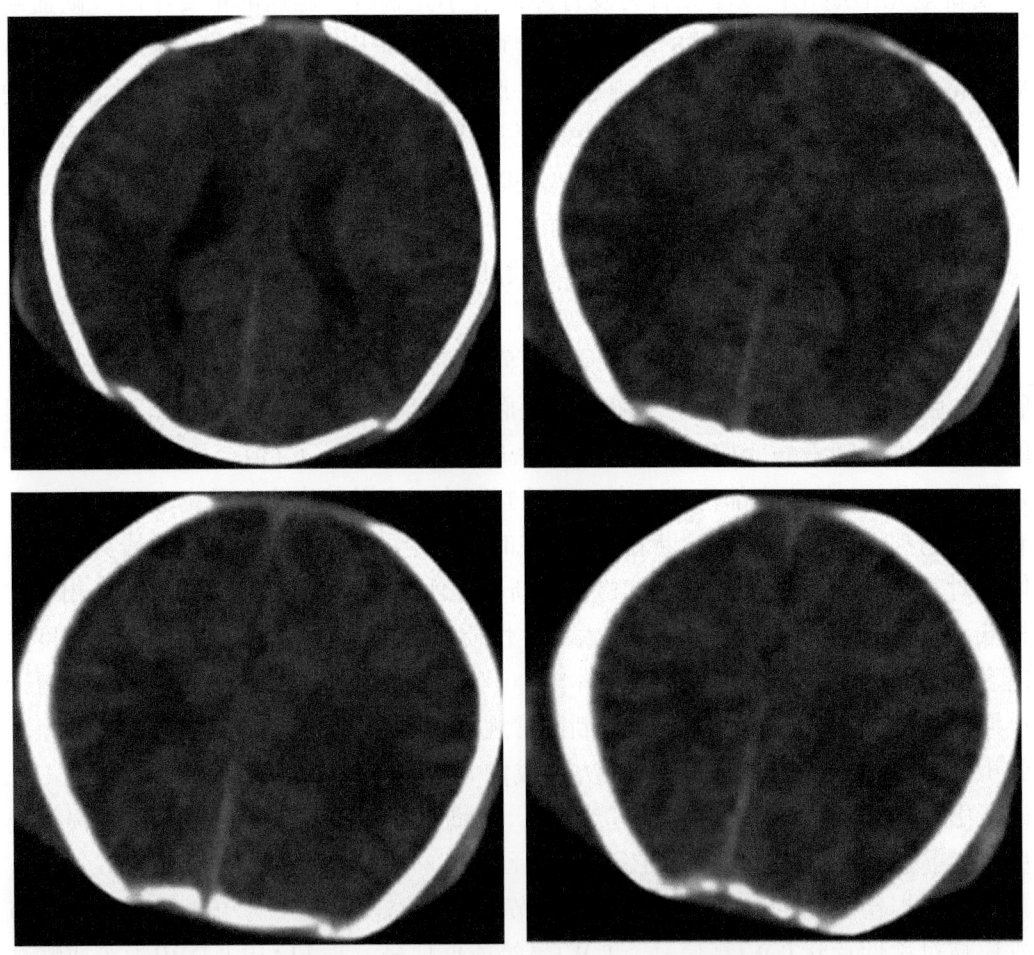

图2-42 脑室周围白质软化，少许蛛网膜下腔出血，双侧顶部皮下血肿

分析：患者为男性新生儿，病史中提示窒息心肺复苏后，CT可见双侧大脑半球稍肿胀，部分脑沟、脑池变浅，双侧大脑半球多发低密度影及囊变影，少许蛛

网膜下腔出血。双侧顶部皮下血肿。

病例二 新生儿，男，6天，患儿产前胎心监测提示胎心反复减慢，出生时胎心减慢，出生后活力弱（图2-43）。

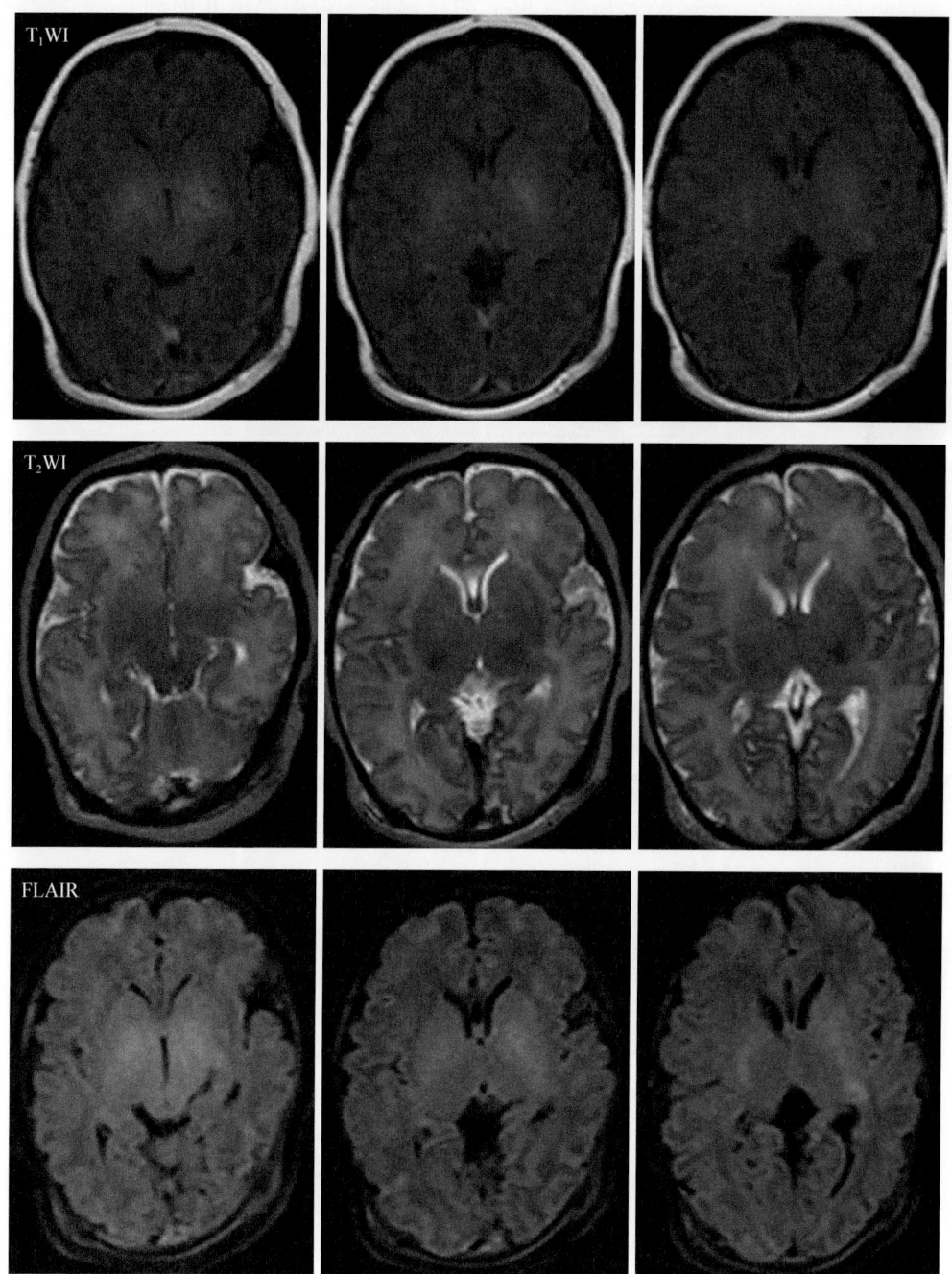

图2-43 双侧枕顶部硬膜下出血

分析：该患者为男性新生儿，病史中提示顺产中宫内窘迫，MRI可见双侧基底节或丘脑对称性片状T_1WI高信号，T_2WI呈等或低信号，T_2-FIAIR略高信号；双侧枕顶部硬膜下见弧形短T_1短T_2信号,考虑少许硬膜下出血。

病例三 新生儿,女,5天。孕16+周时B超提示胎盘完全覆盖宫颈口。产前3小时无明显诱因出现阴道出血多于月经量,考虑孕妇前置胎盘大出血,立即予以全身麻醉下剖宫产,产前胎心加测示胎心明显减低,出生后患儿即刻Apgar评分为0分,立即予以气管插管、心肺复苏等,20分钟后Apgar评分为9分(图2-44)。

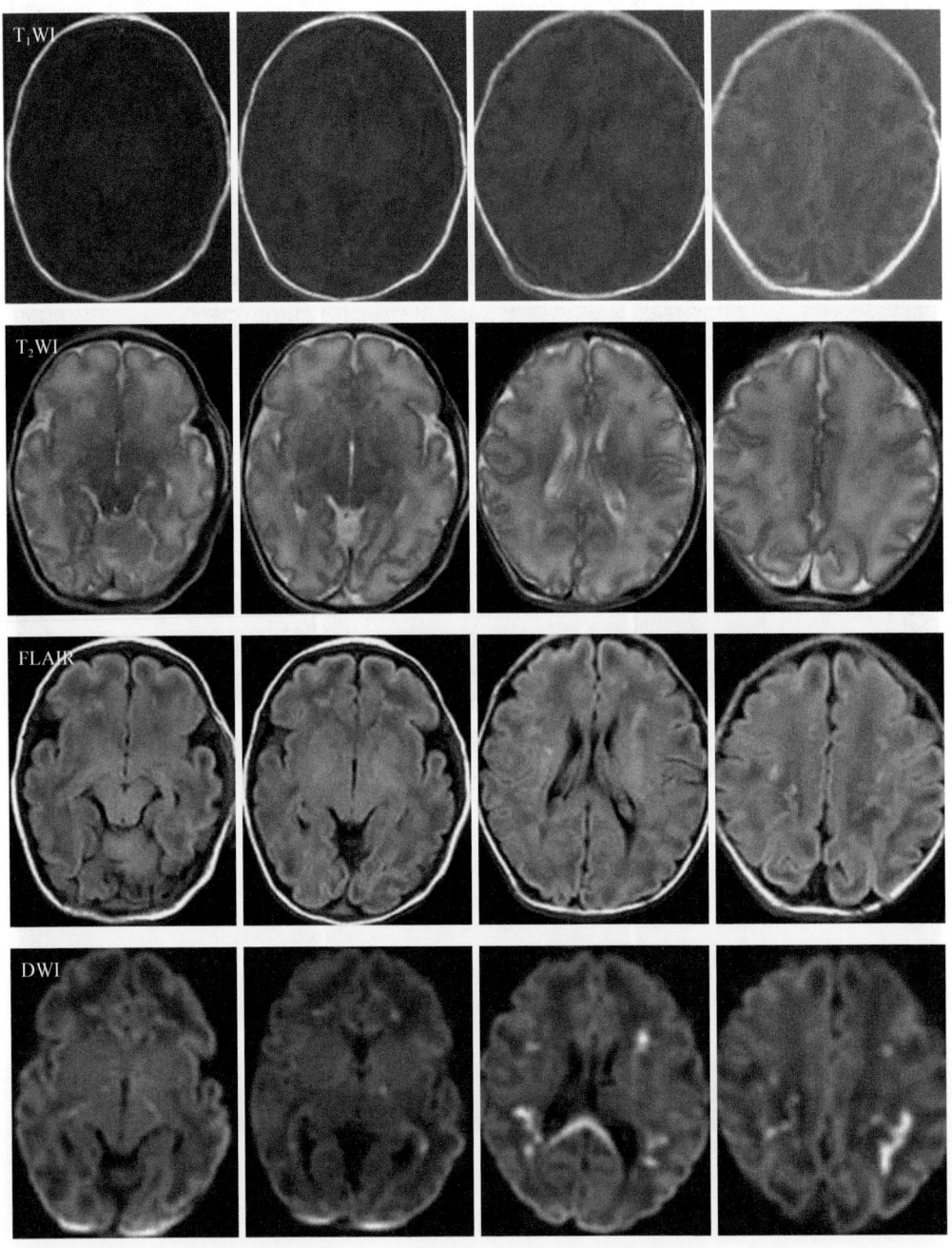

图2-44 新生儿缺血缺氧性脑损伤,皮质及皮质下白质损伤、深部白质损伤及胼胝体损伤

分析：患者为女性新生儿，病史中提示新生儿重度窒息。心肺复苏后，MRI表现为双侧额顶枕叶、基底节区-放射冠区、侧脑室旁、半卵圆中心及胼胝体多发斑点状T_1WI高信号、T_2WI低信号，T_2-FLAIR呈高信号，DWI呈高信号。

病例四 新生儿，男，18天。患儿胆红素增高（图2-45）。

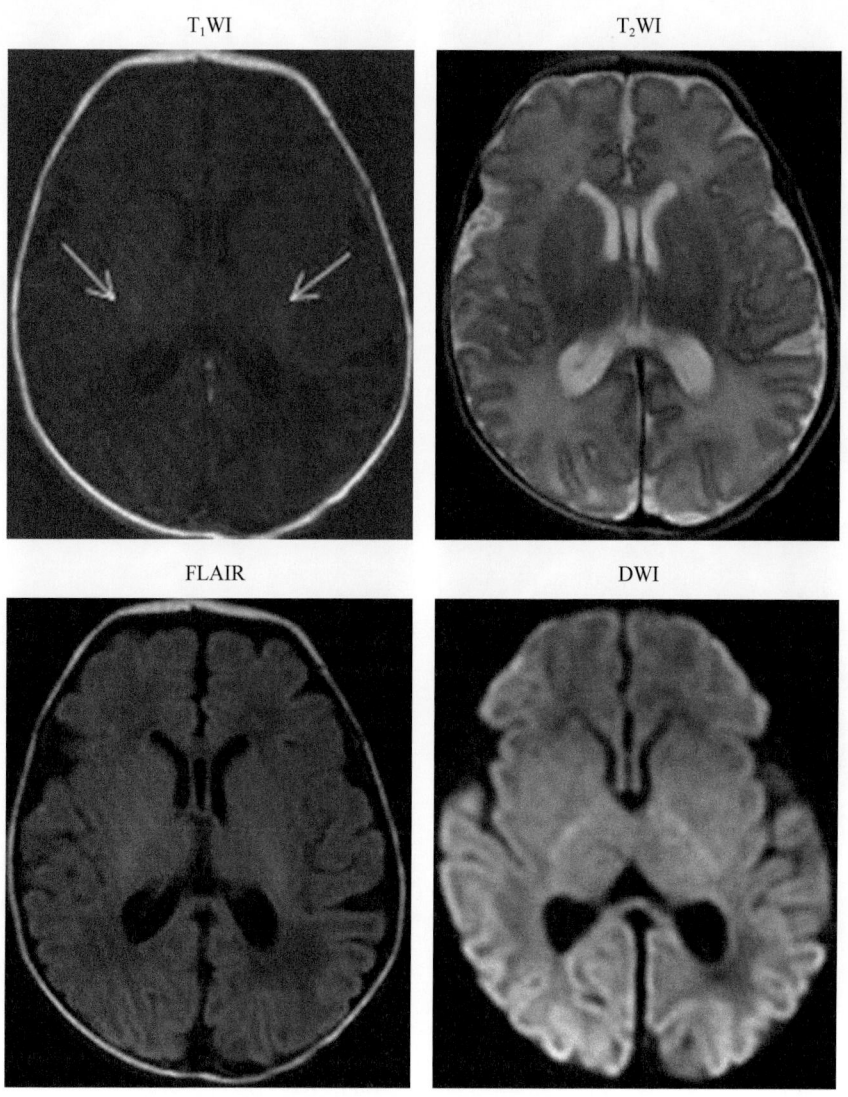

图2-45 新生儿胆红素脑病合并HIE

分析：患者为男性新生儿，病史中提示新生儿胆红素增高，MRI表现为内囊后肢损伤：表现为双侧内囊后肢片状T_1WI稍高信号、T_2WI稍低信号，T_2-FLAIR及DWI呈稍高信号（箭头）。

病例五 早产新生儿，女，7天。胎龄33^{+6}周时因抽搐在全身麻醉下急诊行剖宫产出生，患儿出生后Apgar评分1分，予以复苏囊正压给氧等一系列抢救措施后评分为9分（图2-46）。

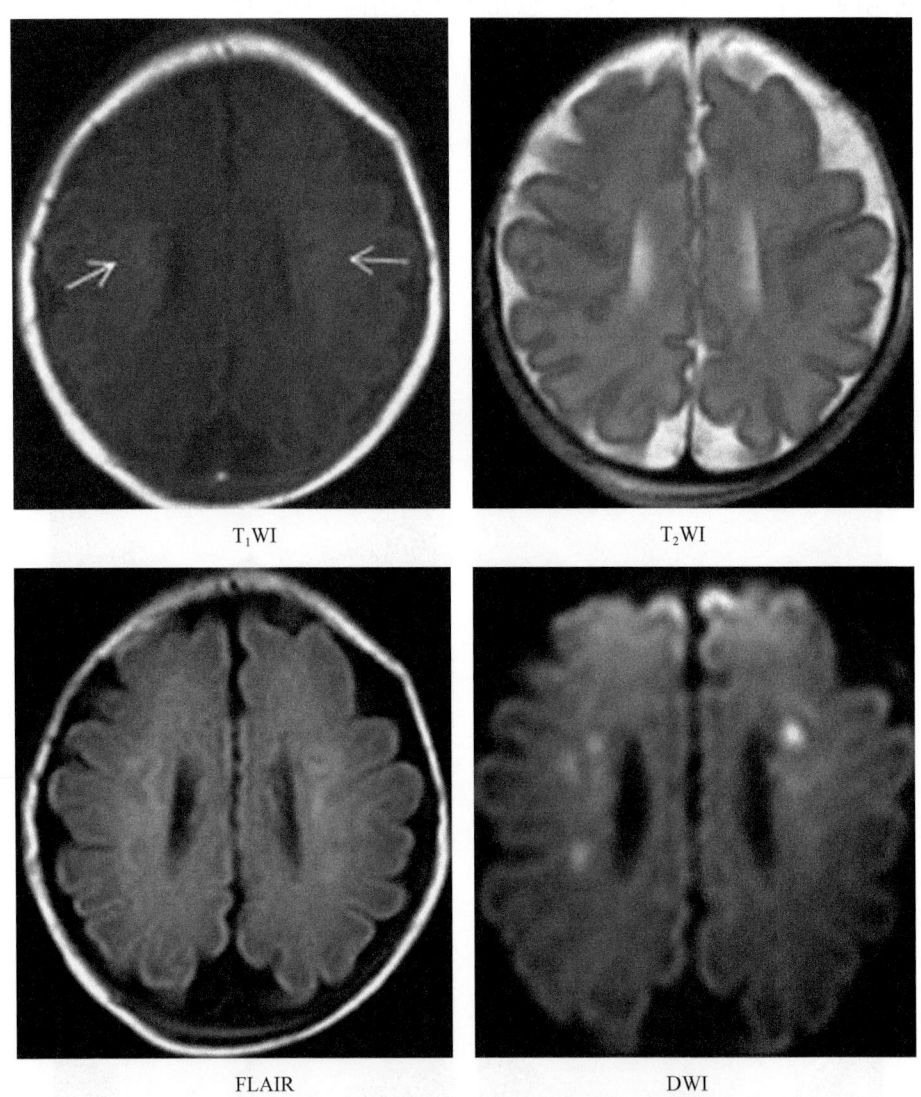

图2-46 新生儿缺血缺氧性脑损伤，双侧深部白质损伤

分析：患者为早产女性新生儿，病史中提示患儿出生后行心肺复苏，MRI表现为双侧放射冠区及侧脑室旁多发片状T_1WI稍高信号、T_2WI稍低信号，T_2-FLAIR及DWI呈高信号（箭头）。

病例六 早产新生儿，女，53天。胎龄33^{+5}周，因胎膜早破在全身麻醉下急诊行剖宫产出生。患儿出生后发绀，呼吸弱，心率慢，血氧饱和度60%，予以清理呼吸道、CPAP给氧通气后，患儿呼吸心率恢复正常，出生后10分钟Apgar评分10分（图2-47）。

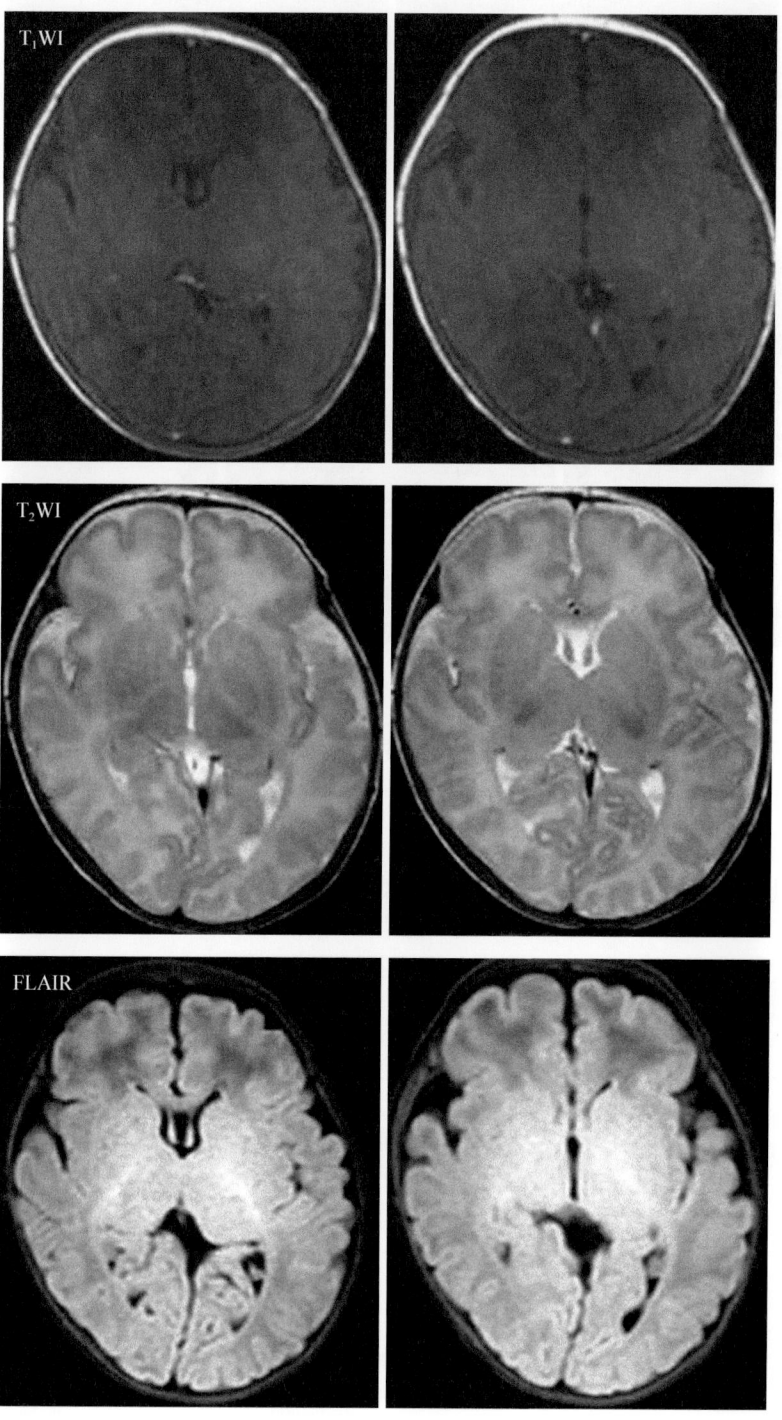

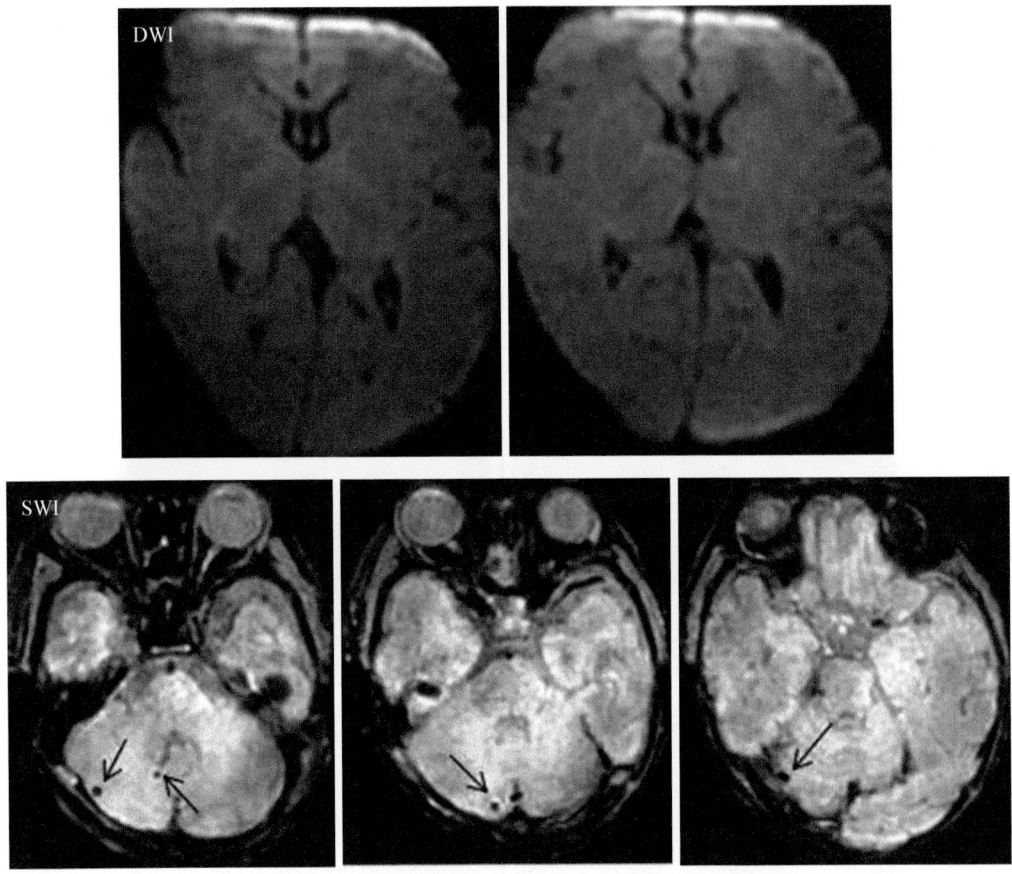

图2-47 新生儿缺血缺氧性脑损伤，脑水肿、颅内出血

分析：患者为早产女性新生儿，病史中提示患儿出生后行心肺复苏，MRI表现为双侧额顶叶多发片状T_1WI低信号，T_2WI高信号，FALIR及DWI低信号，考虑脑水肿；SWI可见右侧小脑半球多发低信号（箭头），考虑为微出血灶。

病例七 早产新生儿，女，4天。在产程和分娩中子宫内低氧症（图2-48）。

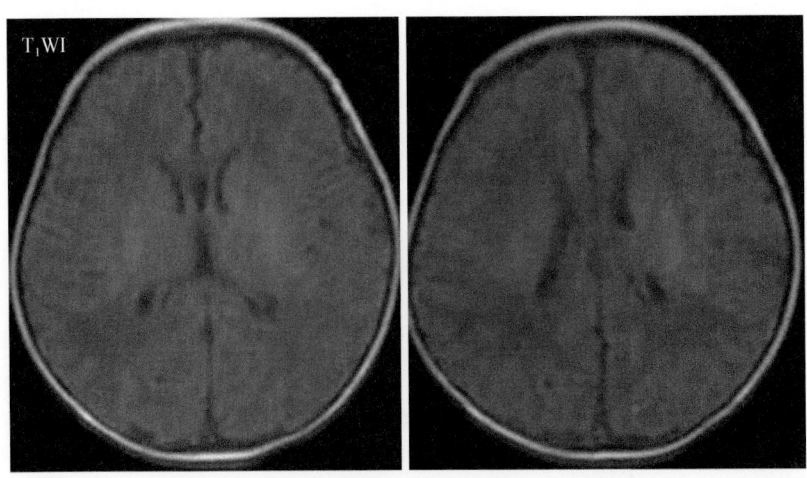

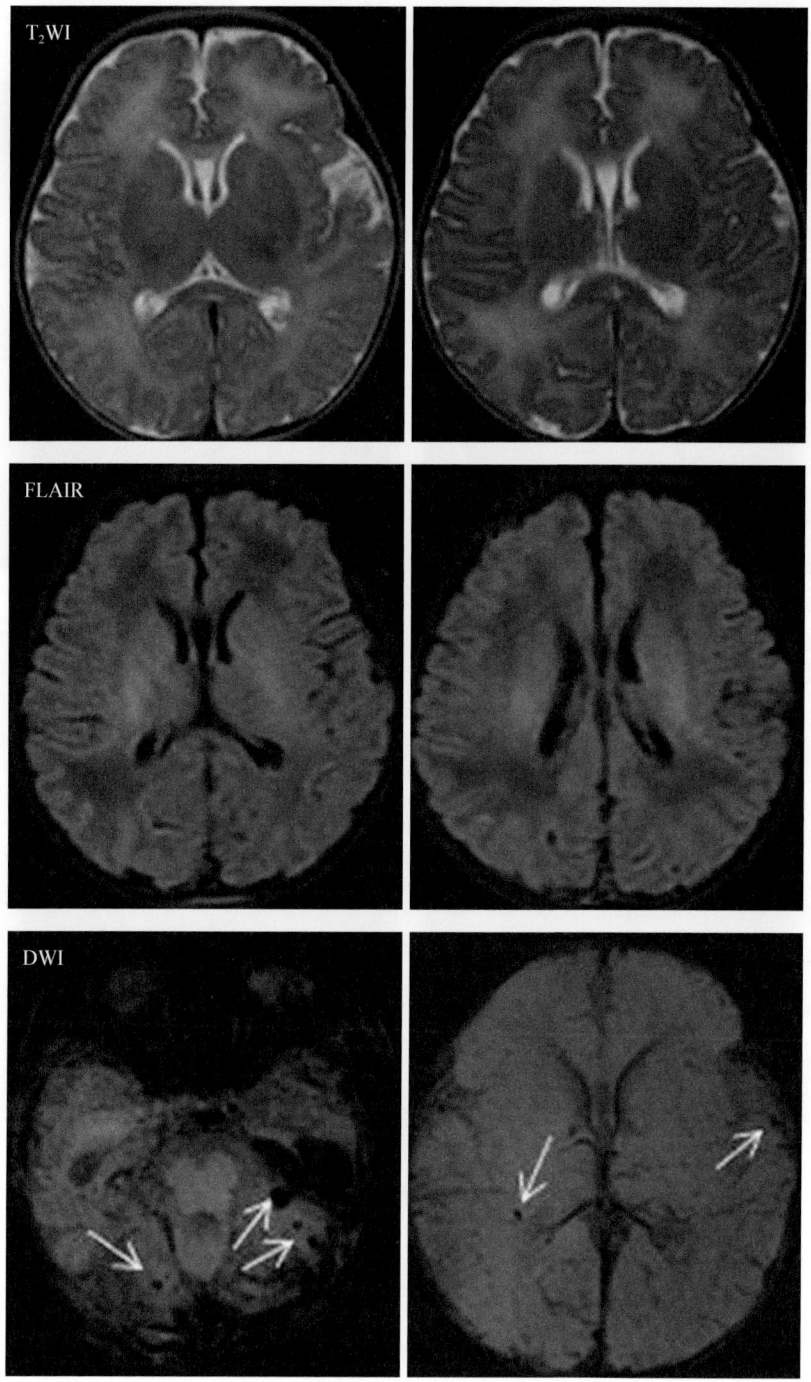

图2-48 新生儿缺血缺氧性脑损伤，脑水肿、颅内出血

分析：患者为女性早产新生儿，病史中提示患儿宫内缺氧，MRI表现为脑水肿、颅内出血，双侧大脑半球白质多发片状T_1WI低信号，T_2WI高信号，FALIR及DWI低信号，考虑脑水肿；SWI可见双侧小脑半球、双侧颞叶多发低信号（箭头），考虑为微出血灶。

病例八 早产新生儿，女，4天。在产程和分娩中子宫内低氧症（图2-49）。

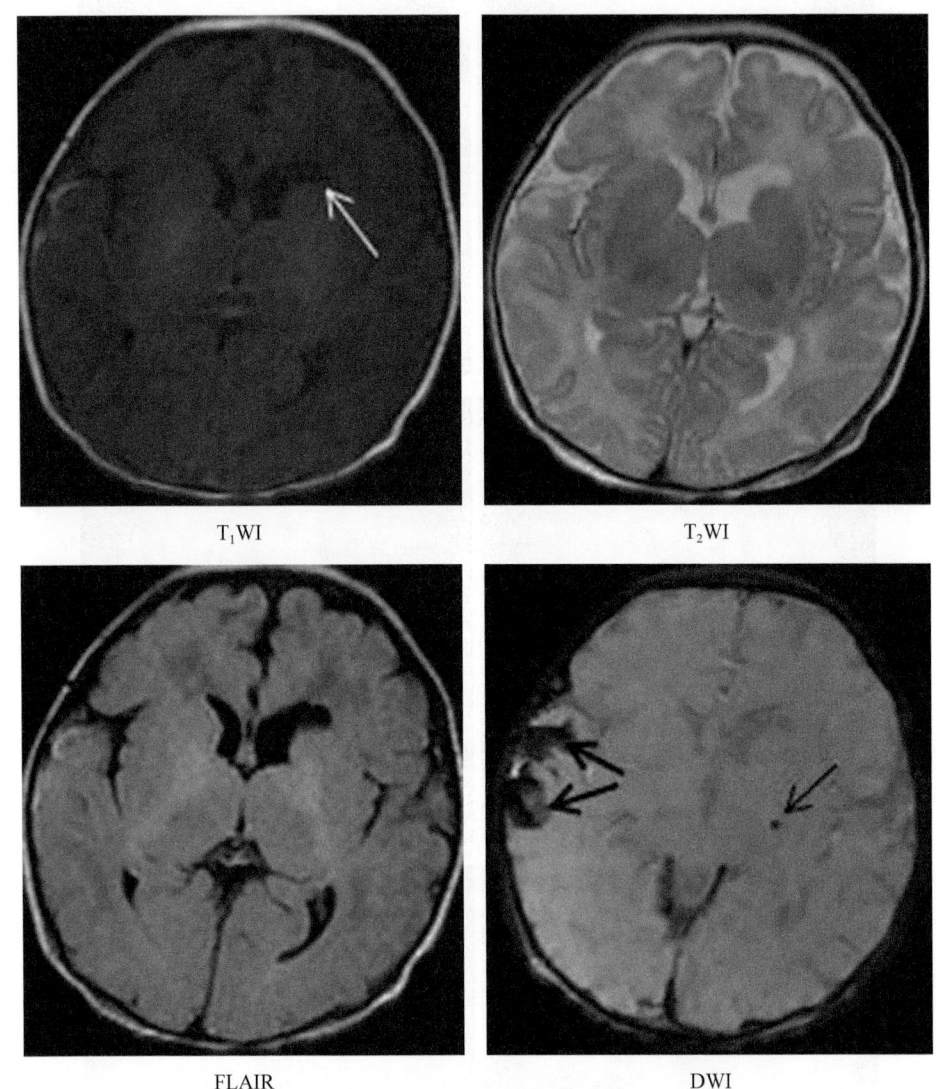

图2-49 新生儿缺血缺氧性脑损伤，颅内出血、脑软化灶

分析：患者为女性早产新生儿，病史中提示患儿宫内缺氧，MRI表现为左侧侧脑室前角旁囊状T_1WI呈明显低信号，T_2WI表现为明显高信号，FALIR低信号，考虑脑软化灶；SWI可见左侧基底节区圆点状低信号（白箭头），考虑为微出血灶；右侧颞叶部分脑沟及外侧裂池见条索状T_1WI高信号，T_2WI低信号，FLAIR高信号，SWI低信号（黑箭头），考虑硬膜下及蛛网膜下腔出血。

二、成人缺血缺氧性脑病

【病理与临床表现】

重症缺血缺氧性脑病在新生儿较常见,成人发病较少,国内文献报道不多,且CT、MRI影像学研究资料报道较少。成人HIE主要指因心搏呼吸骤停、窒息、中毒、电击伤等所导致的脑缺血缺氧性损害和由此引发的一系列神经精神症状的一组临床综合征。病因:①低氧性缺氧,以CaO_2减少为特征,PaO_2降低。常见于呼吸道阻塞、肺气肿、溺水、呼吸肌麻痹、呼吸中枢抑制、麻醉意外、高山病等。②贫血性缺氧,主要见于大量失血、贫血、碳氧血红蛋白血症(一氧化碳中毒)、正铁血红蛋白血症(烟硝酸盐中毒等)。③循环障碍性缺氧,常见于休克、心力衰竭、心搏骤停等。④组织中毒性缺氧,因细胞氧化过程破坏,脑组织无法利用血氧所致,常见于氧化物中毒等。⑤耗氧过度性缺氧,如高热或惊厥等。

心肺复苏术成功后患者面临的最严重的后果就是急性严重的缺血缺氧性脑损害。神经兴奋毒性,氧化剂分泌、代谢功能失调、自由基的生成,随后的炎症反应、神经细胞坏死及凋亡均在脑损害的瀑布级联反应中发挥了重要作用,在此过程中将有大量神经元被破坏。患者神经功能能否恢复或能否苏醒取决于患者神经元被破坏的程度及大脑缺氧的程度。由于大脑对缺血缺氧极其敏感,耐受性差,心肺复苏后即使自主循环恢复,大部分患者颅脑损伤已经形成,恢复自主循环者部分昏迷,处于植物状态,部分意识恢复,但多遗留有不同程度的认知功能减退、癫痫发作或肢体活动障碍。

【影像学表现】

复苏后缺血缺氧性脑病初期,头颅CT表现为广泛的脑回水肿、灰质白质界线模糊,随后出现皮质下白质密度普遍降低,脑水肿持续存在,并可合并有脑梗死、脑出血、蛛网膜下腔出血等,后期可出现脑萎缩。虽然在早期脑水肿、大脑皮质层状坏死及髓鞘损伤、神经元坏死的诊断上,磁共振成像优于CT,但CT在成人HIE的诊断及随访上有非常重要的价值,特别是合并脑内出血的病例,MRI检查尚不能完全取代。MRI成像与患者病情的严重程度亦有着一定的关联性。病情较重,意识恢复越慢的患者MRI显示受累的部位越弥散;而病情较轻,意识已恢复的患者MRI显示受累的部位较局限。

成人早期HIE的病理改变主要表现为脑水肿,而T_1WI能较好显示脑肿胀的5个征象:①脑外间隙消失。②脑沟标志消失。③外侧裂变窄或消失。④半球间裂变窄。⑤侧脑室前脚呈裂隙样。若同时伴随白质和皮质的病变时表现为:白质和灰质弥漫性或两侧不对称性的长T_1、长T_2异常信号影,异常信号边界多欠清晰;当脑水肿较轻或较局限时可表现为相应外围灰质低信号薄层状,而脑水肿较重或脑梗死时表现为脑皮质明显变薄,T_1WI呈锯齿状或脑回状低信号,称为"脑回征"，为缺氧性脑病典型表现。HIE早期MRI增强检查可见皮质层状强化，后期相应部位T_1WI表现为高信号，提示皮质有层状坏死。成人晚期HIEMRI主要表现有：①皮质下白质及深部白质脱髓鞘改变，MRI表现为皮质下脑白质长T_2信号；双侧侧脑室旁对称或不对称点片状长T_1长T_2信号，边界不清；双侧内囊后肢对称性短T_1长T_2信号。②广泛神经细胞坏死导致广泛脑损伤，MRI表现为大脑灰白质（额颞枕叶、视束、内囊、外囊、放射冠及半卵圆中心）、小脑实质、脑干弥漫性对称性多发点片状长T_1、长T_2信号影，边界不清，脑室系统形态、脑沟裂池无明显异常。③脑萎缩，MRI多表现为弥漫性脑回变小，脑沟、脑池增宽，幕上脑室扩大。

【典型病例分析】

病例一 女，23岁。患者早晨在有煤炉的密闭房间内洗澡后意识不清（图2-50）。

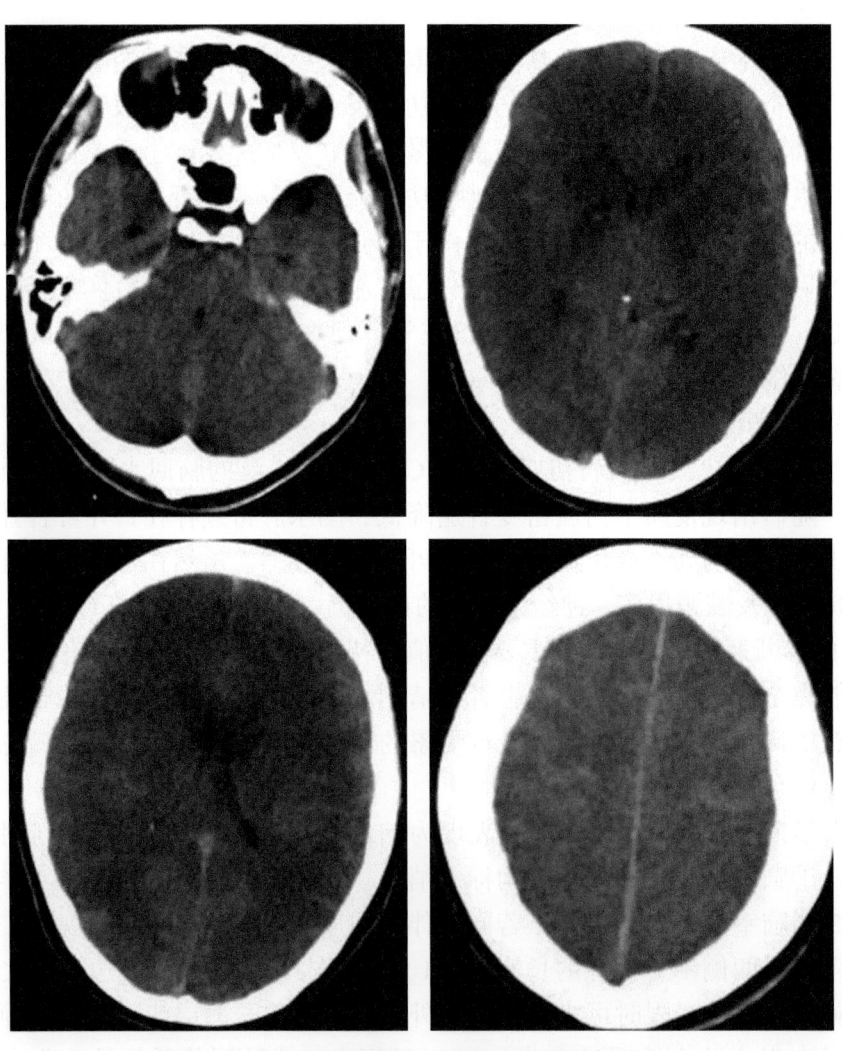

图2-50 缺血缺氧性脑损伤，脑肿胀，蛛网膜下腔出血

分析：患者为青年女性，病史中提示一氧化碳中毒，头颅CT表现为广泛的脑回水肿、灰质白质界线模糊，皮质下白质密度普遍降低，脑沟、脑池变浅，脑室变窄，合并蛛网膜下腔出血。

病例二　女，66岁。患者煤气中毒出现剧烈头痛，以额部及双侧颞部为主，逐渐意识不清（图2-51）。

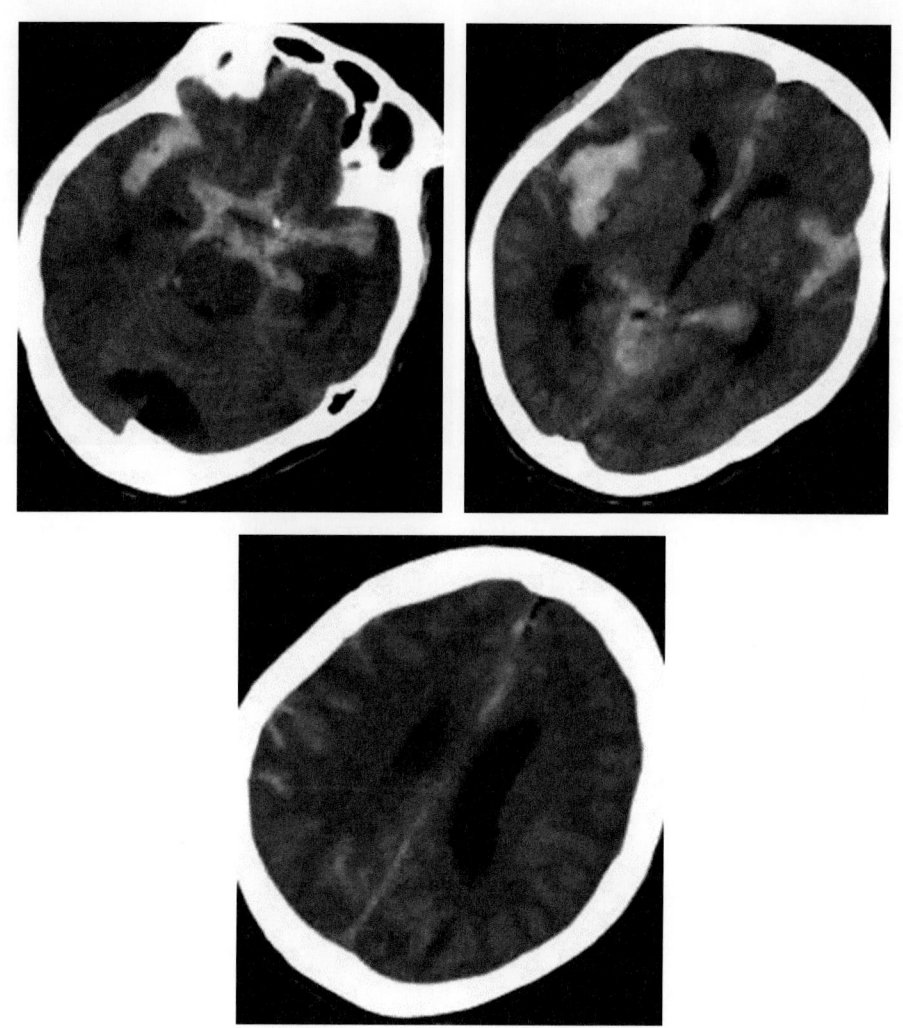

图2-51　缺血缺氧性脑损伤，脑肿胀，蛛网膜下腔出血

分析：患者为老年女性，病史中提示煤气中毒，头颅CT表现为广泛蛛网膜下腔出血，广泛的脑水肿、灰质白质界线模糊，皮质下白质密度普遍降低，脑沟、脑池充满高密度影。

病例三 男，44岁。患者头晕、四肢无力及言语不清3天，逐渐意识不清（图2-52）。

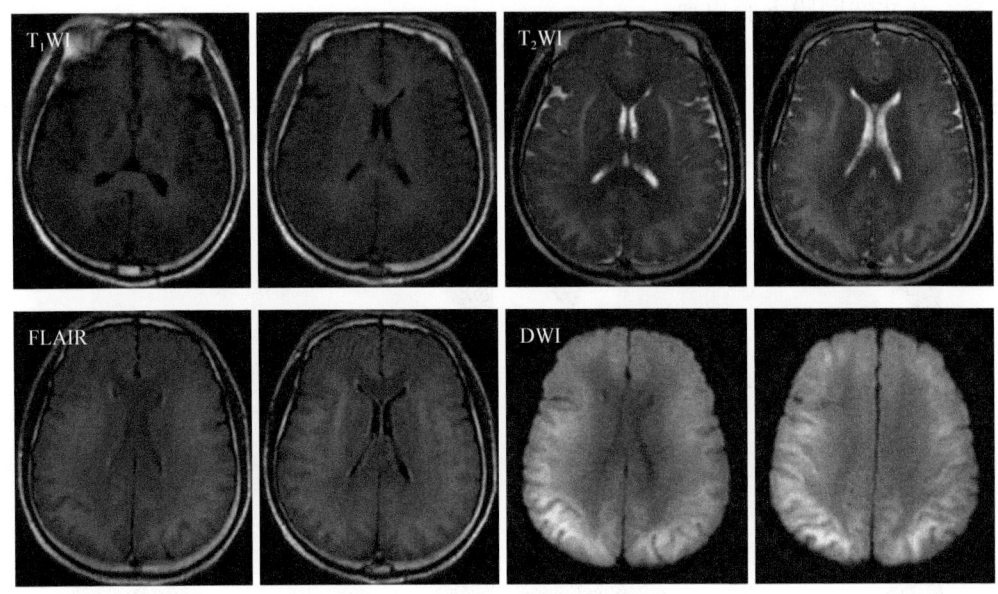

图 2-52 缺血缺氧性脑损伤

分析：患者为中年男性，病史中提示意识不清，头颅MRI表现双侧大脑半球脑水肿，脑外间隙消失，脑沟变浅，外侧裂变窄，半球间裂变窄，侧脑室前脚呈裂隙样。白质和灰质弥漫性或两侧不对称性的长T_1长T_2异常信号影，DWI及FLAIR呈高信号，异常信号界限欠清。

病例四 男，46岁。患者全身麻醉下腔镜下甲状腺次全切手术后，进入麻醉复苏20分钟后，突发心搏骤停，意识不清（图2-53）。

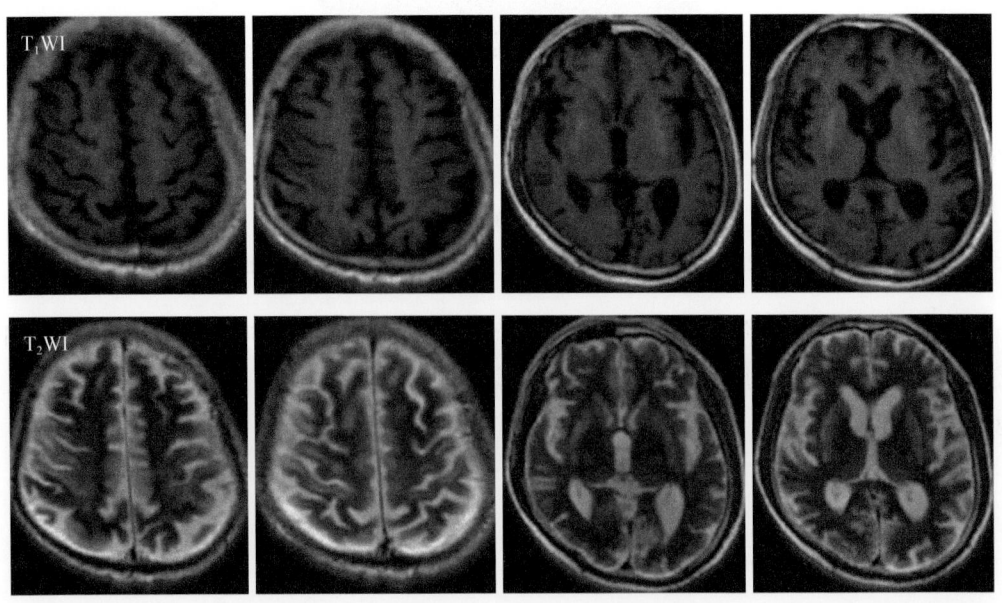

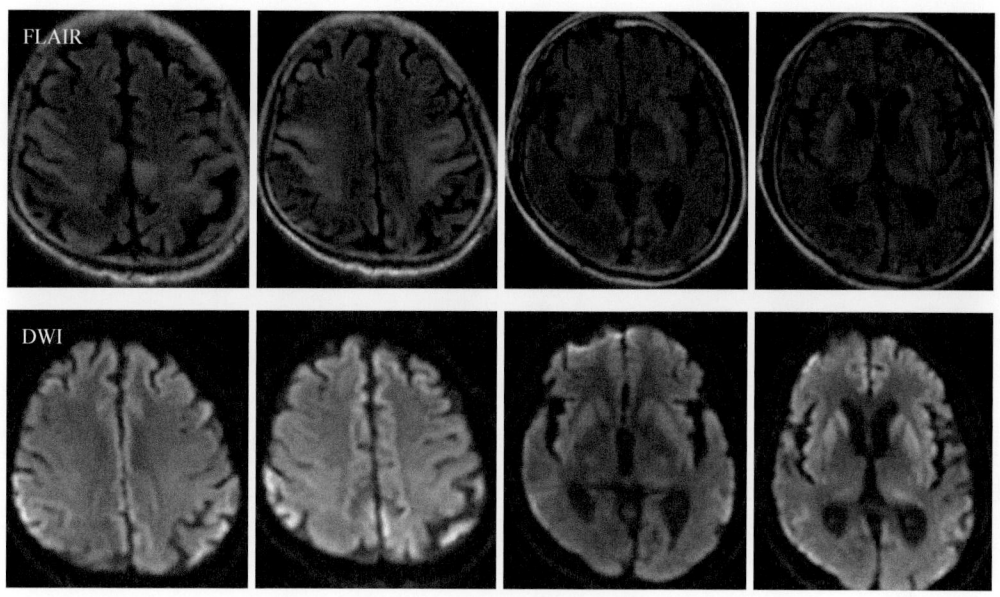

图2-53 缺血缺氧性脑损伤

分析：患者为中年男性，病史中提示心肺复苏后意识不清，头颅MRI表现T_1WI呈锯齿状或脑回状低信号，称为"脑回征"，双侧大脑半球白质和灰质弥漫性或两侧不对称性的长T_1长T_2异常信号影，DWI及FLAIR呈高信号，异常信号边界欠清。

病例五 男，52岁。患者无明显诱因出现意识障碍，逐渐意识不清（图2-54）。

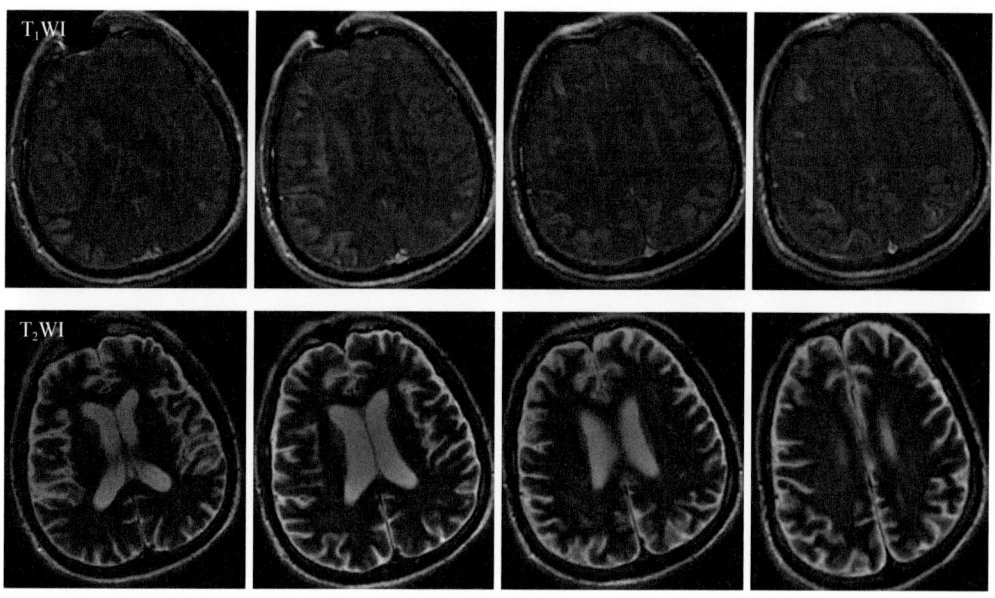

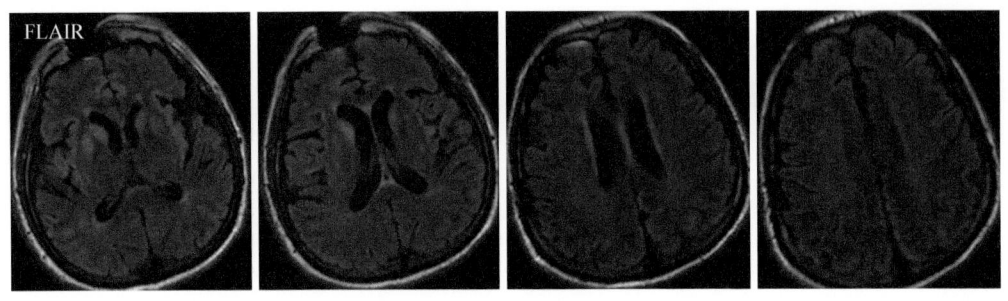

图2-54 缺血缺氧性脑损伤

分析：患者为中老年男性，病史中提示患者意识不清，头颅MRI增强检查可见皮质层状、脑回状强化，提示皮质有层状坏死。双侧大脑半球白质和灰质弥漫性的长T_1长T_2异常信号影，FLAIR呈高信号，异常信号边界欠清。脑萎缩。

（谭月发）

第3章 呼吸系统

第一节 胸部外伤

一、气管及支气管裂伤

【病理与临床表现】

气管支气管树的损伤在临床上很少见，高达78%的患者在到达医院之前已经死亡。气管及支气管裂伤多发生在减速期间气道被压在胸骨或脊柱上，或者声门闭合引起胸腔压力升高时。从解剖学上讲，胸段气管比颈段气管更容易受影响，右主支气管比左主支气管更容易受伤。临床上可能出现呼吸窘迫、咳嗽和咯血等症状。

【影像学表现】

CT后处理重组气管支气管树可见气管或支气管管壁连续性中断、管腔狭窄截断等征象。因为支气管壁不如气管壁坚固，所以支气管裂伤比气管裂伤更常见。支气管损伤的常见影像学表现包括纵隔气肿和气胸，当气胸持续存在时，应考虑支气管撕裂可能。当支气管撕裂导致同侧肺从肺门脱落时，可见肺下垂征。肺下垂征是气管支气管裂伤最特殊的影像学征象。

【典型病例分析】

病例一　男，21岁。高处坠落致全身多发伤后1天余（图3-1）。

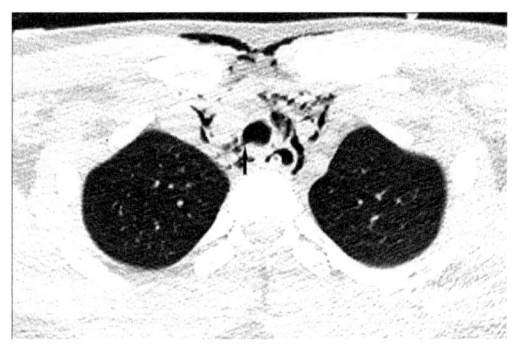

图3-1　气管裂伤

分析：该患者1天前从高处坠落，有明确外伤史，CT薄层扫描可见气管右后壁局部不连（箭头），颈部及纵隔多发气肿，考虑为气管裂伤。

病例二 女，20岁，车祸伤后2小时，胸闷、气促（图3-2）。

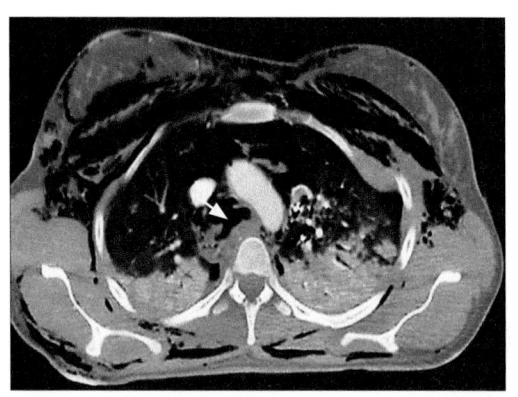

图3-2 右侧支气管裂伤合并皮下及纵隔广泛积气

分析：该患者有明确外伤史，CT扫描可见右支气管管壁局部不连（箭头），胸部皮下及纵隔广泛积气，诊断为气管裂伤。

二、肺挫裂伤

【病理与临床表现】

肺挫伤和肺裂伤都是由胸背部直接暴力或冲击减速伤引起。病理上肺挫伤以肺间质或肺实质的出血、水肿及微小肺不张为特点，可能是单侧或双侧，局灶或多灶甚至弥漫分布。病理上，肺泡出血和水肿源于肺泡-毛细血管膜的损伤和由此导致的渗漏。放射学上，表现为沿支气管肺段分布的周边局灶性磨玻璃样阴影或斑片状实变影。肺挫伤影像学异常通常早于临床症状，较轻的肺挫伤可无临床症状，严重者出现胸痛、咯血或呼吸困难等。肺裂伤存在肺实质的撕裂，常与肺挫伤同时存在但重于肺挫伤，肺撕裂周围组织回缩后形成气囊腔，由于常有血管断裂后血液流入而形成气液囊肿或肺血肿，临床上可有胸痛、咯血、血气胸，严重者发生昏迷、休克。

【影像学表现】

肺挫伤的X线平片检查往往低估肺挫伤的大小，并落后于临床表现达6小时。肺挫伤在CT上表现为中下肺分布为主的斑片状磨玻璃密度影和（或）实变影，常分布在伤侧外周，不沿肺段分布，胸膜下区可出现线状透亮区。肺部模糊高密度影如出现在肺损伤24小时后，应提示其他可能的诊断，如肺炎或脂肪栓塞。肺挫伤在伤后24~48小时开始吸收，在3~10天消散。肺气囊肿、气液囊肿和肺血肿是肺裂伤的CT特征性表现，常见于下肺，可见其他伴发征象，如肋骨、胸椎骨折、血胸或气胸、膈肌损伤等。肺裂伤根据发病机制不同分为4型。Ⅰ型最常见，主要发生于肺表面，往往很大，是直接压入肺部造成的；Ⅱ型发生在椎管旁区域，是由胸腔下部的突然撞击引起的，导致肺组织压向脊柱引起；Ⅲ型主要为邻近肋骨骨折刺入肺组织所致，通常发生在外周；Ⅳ型是胸膜粘连后发生的撕裂。

【典型病例分析】

病例 男，30岁。高处坠落致头胸腹部多发伤后9小时（图3-3）。

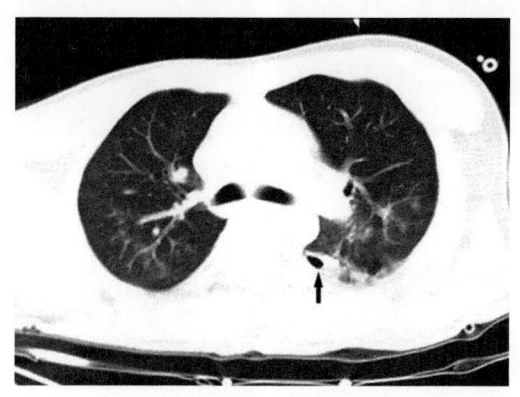

图3-3 左肺下叶背段挫裂伤

分析：该患者9小时前从高处坠落，有明确胸部外伤史，影像中可见双肺散在分布的斑片状密度增高影，边界模糊。左肺下叶背段见肺气囊肿（箭头），考虑为肺挫裂伤。

三、肋骨骨折和膈肌损伤

【病理与临床表现】

肋骨骨折是胸部外伤中最常见的骨骼损伤。肋骨骨折以第4~7肋骨最多见，常发生于腋段及后肋。3根或以上肋骨的双骨折可导致"连枷胸"，定义为多发性肋骨骨折引起的呼吸时胸壁的反常运动，临床意义重大，可引起胸廓塌陷，损害呼吸动力学。肋骨骨折常见的并发症有气胸、血胸和肺挫伤。

膈肌损伤分为穿透性和钝性膈损伤，前者多由火器伤或刀刺伤引起，后者最常见的原因是腹部或胸腔内压力的突然增加，其中机动车事故造成的创伤性膈肌损伤最常见，并以左侧损伤更常见。膈肌损伤常合并胸腹部脏器的损伤，移位的下肋骨骨折可能提示膈肌左侧的损伤。膈肌损伤的临床表现往往被其他重要脏器的损伤所掩盖而导致漏诊。

【影像学表现】

X线平片和CT扫描均能直观显示肋骨骨折的数量、部位及对合情况，借助薄层CT三维重组技术可以对复杂的多根肋骨多处骨折及未发生移位的骨折显示更佳。同时CT能更全面直观地显示其他伴随的损伤，如气胸、气肿、肺挫裂伤和血肿等（图3-4）。借助CT的多平面重组技术可以更好显示膈肌的破口、膈疝、异物残留、血肿和胸腹部脏器损伤。

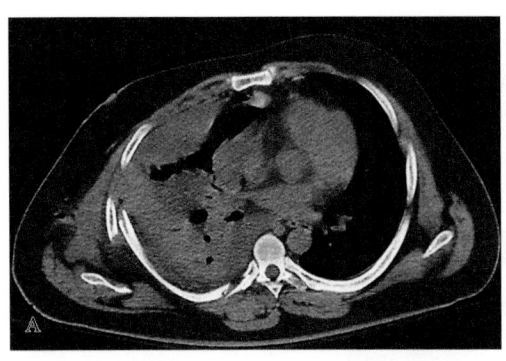 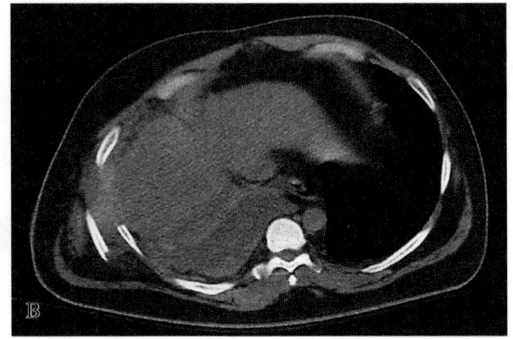

图 3-4　连枷胸，右侧气胸和肋骨骨折合并移位，多数肋骨骨折为节段性的，肺实质不张实变

【典型病例分析】

病例一　男，70岁。车祸后所致闭合性胸部外伤（图3-5）。

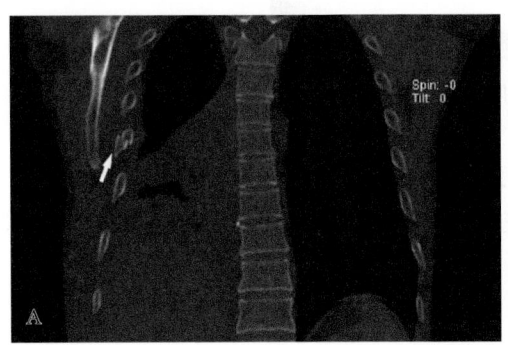 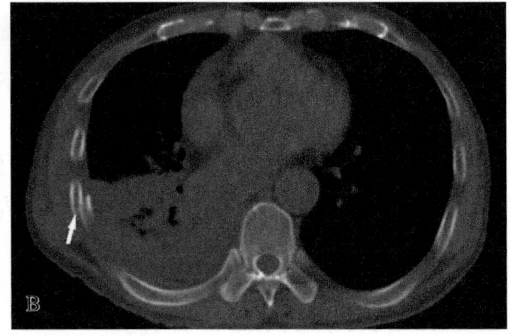

图 3-5　右侧肋骨骨折，右肺挫裂伤

分析：患者4天前骑摩托车被小轿车撞伤，影像中可见右侧肋骨多发骨折，部分骨折断端错位（箭头），合并右肺挫裂伤。

病例二　男，19岁。被人殴打后出现腹痛，伴剧烈呕吐胃内容物1天（图3-6）。

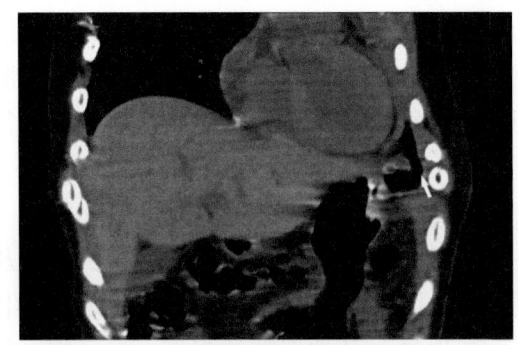

图 3-6　膈肌破裂并膈疝形成

分析：患者1天前被人殴打后腹痛就医，影像中可见膈肌左侧不连续，腹腔及

胸腔内气体影相互沟通（箭头）。急诊剖腹探查后证实膈肌破裂并膈疝形成。

（李慧燕）

第二节 气 胸

【病理与临床表现】

气胸（pneumothorax）是指气体进入胸膜腔内，形成胸膜腔积气状态。多由肺部疾病或外力影响造成肺组织和脏层胸膜破裂，或靠近肺表面的细微气泡破裂，肺及支气管内气体进入胸膜腔内引起。根据脏层胸膜破口情况及对胸腔压力的影响，可将气胸分为闭合性气胸、张力性气胸和开放性气胸。其中张力性气胸是一种会危及生命的，需要紧急诊断和处理的临床急症。

气胸的典型临床症状为突发性胸痛，呈针刺样或刀割样，继而有胸闷及呼吸困难，可有刺激性干咳。

【影像学表现】

X线胸片检查为最常用及最经济的诊断方法，但容易漏诊，必要时加照侧位、斜位或侧卧位。胸部CT作为诊断气胸的金标准，具有极高的敏感性。B超和MRI检查对诊断气胸没有应用价值。X线影像学表现为胸膜腔内无肺纹理的透光区，大多数可见明确的气胸线，即萎缩的肺组织与胸膜腔内气体交界线，呈外凸线条影。大量气胸时可见纵隔、心脏向对侧移位，合并胸腔积液时可见气-液平面。CT影像学表现为胸膜腔内极低密度的气体影，伴有不同程度的肺组织萎缩改变。肺组织被压缩的程度，对于临床的治疗有着重要意义。临床上，将肺萎缩≤30%称为小量气胸，肺萎缩30%~50%称为中量气胸，肺萎缩≥50%称为大量气胸。X线图像上，气胸量的计算可采用Kircher方法计算，具体方法如下：在气胸侧，以横突外缘至胸壁内缘为基准范围（为整个一侧肺野），当肺野外侧受压至上述范围之1/4时，肺组织约受压35%；当肺野受压至1/3时，肺组织受压50%；当受压至1/2时，肺组织受压65%；当受压至2/3时，肺组织受压80%；当肺组织全部被压缩至肺门，呈软组织密度时，肺组织受压约为95%。如果少量气胸仅限于上肺野，则将肺野外带自上而下分为三等份，然后以上述方法中受压1/4时的35%均分，为10%~15%。现无CT图像上计算气胸量的方法。

【典型病例分析】

病例一　男，19岁。1天前无明显诱因感右侧胸痛，未行任何治疗（图3-7）。

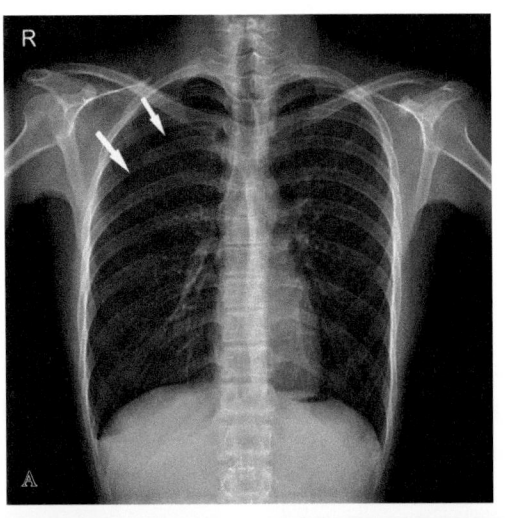
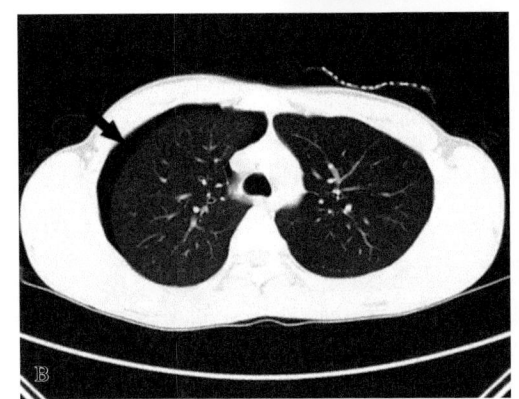
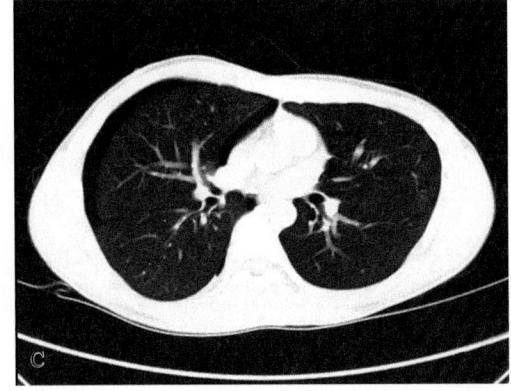

图3-7　右侧自发性气胸

分析：患者为青年男性，病史中提示无明显诱因感右侧胸痛1天；X线胸片正位可见右侧肺野外带弧形无肺纹理透光区，并可见明确的气胸线（图3-7A，箭头），肺外侧受压1/4，肺萎缩35%，为中量气胸；胸部CT示右侧肺野外带胸膜腔内可见少量极低密度的气体影，伴有内侧肺组织轻度的受压萎缩（图3-7B，C）。

病例二 女，46岁。患者于3个月前受凉后出现咳嗽，咳痰，痰为黄白痰，伴活动后气喘，休息后缓解，无其他症状（图3-8）。

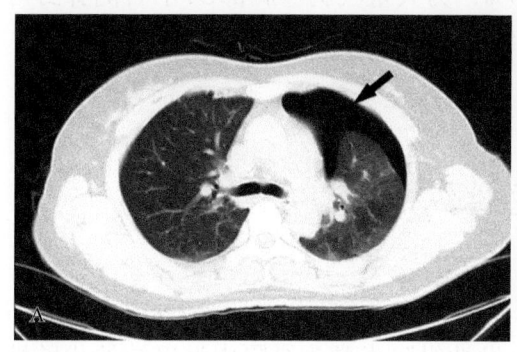
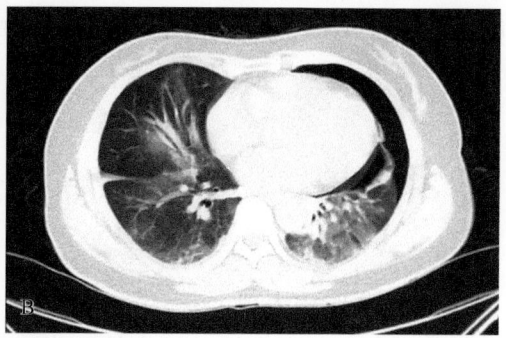

图3-8 左侧气胸

分析：患者为中年女性，病史中提示3个月前受凉后出现咳嗽，咳痰，伴活动后气喘，胸部CT示左侧肺野外带胸膜腔内可见极低密度的气体影，伴有内侧肺组织受压萎缩；双肺尚可见散在的斑片状及条索状密度增高影，提示肺内感染。

病例三 男，16岁。5小时前晨起后感右侧胸痛、胸闷，无其他症状（图3-9）。

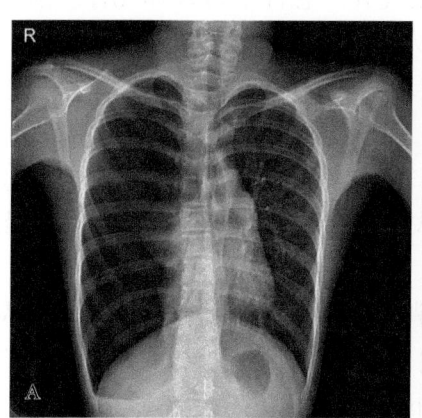
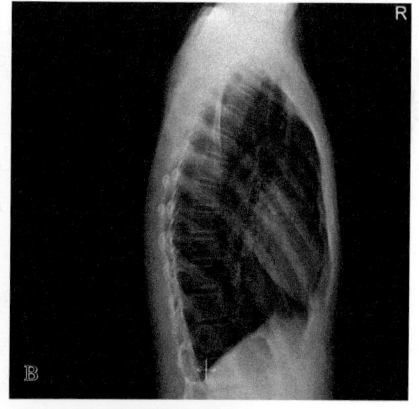
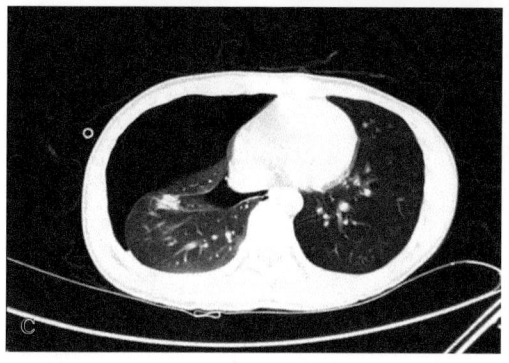

图3-9 右侧大量气胸

分析：患者为青少年男性，病史中提示晨起后感右侧胸痛、胸闷，X线胸片正侧位可见右侧肺野大面积无肺纹理透光区，并可见明确的气胸线，右肺组织全部被压缩至肺门，呈软组织密度，肺萎缩95%，为大量气胸。胸部CT示右侧肺野可见大量的极低密度的气体影，伴有右肺组织重度的萎缩及膨胀不全。

（郑泽宇）

第三节　急性纵隔炎

【病理与临床表现】

纵隔炎症分自发性和继发性两类。自发性纵隔炎常为纵隔内淋巴结的化脓性感染或寒性脓肿溃破所致。继发性纵隔炎包括：①经胸骨正中切开做心脏手术后的感染或胸部开放性创伤，细菌由外界进入纵隔引起化脓性感染，是目前临床上最常见的原因；②纵隔内器官破裂，食管内异物、溃疡、肿瘤亦可造成食管穿孔而引起继发感染；③颈部和腹膜后间隙感染沿筋膜扩展而来。

急性纵隔炎症状明显，一旦发生可立即出现胸骨后、下胸部和上腹部剧痛，常伴恶心、干呕、发热、寒战和白细胞计数升高。继发于食管穿孔、吻合口瘘、心脏手术后者，可出现颈部、前胸部广泛气肿。急性下行性坏死性纵隔炎多发生于颈部感染后12小时至2周内，患者表现为高热，颈部或前胸部肌肉发紧、疼痛、肿胀，有可凹陷性水肿及捻发感，胸骨浮动。

【影像学表现】

1.X线检查　①颈后间隙增宽，可见气-液平面；②气管向前移位；③纵隔气肿，上纵隔加宽；④正常的颈椎前凸消失。纵隔内出现液平及气肿应警惕产气细菌感染的可能。

2.CT　显示纵隔脓肿形成、脂肪层消失及软组织炎症浸润、正常纵隔淋巴结消失及纵隔内气泡。CT还能明确感染向下蔓延，特别是隆嵴平面以下蔓延的范围。胸腔和心包出现积液提示炎症累及胸膜腔及心包。

【典型病例分析】

病例　男，51岁。因"胸骨后疼痛感1周"入院。患者于1周前吞食"带骨肉"后感胸骨后疼痛，为钝痛，进食或吞咽后疼痛加剧。急诊胃镜：距门齿17cm处见一带肉骨堵塞于食管，并见6mm×10mm的创面。血常规：白细胞计数$12.43×10^9$/L，中性粒细胞百分比0.86，C反应蛋白 77.0 mg/L（图3-10）。

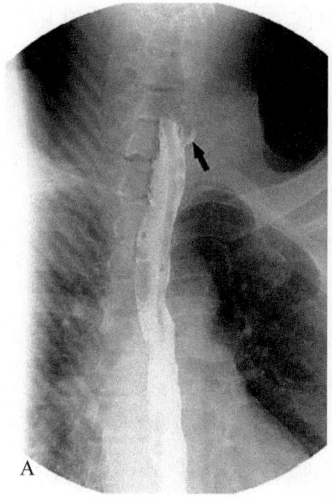
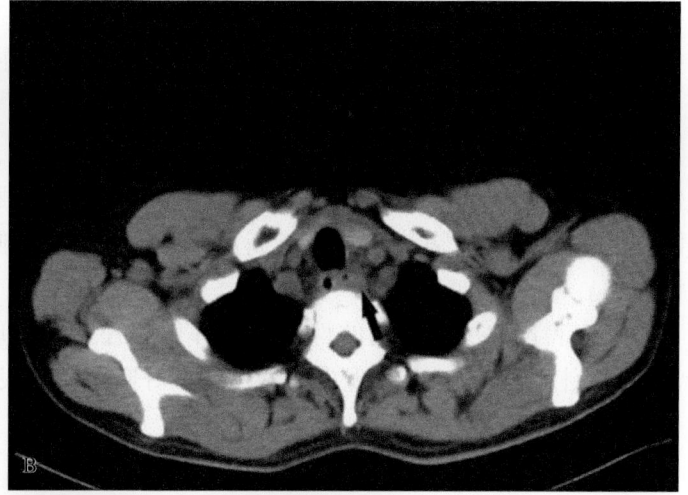
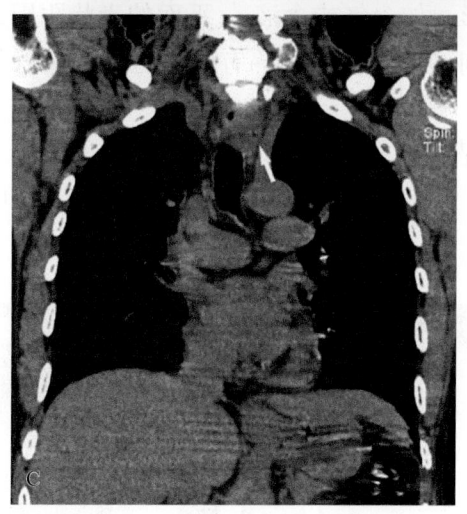

图3-10 食管瘘合并上纵隔炎

分析：患者食管异物史，胸痛、发热及血常规等病史提示食管瘘可能，食管造影示对比剂流至食管上段（约第1胸椎水平处）向左前壁溢出（食管瘘形成，图3-10A）；CT示食管胸上段管壁增厚，颈$_7$～胸$_1$水平食管左侧见少量气体影及椎前软组织肿胀，周围模糊（图3-10B，C），考虑食管瘘并上纵隔感染可能。

（严承功）

第四节 膈 疝

膈肌是由肌肉和腱膜组成的扁薄片圆顶状隔膜，其上面凸起，分隔胸腔与腹腔。膈疝是指膈肌存在的缺损致使腹膜腔脏器疝入胸腔。

膈疝分为先天性和后天性两类。先天性膈疝包括先天性胸腹裂孔疝

（Bochdalek孔疝），先天性胸骨旁疝（Morgagni疝）和食管裂孔疝，后天性膈疝主要指创伤性膈疝（膈肌破裂）。本节主要介绍创伤性膈疝。

【病理与临床表现】

闭合性损伤是造成膈肌破裂的主要原因，如车祸、高处坠落、挤压伤及爆震伤等。由于腹腔内压突然升高，造成局部破裂，使腹腔内脏（多为结肠、胃、大网膜及肝）被推入胸腔。左侧膈疝占90%左右，因右侧膈下有肝脏保护，均无真性疝囊。

临床表现取决于创伤的性质、合并伤的程度、疝形成的速度和疝内容脏器的情况。急性期患者主要表现为剧烈疼痛、呼吸困难、发绀和创伤性休克。

【影像学表现】

胸部X线检查是诊断本病的关键：①患侧膈面抬高，膈轮廓消失或模糊不清。②膈上胸腔内有异常影，如含气或含液-气平面的囊状阴影，即是胃、肠疝入胸腔的表现。③心脏纵隔向健侧移位，横膈有矛盾运动。④胃肠道造影可见对比剂进入胸腔。

CT三维重组能够清晰显示膈肌破裂及疝内容物的大小及位置。疝入胸腔常见的脏器有胃、大网膜、小肠、结肠等（图3-11），有时还可合并脾、肝等腹腔器官的挫裂损伤。

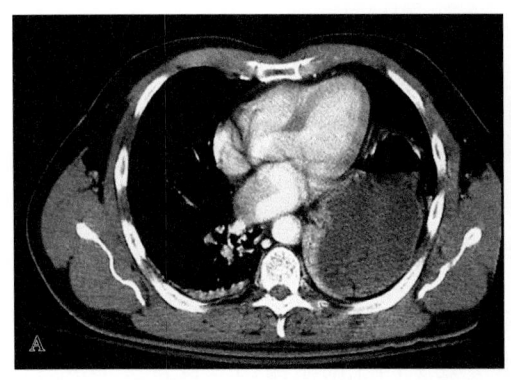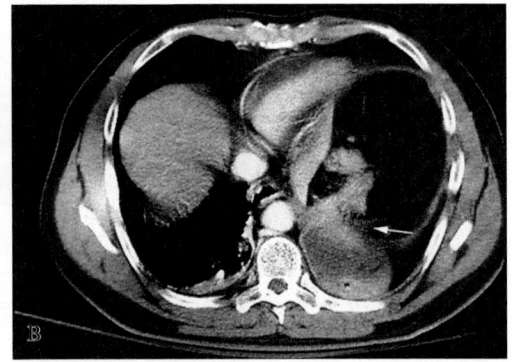

图3-11 膈肌破裂，可见胃经过左侧膈肌缺口突入左侧胸腔（箭头）

【典型病例分析】

病例一 男，27岁。因"外伤后突发上腹痛2小时"入院（图3-12）。

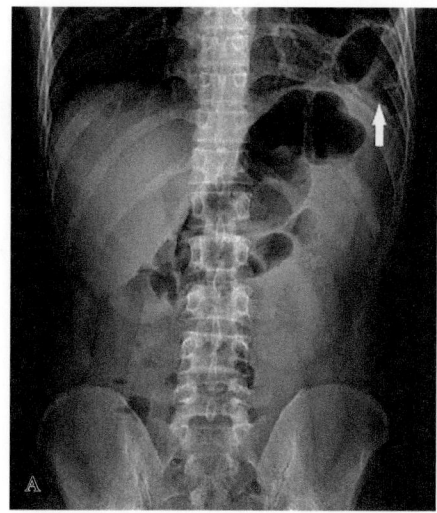
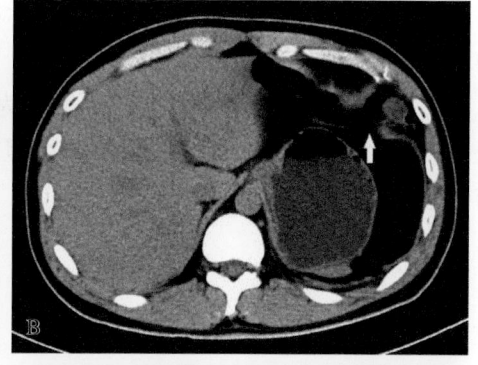
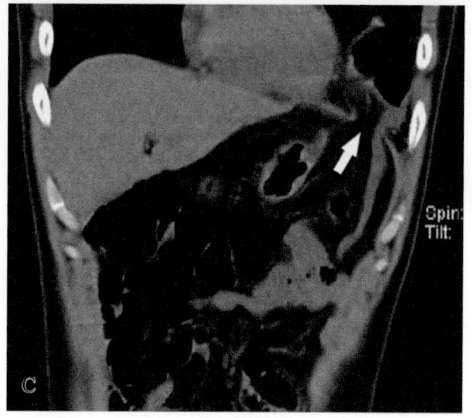

图3-12 左侧膈疝

分析：患者急性外伤史，腹部剧烈疼痛病史，腹部立位X线（图3-12A）示左侧膈上胸腔内似见肠管影（箭头），考虑左侧膈疝；CT示左侧膈肌前部可见局限性缺损，经缺损处见部分横结肠末端、降结肠及肠系膜组织疝入左侧胸腔，证实为膈疝（图3-12B、C，箭头）。

病例二 女，76岁。因"上腹隐痛不适、间断性呕吐1月余"入院（图3-13）。

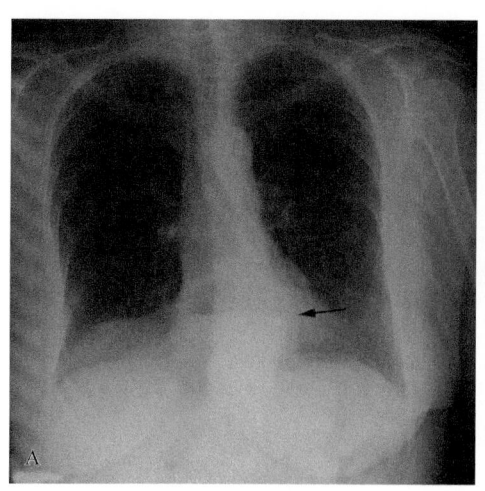
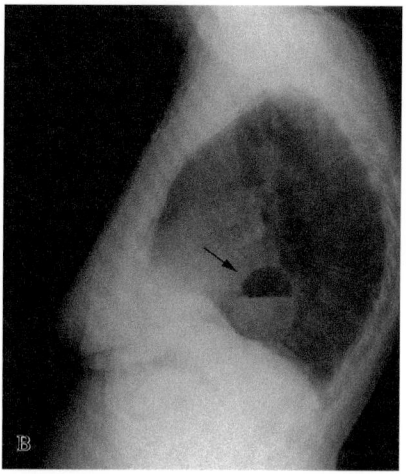

图3-13 食管裂孔疝

分析：图3-13A为后前位X线片，显示中线区心脏后方可见含气-液平面的类圆形肿块（箭头），图3-13B为侧位X线片，显示为圆形中纵隔区的含气肿块影（箭头）。食管裂孔疝分4种类型，其中Ⅰ型为滑动性食管裂孔疝，约95%为此类型；其他Ⅱ～Ⅴ型为食管旁的各种变异疝，但胃和食管连接区相对固定，只是部分的胃结构通过食管裂孔疝入食管旁。

（严承功）

第4章 循环系统

第一节 外伤性主动脉损伤

【病因与临床表现】

创伤性主动脉损伤是一种威胁生命的状态，需要迅速有效的诊断及治疗。创伤性主动脉横断或撕裂虽罕见，但如果不治疗却是导致死亡的主要原因。创伤性主动脉损伤罕见，但随着诊断水平的提高，越来越多的患者经手术或者血管腔内修复得以救治，不幸的是，因为这种损伤相对罕见，细微的损伤经常被忽视。造成创伤性主动脉损伤的原因通常是机动车事故或者高处坠落伤。临床特征包括胸痛、低血压、心动过速和出汗。在怀疑主动脉创伤时如果患者血流动力学稳定，主动脉CTA是观察主动脉形态的最好方法，若血流动力学不稳定的患者怀疑主动脉创伤，血流动力学复苏并尽快外科介入治疗是最佳选择。胸部创伤或多发伤患者，出现低血压、心动过速，X线胸片有或无纵隔增宽，X线胸片提示纵隔增宽及有或无胸腔积液，主动脉内膜钙化移位，均要怀疑有主动脉创伤。创伤性主动脉损伤多发生在主动脉束带区域，主动脉根部、峡部、膈裂孔处。在术中及影像检查中最常见的损伤位于峡部及肾动脉下方的腹主动脉。

胸部主动脉损伤通常伴有多发伤，最常合并的是多发肋骨骨折，胸骨和第一肋骨折在主动脉损伤中也非常常见。腰椎骨折与腹主动脉创伤性损伤相关性很高，如果观察到腰椎骨折，提示要细心评估主动脉，反之亦然。

【影像学表现】

随着薄层CT的应用，主动脉损伤的诊断越来越多。CTA阴性可排除创伤性主动脉损伤。创伤性主动脉损伤CT表现包括直接损伤征象及间接征象。创伤性主动脉损伤直接征象包括主动脉壁内血肿、主动脉内膜片移位，假性动脉瘤，主动脉腔内栓子。

损伤仅累及内膜，划分为微小损伤，可能仅仅出现直接征象，微小损伤可以表现为内膜片移位、主动脉腔内血栓或主动脉壁内血肿。

严重的创伤经常同时出现直接征象和间接征象。间接征象包括主动脉周围血肿，主动脉内径的改变及主动脉外形的改变。主动脉内径改变在横断面很隐匿，但是应用冠状面及矢状面MPR重组就容易观察得多。

慢性假性动脉瘤通常是未能诊断和治疗的创伤性主动脉损伤发展而来。通常能发现边缘广泛钙化，内部可能有血栓，这些边缘钙化可保护主动脉瘤免于破裂。

（黄莲花）

第二节 主动脉瘤

【病理与临床表现】

主动脉瘤（aortic aneurysm）是指扩张的主动脉内径大于邻近正常管径的1.5倍以上，大多数由主动脉退行性变引起。按病理与组织结构分为真性动脉瘤与假性动脉瘤两类，真性动脉瘤由动脉壁的三层组织结构组成，假性动脉瘤为动脉壁破裂后由血肿与周围包绕的结缔组织构成。主动脉瘤依形态可分为囊状、梭形和混合型等。动脉粥样硬化引起的主动脉瘤常发生在降主动脉，马方综合征的主动脉瘤常发生在主动脉窦。

常见症状与体征为胸痛、压迫症状如呼吸道压迫引起呼吸困难、气短、咳嗽、声音嘶哑等，体表搏动性膨凸，听诊可有杂音与震颤，严重者可发生主动脉瘤破裂，导致失血性休克乃至死亡。

【影像学表现】

1.X线　平片可见纵隔影增宽或局限性块影（与主动脉相连），透视下肿块有扩张性搏动，瘤壁常发生钙化，瘤体压迫或侵蚀周围器官（如气管、骨等）。

2.CTA　可显示动脉瘤的大小、形态、位置、瘤壁钙化及瘤体与周围结构的关系，增强扫描能清楚显示附壁血栓，主动脉瘤渗漏或破入周围组织脏器等，为动脉瘤的术后或介入治疗方案的制订和术后随访提供有价值的信息。

主动脉瘤的自然发展过程是瘤体逐渐增大和瘤腔内血液持续湍流而形成附壁血栓。因此，主动脉瘤最常见的并发症为：瘤体破裂、远端脏器栓塞和邻近脏器受压。主动脉瘤的直径是腹主动脉瘤破裂的独立危险因素。瘤体直径与12个月内发生破裂的风险联系如表4-1。

表4-1　腹主动脉瘤直径与12个月内发生破裂的风险联系

腹主动脉瘤直径（mm）	破裂风险（%）
30～39	0
40～49	1
50～59	1.0～11
60～69	10～22
>70	30～33

2014年欧洲心脏病学会（European Society of Cardiology，ESC）指南建议主动脉瘤外科干预阈值如下：对于马方综合征患者主动脉根部瘤需要外科干预的最大升主动脉直径≥50mm；对于以下类型的主动脉根部瘤患者可考虑进行手术治疗，分别为最大升主动脉直径≥45mm且存在风险因素的马方综合征患者、最大升主动脉直径≥50mm且存在风险因素的二尖瓣病变患者、最大升主动脉直径≥55mm且无其他弹性组织缺乏症的患者；单独累及主动脉弓部的动脉瘤和将主动脉瘤建议在最大直径≥55mm时考虑干预；腹主动脉瘤直径＞55mm或增长速度＞10mm/年，有指征进行干预。

因此，主动脉瘤术前CT评估的内容包括：瘤体最大直径和长度；瘤体和分支动脉关系；肾动脉下正常主动脉（即瘤颈）的长度、直径及成角、钙化情况；髂动脉的直径及纡曲情况；还需要仔细分析有无血管变异，如副肾动脉、双下腔静脉或主动脉后左肾静脉等。

【典型病例分析】

病例一 男，57岁。背痛6小时余，加重伴呕吐4小时余，既往有高血压病史3年，冠心病病史2年（图4-1）。

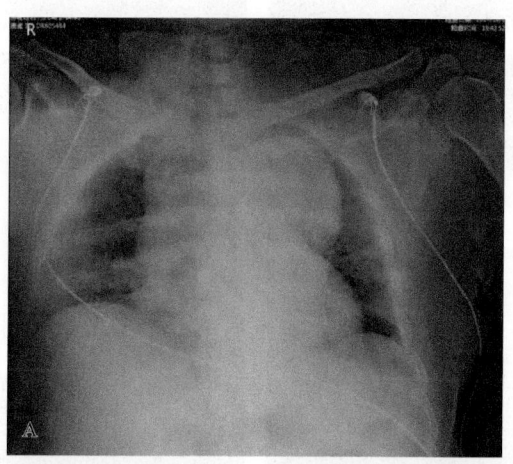

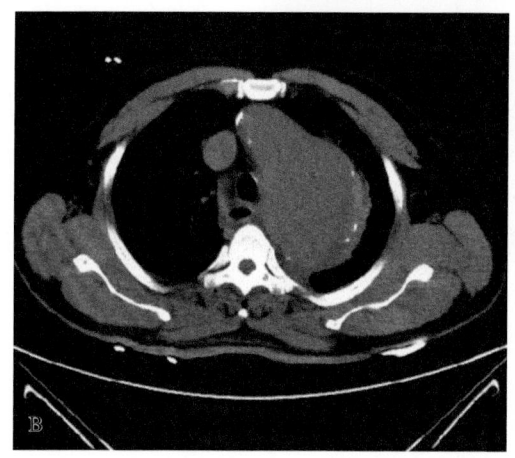
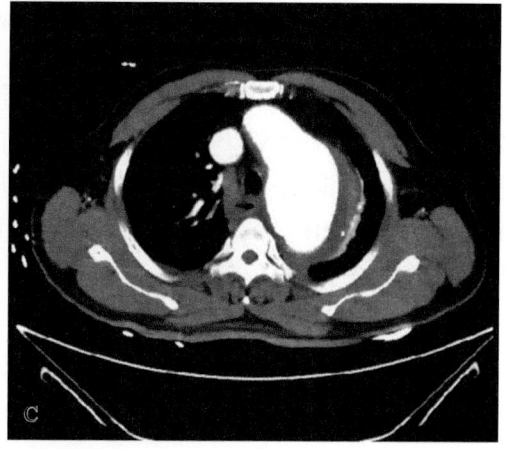

图4-1 主动脉弓真性动脉瘤

分析：患者为中年男性，高血压病史，背痛6小时，胸部X线（图4-1A）：可见纵隔增宽，以主动脉结增宽为著，左心室圆隆；CT（图4-1B、C）：可见主动脉弓局限性增宽，内径约70.3mm瘤壁钙化，瘤体内见附壁血栓形成。

病例二 男，64岁。腰背部疼痛16小时余。既往有高血压病史多年（图4-2）。

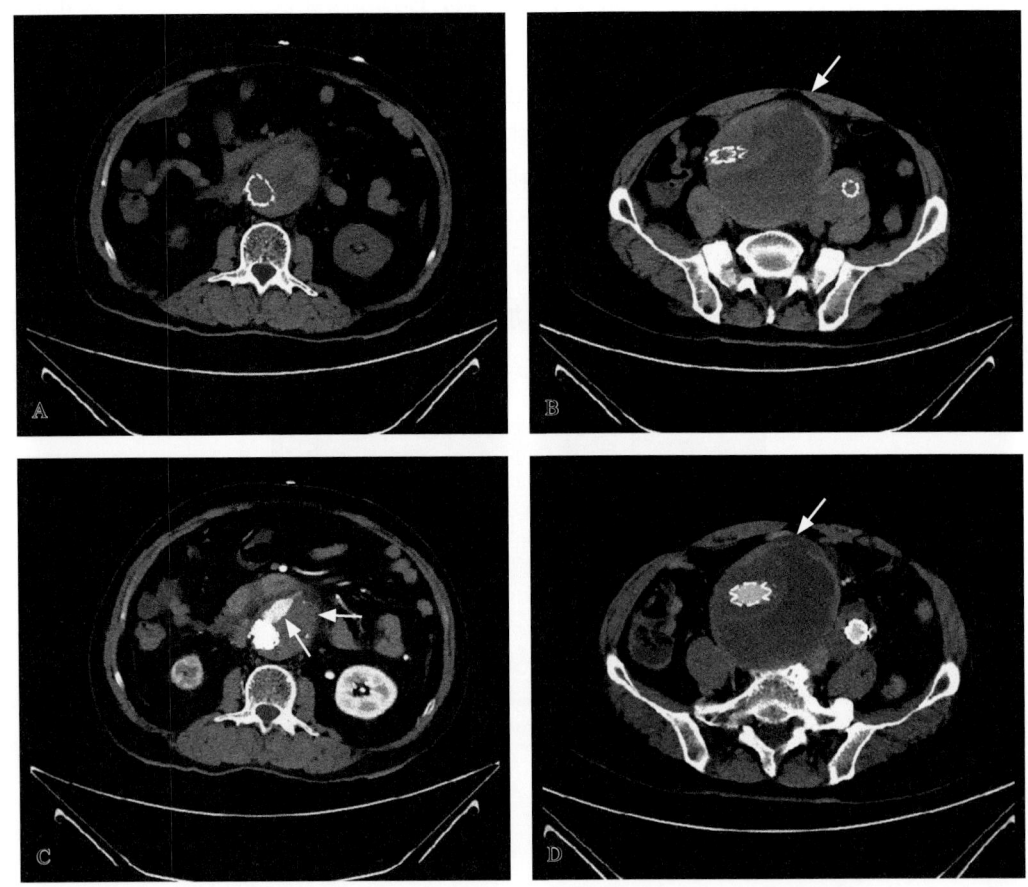

图4-2 腹主动脉下段动脉瘤支架置入术后并内漏，伴动脉瘤破裂

分析：患者为老年男性，高血压病史，支架置入术后，腰背部疼痛16小时余。CT可见腹主动脉下段明显增宽，其内可见高密度支架影（图4-2A），增强扫描可见对比剂渗出支架外（图4-2C，箭头），约1点钟方向可见瘤壁不连续并见一破口影（图4-2B、D，箭头），考虑腹主动脉下段动脉瘤支架置入术后改变并内漏，左前方破口提示动脉瘤破裂。

第三节 主动脉夹层

【病理与临床表现】

主动脉夹层（aortic dissection），为主动脉壁内膜发生撕裂，并沿主动脉纵轴剥离形成双腔改变。病因主要因素为高血压及动脉粥样硬化，主动脉腔内的高压血流进入中膜形成血肿，并使血肿在动脉壁内扩展延伸，多数在主动脉壁内可见2个内膜破口，即入口和出口（再破口），使假腔内血流重新流至主动脉腔内，起到自然减压的作用，临床上多数患者因为再破口破入血管腔内使临床症状得以缓解。主动脉形成所谓真腔和假腔，真、假腔之间为剥离的内膜。按DeBakey分型：Ⅰ型夹层广泛，破口在升主动脉，延伸到降主动脉；Ⅱ型局限于升主动脉，破口也在升主动脉，少数可以累及部分主动脉弓；Ⅲ型为左锁骨下动脉远侧的破口，累及降主动脉，还可以进一步分为Ⅲa型：夹层累及胸主动脉；Ⅲb型：夹层累及降主动脉及腹主动脉。

Stanford 分型为外科分型：A型为累及升主动脉，不论累及范围；B型为不累及升主动脉。Stanford A型相当于DeBakey的Ⅰ型和Ⅱ型；Stanford B型相当于DeBakey Ⅲ型。

临床表现：急性者有突发性剧烈胸痛（约占90%），严重者可发生休克，夹层血肿累及或压迫主动脉主支时肢体血压、脉搏不对称，如血肿外漏可有杂音和心脏压塞征。若不及时治疗，80%于发病后6周内死亡。

【影像学表现】

1.X线　平片显示上纵隔或弓降部主动脉增宽或扩张，左心室或心影增大，出现心包或胸腔积液提示夹层渗漏或破裂可能。

2.血管造影检查　采用正侧位或左前斜位的胸主动脉造影为佳，可以显示破口部位、数量、内膜片及主动脉双腔征象。主动脉真腔显影时，可见假腔内对比剂的充盈或充盈延迟，一般为真腔变窄，假腔扩张；假腔内出现充盈缺损，为附壁血栓；真腔与假腔之间可见剥离的内膜片，表现为有对比剂的双腔之间的线条状透明影或充盈缺损。

3.CT　平扫可显主动脉腔扩大及壁增厚、钙化内膜片移位等，CTA可发现主动脉夹层的直接征象，即内膜片将主动脉管腔分为真、假双腔。并能明确夹层的分型、破口入口和出口位置、主动脉直径、真假腔直径、夹层累及范围、重要分支血管受累情况、有无合并主动脉关闭不全、相关脏器的灌注情况等；鉴别典型夹层和不典型夹层（包括穿透性溃疡和壁内血肿）。

（1）内膜破口的定位：明确内膜破口的位置对于行血管内支架置入术非常重要，置入支架的目的就是将真、假腔之间的破口封闭。CTA可清晰显示内膜破口的位置、大小和数量，CTA上，破口表现为内膜连续性中断，破口可为一个或多个。

（2）内膜片：内膜片是诊断主动脉夹层的直接征象。内膜片将主动脉管腔分为真、假双腔，形成"双腔主动脉"。CTA可明确显示主动脉腔内呈中低密度的线状内膜片影，并可追踪内膜撕裂延伸的范围和程度。

（3）鉴别真腔和假腔：明确真、假腔是主动脉夹层治疗方案选择的关键，是手术治疗和血管内支架置入术的基础，有助于估计病变程度和预后。CTA上显示主动脉扩张，呈双腔结构，真、假双腔分别具有各自特点（表4-2）。

表4-2 主动脉夹层真、假腔的鉴别

真腔	假腔
直接与未受累的正常主动脉管腔相连续	不与未受累的主动脉管腔相连续
真腔多较小	假腔多较大
周围环绕假腔	包绕真腔
内膜钙化内移	鸟嘴征（假腔与真腔之间形成的角）
沿内膜片可有钙化	蜘蛛网征（假腔内的多发线状低密度影）
有内膜撕裂口	可有血栓形成
增强扫描充盈密度较高	增强扫描充盈密度较真腔低

（4）主动脉分支血管受累表现：主动脉夹层可累及冠状动脉、头臂动脉、腹腔干、肠系膜上动脉、肾动脉及髂动脉等分支血管开口。CTA上表现为夹层或内膜片延伸至分支血管开口或血管腔内，引起受累分支血管狭窄或闭塞，导致相应器官或组织缺血、梗死。

（5）主动脉破裂：主动脉破裂是主动脉夹层最严重的并发症，预后差，病死率高。主动脉破裂CT主要表现有对比剂外溢到主动脉管腔外、心包积液、胸腔积液、腹膜后血肿等。A型夹层患者，心包前上方的凹陷扩大多提示夹层破裂至心包内，而此时心包厚度可基本正常，应提高警惕。

4.MRI 平扫主动脉真、假腔和内膜片沿主动脉长轴螺旋形延伸，真腔血流速度快，呈低信号；假腔血流缓慢，呈低或中等信号。假腔多大于真腔；内膜片呈中等信号位于其间，内膜破口为内膜的连续性中断；假腔与真腔之间显示撕脱的内膜片及破口，假腔内出现充盈缺损为血栓。

【典型病例分析】

病例 男，56岁。主诉：胸背痛20小时，既往有高血压病史（图4-3）。

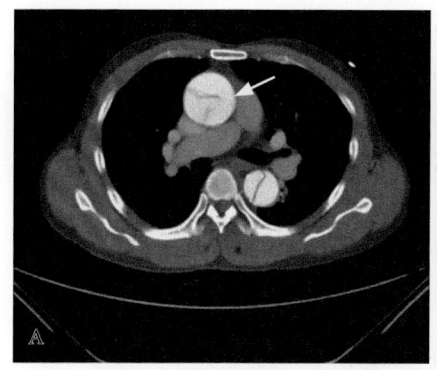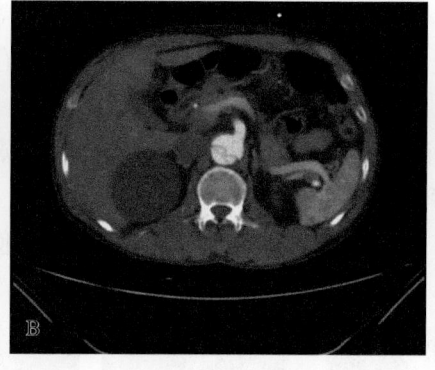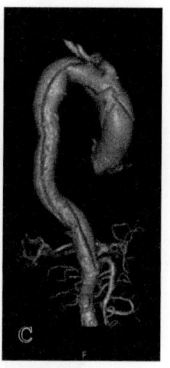

图4-3 主动脉夹层，DeBakey I 型

分析：患者为中年男性，胸背痛20小时。既往有高血压病史。图4-3A：横断位可见升主动脉及降主动脉呈双腔结构，可见内膜片，升主动脉可见破口（箭头），图4-3B：可见腹腔干起源于假腔。图4-3C：VR示升主动脉至降主动脉呈双腔结构。

第四节 肺动脉栓塞

【病理与临床表现】

肺栓塞（pulmonary embolism）是以各种栓子阻塞肺动脉或其分支为其发病原因的一组疾病或临床综合征的总称，包括肺血栓栓塞症（pulmonary thromboembolism，PTE）、脂肪栓塞综合征、羊水栓塞、空气栓塞、肿瘤栓塞等，其中PTE为肺栓塞的最常见类型。引起PTE的血栓主要来源于下肢的深静脉血栓形成（deep vein thrombosis，DVT）。PTE和DVT合称为静脉血栓栓塞症（venous thromboembolism，VTE），两者具有相同易患因素，如手术、创伤、骨折、恶性肿瘤、抗磷脂综合征、炎性肠病、肾病综合征，部分患者有家族遗传性。

急性PTE临床表现多种多样，均缺乏特异性，容易被忽视或误诊，其严重程度亦有很大差别，从轻者无症状到重者出现血流动力学不稳定，甚或猝死。常见的临床表现有呼吸困难、呼吸急促、胸痛、烦躁不安、咳嗽，少见的临床表现可有发热、咯血、心动过速、血压下降等。

【影像学表现】

CT肺动脉造影（CTPA）可直观显示肺动脉内血栓形态、部位及血管堵塞程度，对PTE诊断的敏感性和特异性均较高，且无创、便捷，目前已成为确诊PTE的首选检查方法。

1.直接征象 肺动脉内充盈缺损，包括部分充盈缺损，可见轨道征；以及完全充盈缺损，远端血管不显影，呈"残根征"或"枯树枝状"状改变。

2.间接征象 肺野楔形、条状密度密度增高影或者盘状肺不张,中心肺动脉扩张及远端血管分支减少或消失,胸腔积液,右心房扩大,右心室壁增厚,肺动脉高压征象。

近年来能谱CT的应用,可更直观显示肺动脉充盈缺损,以及肺灌注减低。

【典型病例分析】

病例一 男,67岁。确诊边缘区B淋巴细胞淋巴瘤4个月余,咯血2小时(图4-4)。

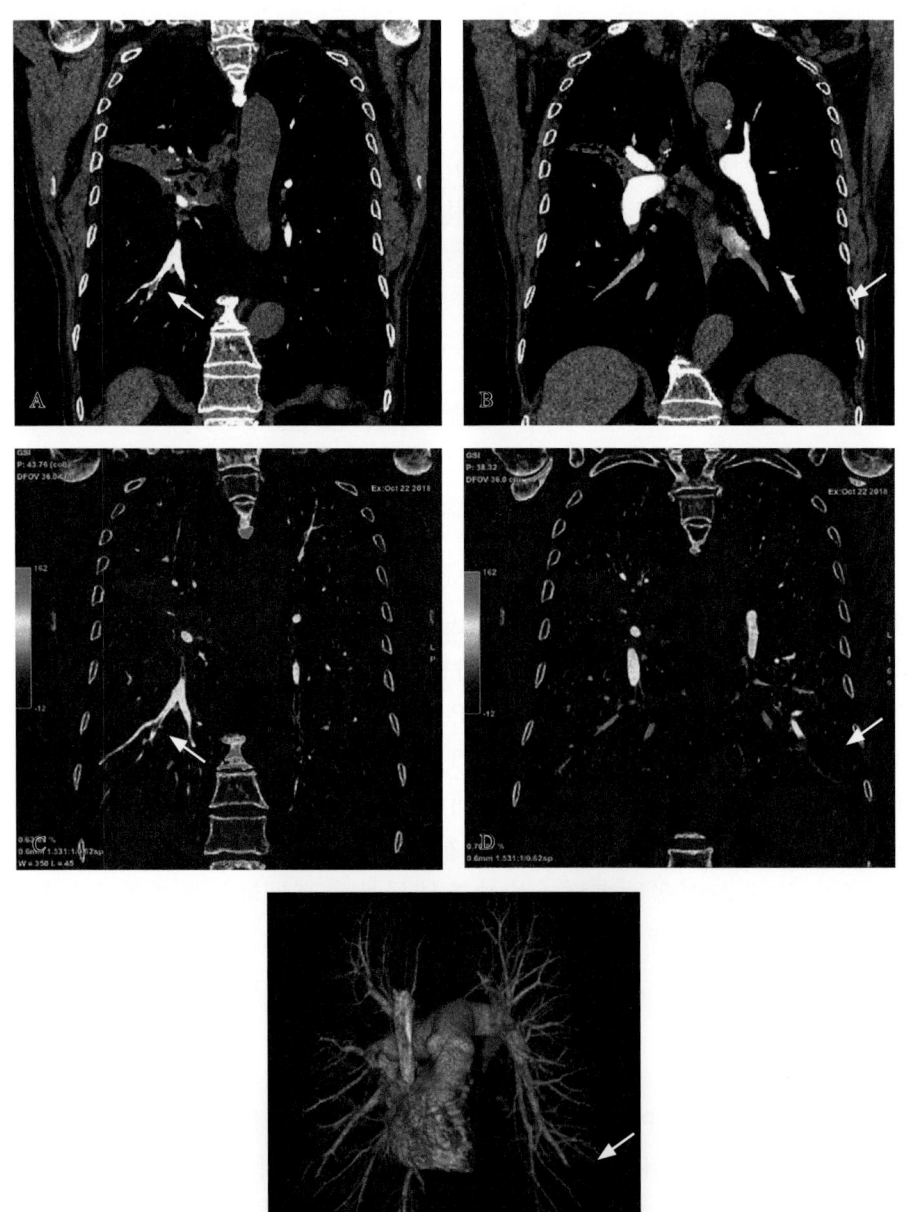

图4-4 双肺下叶肺动脉栓塞

分析：患者为老年男性，有肿瘤病史，咯血2小时。图4-4A：可见右肺下叶基底段动脉中心型充盈缺损，呈轨道征（箭头）。图4-4B：可见左肺下叶外基底段动脉完全闭塞（箭头）。图4-4C、D为能谱CT碘彩图，可见闭塞肺动脉呈低碘浓度的蓝色（箭头）。图4-5E：肺动脉VR图示右肺下叶基底动脉局限性中断，左肺下叶外基底段动脉中断，远端血管未见显影（箭头）。

病例二 女，88岁。反复咳嗽，咳痰30余年，呼吸困难2周（图4-5）。

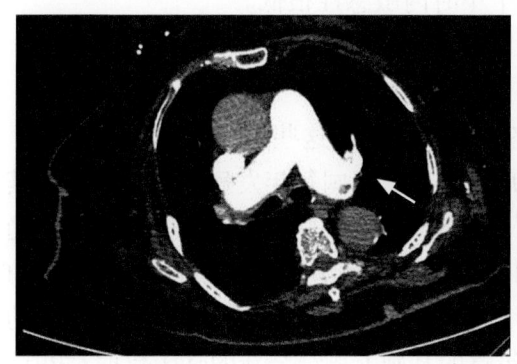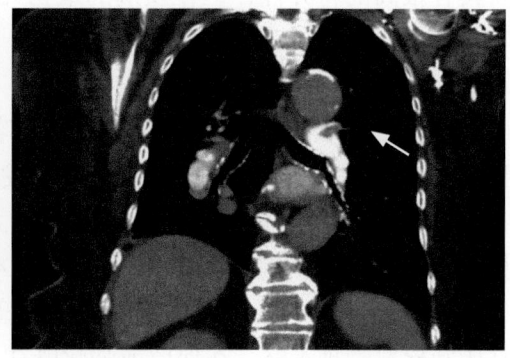

图4-5 左肺动脉主干栓塞

分析：患者为老年女性，反复咳嗽，咳痰30余年，呼吸困难2周。横断位及冠状位可见左肺动脉主干充盈缺损（箭头），左、右肺动脉干增宽。

（周　芳）

第五节　胸痛三联征

胸痛三联征在医学影像学上一般是主要表现为胸痛的、发病较为凶险的、误诊率高、病死率高的3种疾病，即急性冠脉综合征（acute coronary syndrome，ACS）、肺动脉栓塞（acute pulmonary embolism，APE）及急性主动脉综合征（acute aortic syndrome，AAS）。在临床上还指以胸痛、呼吸困难和咯血3个主要表现为主的临床症状。急性胸痛是急诊科患者最常见的主诉。胸痛的症状和临床表现多种多样，对于急诊科医生来说，准确鉴别胸痛的原因并做出及时处理是非常重要的。引起胸痛的最常见原因就是胸痛三联征，其中，对急性冠脉综合征的准确诊断最具有挑战性。

【病理与临床表现】

急性胸痛的原因复杂，在仔细询问病史的基础上，心电图、胸部X线平片和心脏的生化标志物检查是非常必要的。

(一)急性冠脉综合征

心电图的特异性表现为ST段抬高或T波改变。在心肌梗死6小时左右血清生化标记物如心肌酶升高,对诊断急性冠脉综合征具有一定的帮助。但约有20%的急性冠脉综合征患者胸痛症状不典型,部分患者甚至没有胸痛表现,超过10%的心肌梗死患者心电图正常或表现为非特异性改变。心肌酶对急性心肌梗死患者的诊断具有很高的特异性,但在发病的最初几个小时内敏感性很低。

(二)急性肺栓塞

典型临床表现为呼吸困难、胸痛、咯血三联征,但这些症状亦可出现在心、肺疾病的患者身上。国外肺动脉栓塞的发病率很高,美国每年发病率约60万人,其中有1/3患者死亡,也有报道近年随着成人接受抗凝治疗的增加,发病率呈减少趋势。我国尚无确切的流行病学资料。2014年欧洲心脏病学会(European Society of Cardiology,ESC)《急性肺栓塞诊断及管理指南》基于2000年和2008年ESC发表的临床肺栓塞管理策略,在保留或强化既往策略的基础上,结合新的临床数据对PE诊断、评估和治疗进行了进一步的补充和修改。建议使用Well量表和Geneva量表对疑似肺栓塞患者进行个体化预测(表4-3)。无论使用何种量表,使用三水平分级确诊肺栓塞的患者比例时,低度可能组约为10%,中度可能组为30%左右,高度可能组约为12%。对于可疑肺栓塞患者D-二聚体的特异性随着年龄的增长持续下降,大于80岁约下降10%,最近研究显示,经年龄校正后的D-二聚体检验可有效用于老年患者,经年龄校正的预计值(50岁以上年龄×10μg/L)特异性由34%提升至46%,敏感性为97%。

表4-3 肺栓塞临床预测评分

项目	临床判断评分点	
	原始版	简化版
Wells评分		
●有肺栓塞(PE)或深静脉血栓(DVT)病史	1.5	1
●心率≥100次/分	1.5	1
●过去4周内有手术或>3天的制动史	1.5	1
●咯血	1	1
●癌症活动期	1	1
●有下肢深静脉血栓(DVT)的临床表现(水肿和疼痛)	3	1
●其他鉴别诊断的可能性低于PE	3	1
评分结果判读		
三水平分级		
PE低度可能	0-1	N/A

续表

项目	临床判断评分点	
	原始版	简化版
PE中度可能	2-6	N/A
PE高度可能	≥7	N/A
两水平分级		
PE不太可能	0-4	0-1
PE可能	≥5	≥2
改良Geneva评分		
●临床PE或DVT病史	3	1
●心率		
75~94bpm	3	1
＞95bpm	5	2
●过去1个月内手术史或骨折史	2	1
●咯血	2	1
●癌症活动期	2	1
●单侧下肢痛	3	1
●下肢深静脉粗通和单侧肿胀	4	1
●年龄＞65岁	1	1
评分结果判读		
三水平分级		
PE低度可能	0-3	
PE中度可能	4-10	
PE高度可能	≥11	≥5
两水平分级		
PE不太可能	0-5	0-2
PE可能	≥6	≥3

（三）主动脉夹层

典型表现为突发的、剧烈的胸骨下疼痛，并向手臂和背部放射。由于主动脉夹层发病凶险，死亡率高，对其做出迅速诊断和及时治疗非常重要。主动脉病变的高发与高血压有高度相关性，急诊胸痛患者中50%存在主动脉病变，其中大部分都是比较凶险的主动脉夹层。主动脉夹层主要是在高血压或血流动力学变化促发下主动脉内膜出现裂缝，在主动脉腔与中膜间发生交通，血流进入中膜层，内膜与中膜分离，形成真、假双腔或夹层内血肿形成。其最主要的症状是疼痛，突然发生，呈撕裂状或刀割状，疼痛的部位随着主动脉内膜撕裂的范围或其他血管及器官系统的受累而不同。

因此，胸痛三联征需根据临床病史并结合多种检查方法综合分析，找出胸痛的原因。

【影像学表现】

多排CT在急性胸痛患者的检查方案主要有2种方案，冠状动脉CTA和三联排除扫描。冠状动脉CTA扫描视野（Field of Vision，FOV）限于心脏周围，以提高空间分辨率，提供更好的冠状动脉成像。三联排除扫描FOV包括全胸，能够综合评价冠状动脉、主动脉和肺动脉病变情况，以明确胸痛的病因。与冠状动脉CTA相比，三联排除扫描需要较多的对比剂和较长的扫描时间，以确保左、右心同时有对比剂充盈，放射剂量过大，因此不建议常规应用于临床，而是应根据临床主要怀疑的病变，进行有的放矢的"靶器官"扫描。

（一）急性冠脉综合征

冠状动脉CTA可以提供多方面有价值的信息。

1. 判断冠状动脉管腔狭窄程度　虽然少部分患者冠状动脉狭窄＜50%也可出现心肌梗死，但在不稳定型心绞痛或非ST段抬高的心肌梗死患者中，80%以上存在严重的冠状动脉狭窄。多排螺旋CT诊断冠状动脉狭窄的敏感性、特异性均在90%以上，但仍存在一定的假阳性和假阴性，这可能是由于患者心率过快、心律不齐、呼吸等导致运动伪影，或冠状动脉广泛硬化产生线束硬化伪影和部分容积效应造成的。

2. 计算钙化积分，判断冠状动脉钙化程度　钙化积分（coronary artery calcium score，CACS）是冠状动脉CT检查的一个重要参数。如果积分为0，则冠状动脉狭窄＞50%的可能性明显降低，但不能排除。如果积分很高，增强扫描管腔观察受钙化斑块影响，评价受限。有研究将钙化积分作为评价急性冠脉综合征患者危险分层的指标之一（表4-4）。

表4-4　急性冠脉综合征危险分层

急性冠脉综合征危险分层	CT扫描结果	临床指导
高	CACS＞400，钙化或非钙化斑块致任何一支血管狭窄＞70%或左主干狭窄＞50%	住院治疗
中	CACS 100～400，任何一支血管狭窄在30%～70%	心内科会诊
低	CACS＜100，任何一支血管狭窄＜30%	随访

3. 评价冠状动脉斑块　MDCT可清晰显示钙化斑块、非钙化斑块和混合斑块，对其组成、部位、数量进行判断，但在目前的技术条件下，还无法准确区分纤维帽和脂核，也无法进行准确的面积测量。

4. 判断心肌灌注和心功能　在急性心肌梗死患者，MDCT可发现心肌灌注密度减低区，室壁厚度变化，有无室壁瘤形成，有无血栓形成，测量左心腔大小。

心肌梗死在CT平扫上表现为心肌内低密度影，甚至为负值（脂肪病灶），增强后梗死心肌的CT值约（38.9±14）Hu，急性心肌梗死心肌厚度平均为（7.9±1.6）mm，陈旧性心肌梗死心肌厚度平均为（4.1±2.0）mm，正常心肌厚度平均为（10.5±3.8）mm。急性和慢性可恢复及不可恢复心肌损伤的动脉期和延迟期基本CT表现见表4-5。

表4-5 急性和慢性心肌损伤的基本CT表现

	急性		慢性	
	可恢复的顿抑心肌	不可恢复的急性心肌梗死	可恢复的冬眠心肌	不可恢复的慢性心肌梗死
动脉期	心肌低密度或正常	心肌低密度	心肌低密度或正常	心肌低密度，变薄
延迟扫描	心肌低密度	心肌低密度（血管闭塞）	心肌低密度	心肌低密度（血管闭塞）
		心肌高密度（再灌注）		心肌高密度（再灌注）

（二）急性肺栓塞

对于胸痛高度怀疑肺栓塞（acute pulmonary embolism，APE）的患者，应行肺动脉CTA检查，肺动脉CTA是一种无创性的检查方法，特异性高，检查快速，易开展。肺栓塞CTA的直接征象是肺动脉内可见完全或部分充盈缺损，间接征象表现为肺梗死、心包积液、胸腔积液等。但对于亚段以下肺动脉的栓塞，CT不容易看到直接征象，可以通过能谱扫描提高诊断率。因此怀疑肺栓塞而CTA检查没有看到明显栓子的患者，也不能完全排除肺栓塞可能。

（三）急性主动脉综合征

CTA是最常用的诊断方法。能鉴别不同病源的急性主动脉综合征，明确病变范围。主动脉夹层CT平扫主要发现有无向腔内移位的钙化，主动脉增宽，纵隔血肿、心包积液及胸腔积液等。

1.主动脉夹层　CT是目前最广泛应用于评价主动脉疾病尤其是夹层的首选方法，它提供的信息包括明确夹层的分型、破口入口和出口位置、主动脉直径、真假腔直径、夹层累及范围、重要分支血管受累情况、有无合并主动脉关闭不全、相关脏器的灌注情况等；鉴别典型夹层和不典型夹层（包括穿透性溃疡和壁内血肿）。CTA可发现主动脉夹层的直接征象，即内膜片将主动脉管腔分为真、假双腔，真腔通常较小，对比剂密度高，假腔通常较小，对比剂密度较低，有时可见血栓形成。

主动脉夹层分型主要有2种分型方法：DeBakey分型和Stanford分型（表4-6）。

表 4-6 主动脉夹层 DeBakey 分型和 Standford 分型

Stanford 分型	DeBakey 分型	破口位置	累及范围
A 型	Ⅰ型	升主动脉	夹层病变顺逆两端扩展，向近端扩展引起主动脉瓣关闭不全及冠状动脉阻塞，向远端扩展到主动脉弓、胸主动脉及腹主动脉，甚至累及髂动脉
	Ⅱ型	升主动脉	仅局限于升主动脉
B 型	Ⅲ型	降主动脉近端，左锁骨下动脉开口以远	沿主动脉向远端扩展到腹主动脉及髂动脉，少数情况下逆行扩展至主动脉弓和升主动脉
	Ⅲa 型		仅限于膈上胸主动脉
	Ⅲb 型		扩展至膈下腹主动脉

主动脉夹层 CTA 诊断内容主要包括：①内膜破口的定位；②内膜片撕裂延伸的范围和程度；③鉴别真腔和假腔；④主动脉分支血管受累表现；⑤主动脉是否破裂。主动脉破裂是主动脉夹层最严重的并发症，预后差，病死率高。

2.壁内血肿 主动脉夹层的 Stanford 分型同样用于壁内血肿的分型，同样将其分为 A 型和 B 型，累及升主动脉的属于 A 型，B 型仅累及将主动脉。45%～60% 的壁内血肿属于 B 型。壁内血肿很少发生在肾动脉水平以下的主动脉，这与主动脉夹层不同。

CT 是诊断壁内血肿的金标准，具有很高的敏感度。新鲜壁内血肿 CT 平扫密度平扫密度高于邻近主动脉壁，CT 值在 60～70Hu，随着时间推移，增厚的主动脉壁表现为等密度，晚期表现为低密度。主动脉壁新月形或环形增厚 >5mm，无内膜片或内膜破口，钙化斑块内移，主动脉壁内缘光整，多无主要分支受累，主动脉管腔通常形态无明显变化。可有心包积液、胸腔积液、主动脉夹层、主动脉瘤等并发征象。当出现以下征象时，提示病变恶化：升主动脉受累、首次检查时主动脉最大径 >5cm、严重心包积液、大量或进行性增加的胸腔积液、随访时发现主动脉进行性扩张、持续性疼痛或血流动力学不稳定、主动脉壁厚度增加、大的内膜侵蚀（>2cm）。

3.主动脉穿透性溃疡 CT 增强扫描是发现穿透性溃疡的首选方法，局限性的溃疡穿透主动脉内膜形成龛影是其特征性表现。溃疡可单发，也可多发，多伴有弥漫的动脉粥样硬化改变。

【典型病例分析】

（一）急性冠脉综合征

病例 男，56 岁。胸痛 10 天。剧烈运动或情绪激动后出现胸骨后压榨性疼痛，夜间痛醒，伴头晕、大汗，持续 5～6 小时，服用"救心丸"不可缓解（图 4-6）。

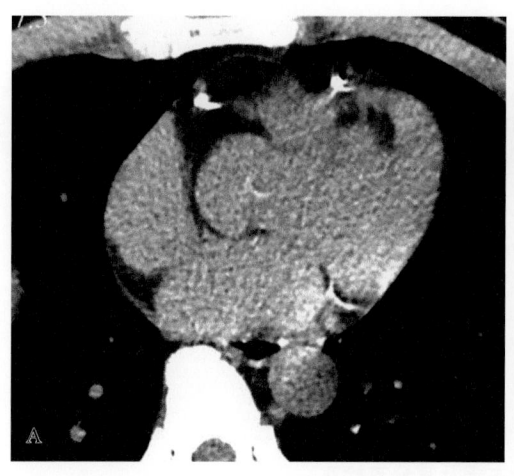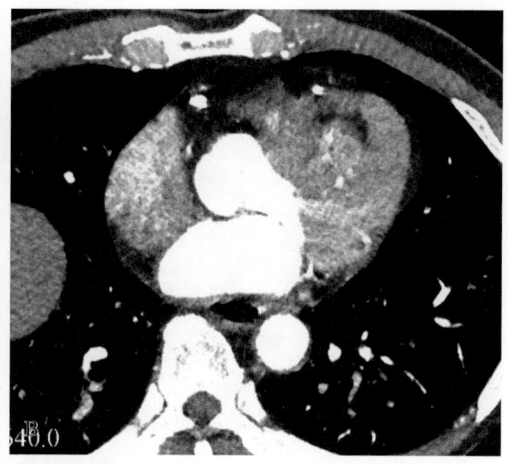

图 4-6　心尖前部急性心肌梗死

分析：患者为中年男性，剧烈运动或情绪激动后出现胸骨后压榨性疼痛，逐渐加重，夜间可痛醒，伴头晕、大汗，持续 5～6 小时，服用"救心丸"不可缓解。影像图 4-6A 平扫及图 4-6B 增强扫描可见心尖前部心肌内低密度影，边缘尚清晰，局部心肌厚度约为 9mm。影像学诊断：急性心肌梗死。

（二）急性肺栓塞

病例　男，37 岁。慢性乙型肝炎病史 12 年，未行任何治疗。出现上腹部隐痛 5 天，发现肝占位 2 天。入院后 3 天突发颜面发绀，口吐白色胃内容物，伴四肢抽搐、牙关紧闭，呼吸急促，胸前区疼痛（图 4-7）。

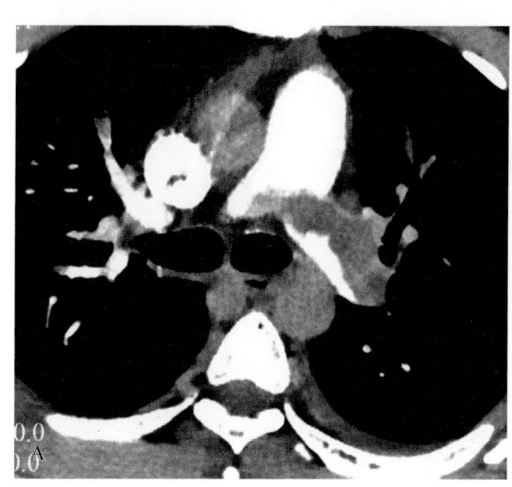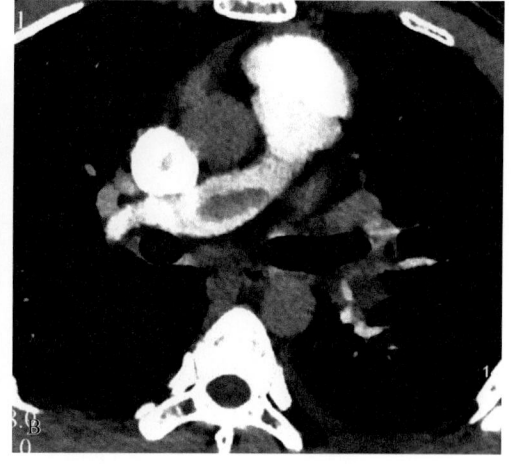

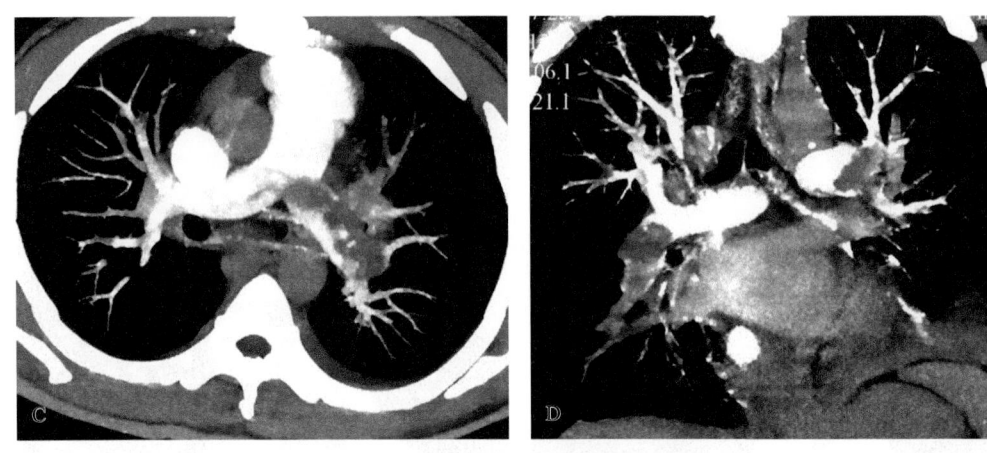

图4-7 双侧肺动脉主干及其分支栓塞

分析：患者为慢性乙型肝炎患者，发现肝内占位，后确诊为原发性肝癌，处于癌症活动期，突发胸前区疼痛，呼吸急促，颜面发绀。肺动脉CTA图4-7A～D可见左、右肺动脉及其分支内见大量低密度充盈缺损影。影像学诊断为肺栓塞。

（三）急性主动脉综合征

病例一 男，63岁。胸痛伴气促22天，无诱因突感右侧剧烈胸痛，呈持续性刀割样痛，疼痛时大汗淋漓，伴有呼吸急促、心悸、口唇发白，无他处放射痛，休息后症状有所缓解（图4-8）。

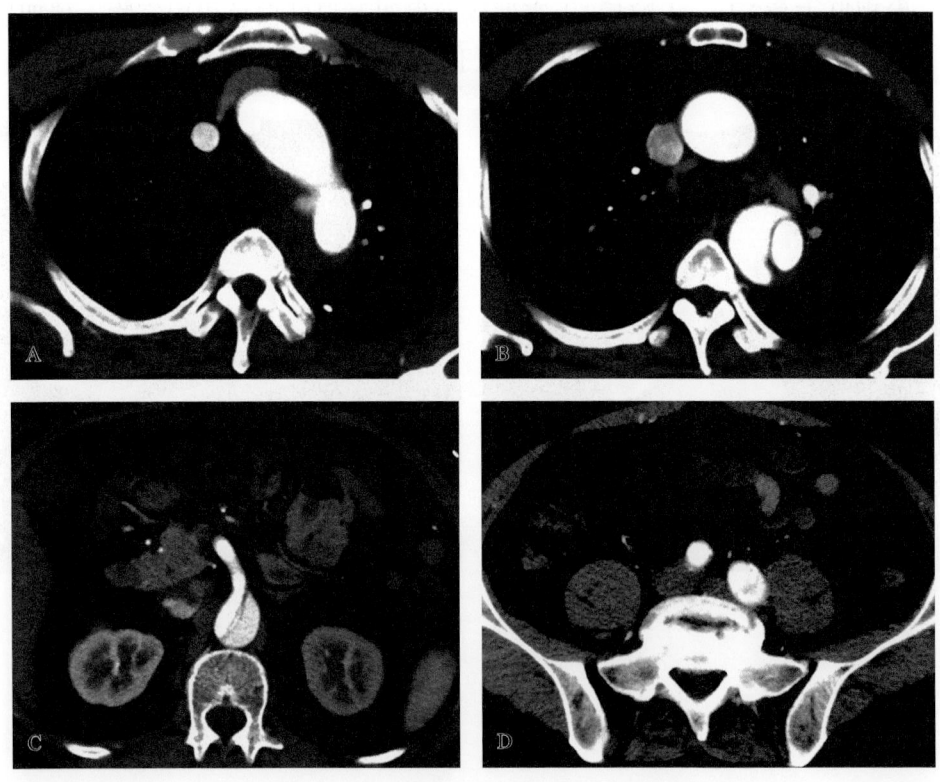

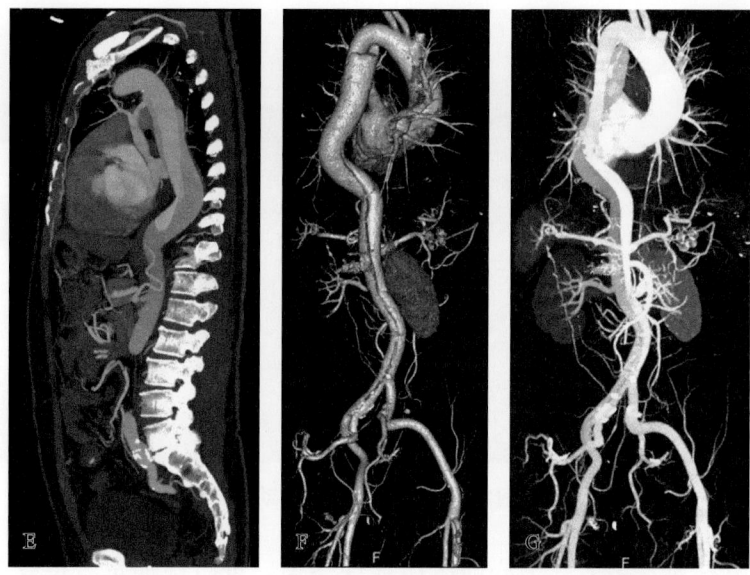

图4-8 主动脉夹层Debakey Ⅲ型（Stanford B型）

分析：患者为老年男性，临床表现为突发胸痛，呈持续刀割样，伴呼吸急促、心悸，无放射痛。影像中图4-8A、B可见主动脉双腔结构及破口，假腔内可见低密度血栓形成，图4-8C可见肠系膜上动脉起自真腔，假腔内对比剂较真腔淡，图4-8D示夹层累及范围自主动脉弓左锁骨下动脉以远达左侧髂总动脉，图4-8E～G为MIP和VR图，可全程显示夹层的范围。影像学诊断：主动脉夹层Debakey Ⅲ型（Stanford B型）。

病例二 男，61岁。胸痛4年余，心前区压榨性疼痛，进行性加重，持续数分钟后可缓解，伴大汗，无放射性疼痛（图4-9）。

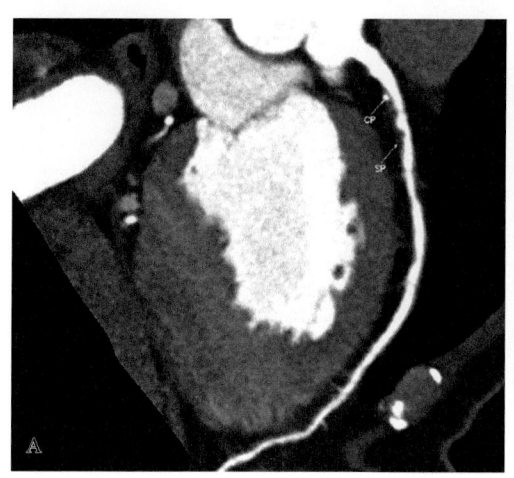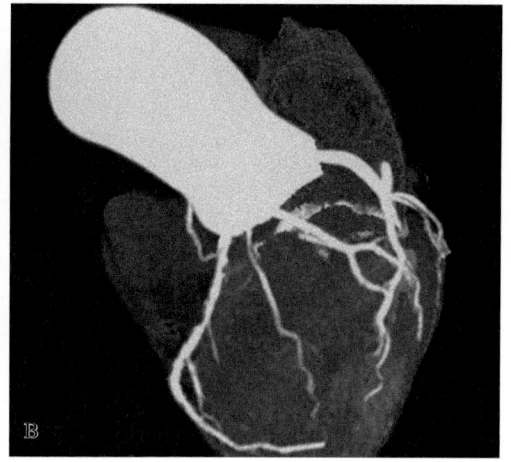

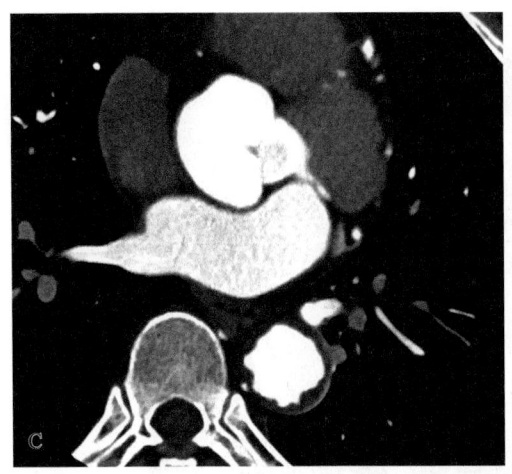
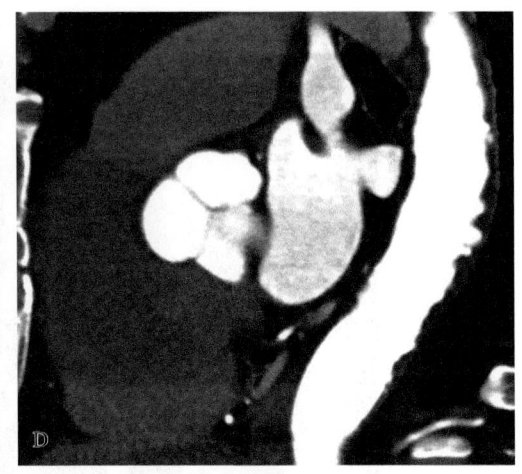

图4-9　急性冠状动脉综合征，降主动脉穿透性溃疡

分析：患者为老年男性，心前区压榨性疼痛，进行性加重，持续数分钟可缓解。影像中图4-9A为曲面重组突，可见左前降支近段钙化及非钙化斑块，管腔中度狭窄（狭窄程度约66%），图4-9B为VR重组，显示相应区域管腔中度狭窄；图4-9C、D可见降主动脉管壁见低密度斑块，且可见对比剂呈憩室样突入低密度充盈缺损内。影像诊断：急性冠脉综合征，降主动脉穿透性溃疡。

病例三　女，64岁。突发胸痛1天，于排便后感胸部剧痛，呈持续性，有压迫感（图4-10）。

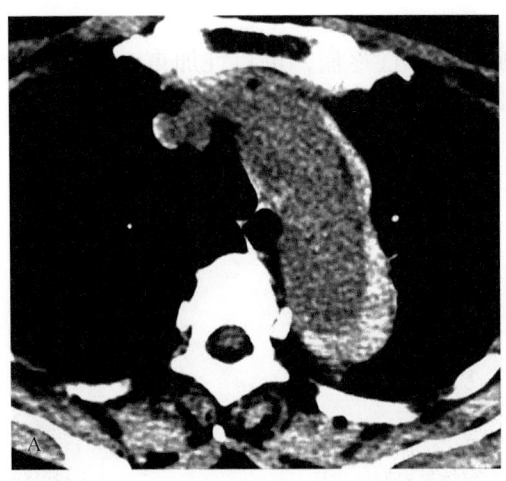
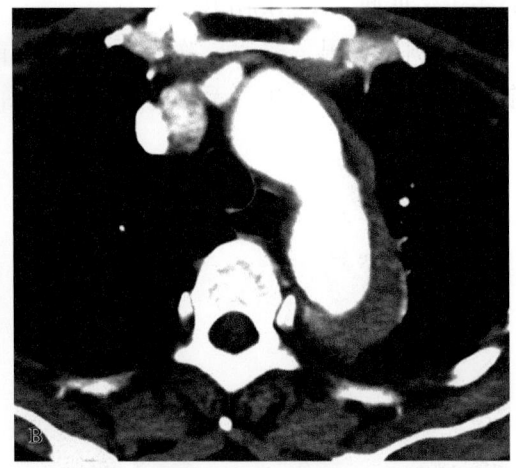

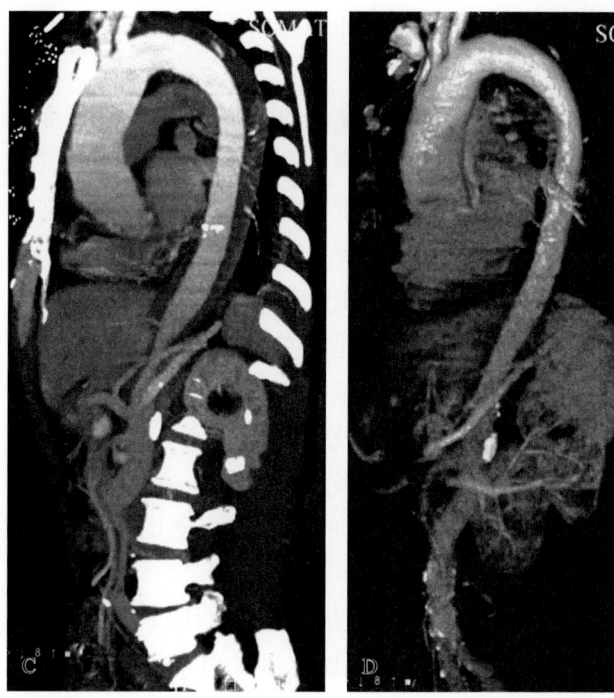

图4-10 主动脉壁内血肿Debakey I 型（Stanford A型）

分析：患者为老年女性，于便后感胸部剧痛1天，呈持续性，有压迫感。影像图4-10A为平扫，可见主动脉弓周围见新月形高密度影环绕，图4-10B为增强后，表现为新月形稍高密度影相对主动脉弓呈低密度影，内缘光整，未见明确破口及对比剂进入该区域。图4-10C、D为MIP及VR图，全程显示主动脉病变。影像学诊断：主动脉壁内血肿Debakey I 型（Stanford A型）。

第六节 肺 水 肿

【病理与临床表现】

肺水肿是肺血管内的液体向血管外转移而引起的肺间质和肺泡内的液体含量增多，其主要因素有：①毛细血管压力的改变。②毛细血管通透性的改变，多见于左心功能不全或其他源头引起的肺静脉高压的心脏病。心外原因如尿毒症、急性中毒、过敏反应、输液过量等也可引起肺水肿。此外，淋巴系统的引流障碍亦可促成肺水肿的产生。从病理上，肺水肿可分为间质性肺水肿和肺泡型肺水肿两类，两者同时存在，且以某一类为主。间质性肺水肿多见于慢性左心衰竭和其他肺静脉回流受阻的情况；肺泡型肺水肿则常为左心衰竭的指征。间质性肺水肿是指水肿液聚集在肺间质内（如肺泡间隔、小叶间隔、支气管和血管周围及胸膜下结缔组织），是慢性疾病在肺部的表现。肺泡型肺水肿是指过多的液体聚集在终末气腔内（如肺泡腔、肺泡囊、肺泡导管及呼吸性支气管内），一般病史比较短。

肺水肿发生前患者可有心悸、不安、血压升高、失眠等症状。间质性肺水肿发生后，患者出现夜间阵发性呼吸困难、端坐呼吸，由于水肿位于肺间质，听诊为阴性。肺泡性肺水肿典型表现为严重气急，端坐呼吸和水泡样啰音，一般伴有咳嗽，咳大量泡沫样痰或粉红色血样痰，听诊双肺有湿啰音。临床上常见的肺水肿有以下几类：①毛细血管内静脉水压升高，常见于心源性如急性心肌梗死、心肌病、心肌炎及左心脏瓣膜病变等引起的左心功能不全；肾性肺水肿如急性肾小球肾炎和慢性肾炎引起的水钠潴留和左心衰竭、静脉输液过量等。②毛细血管通透性增高引起的肺水肿，如成人型呼吸窘迫综合征、吸入刺激性气体、淹溺及弥散性血管内凝血。③其他原因，如复张后肺水肿、高原性肺水肿和神经性肺水肿等。严重的低蛋白血症及各种原因引起的淋巴管阻塞也是导致肺水肿的因素。

【影像学表现】

X线平片是肺水肿的主要影像检查方法，性价比较高。对于肺内渗出模糊影且反复常规抗炎治疗无效者应该高度警惕肺水肿的可能。

（一）间质性肺水肿

1.X线表现　①两上肺静脉分支增粗：两上肺野比下肺野的血管影增粗，上肺血管直径等于或大于下肺血管；肺动脉/支气管比率增大，为最早期的胸片表现，由肺静脉高压所致。②肺纹理和肺门血管影模糊。③支气管袖口征：肺水肿时支气管壁和周围结缔组织内有液体存在，在X片线上显示为支气管环形阴影壁的厚度增加，边缘模糊，这种表现称为"袖口征"。④小叶间隔线：小叶间隔中的积液使间隔增宽形成小叶间隔线，即克氏线，以Kerley B线最常见。A线位于两肺中上野，水平走行的直线状或稍呈弧形影，长2～3 cm，厚约1 mm，多见于急性左心衰竭。B线位于两下肺野外带，以肋膈角区常见，短而直，不超过2 cm，与胸膜相连并与其垂直，是小叶间隔水肿、增厚的阴影，常见于二尖瓣狭窄和慢性左心衰竭，为最常见的间隔线。C线位于两下肺野，呈网状，是B线的重叠影。D线为较粗的长带状、长线形或胸膜下网状阴影。⑤胸膜下水肿：类似于胸膜增厚阴影，叶间胸膜下水肿常表现为叶间裂增厚，与叶间积液不同的是不产生梭形和假肿瘤X线征象。⑥常合并心影增大及两侧胸腔少量积液。间质性肺水肿多为慢性肺水肿，肺纹理模糊和间隔线是主要征象。

2.CT表现　小叶间隔增厚，边缘光滑。肺门及肺血管分支增粗、模糊。多数病例以中内肺野较重，上叶肺血管较下肺明显。

（二）肺泡型肺水肿

1.X线表现　①中央型肺水肿：呈大片状模糊阴影聚集于以肺门为中心的肺

野内中带，两侧较对称，密度以肺门区最深，向外逐渐变淡，类似蝴蝶两翼状阴影，肺尖、肺底和肺外围部分清晰（图4-11）。这种特殊的分布和形态是肺泡型肺水肿的典型表现，但并不多见，常见于尿毒症等非心源性肺水肿。②弥散型肺水肿：两肺广泛分布着大小不一、边缘模糊、密度较淡的阴影，常融合成片，分布不很对称，肺尖和肺野边缘部分少受侵犯，例如心肌病引起的肺水肿，表现为沿双肺血管周围分布片状模糊影，肺底部由于重力关系更加明显（图4-12）。③局限性肺水肿：肺水肿仅累及单侧，甚至为一个肺叶的渗出、实变，为不典型的表现。④胸腔积液：较常见，多为双侧少量胸腔积液。

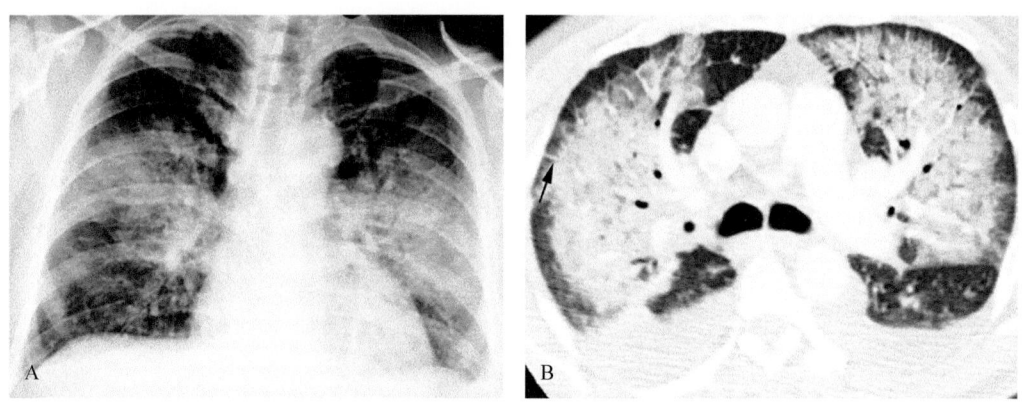

图4-11　肺水肿，表现为双肺弥漫性的磨玻璃影，呈蝴蝶状分布，肺外周带出现相对逃避区，小叶间隔增厚（箭头）及少许的胸腔积液

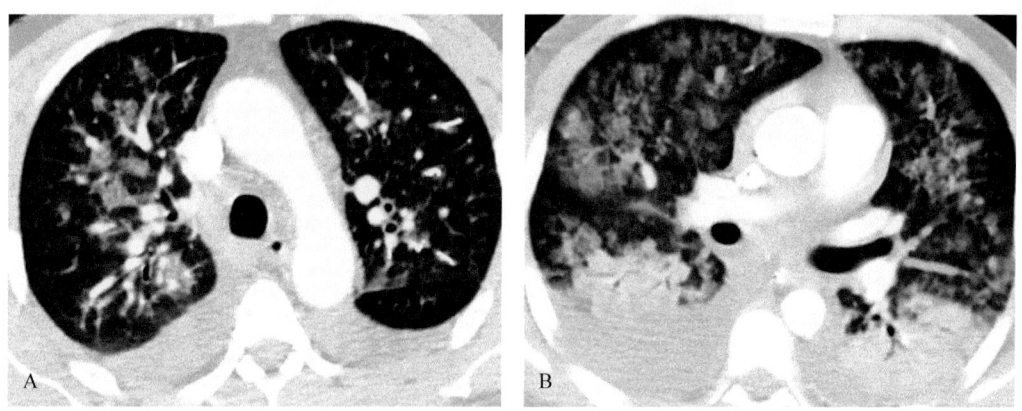

图4-12　心肌病引起的肺水肿，病灶沿双肺血管周围分布，肺底部由于重力关系更加明显，可见胸腔积液

2.CT表现　磨玻璃样密度和肺实变影像。肺门及肺血管分支增粗、模糊。病变在中内带及背部多见，少数病例于外带有较多病变。

肺水肿是一种其他器官或全身病变及功能障碍引起的水肿在肺部的表现，典型影像学表现主要是克氏B线、对称性蝶翼状模糊影、少量胸腔积液等，有时也分布于形态不典型的病例,诊断就比较困难。要详细参阅病史有无产生肺水肿的原因,特别是心血管、肾脏、大量补液和吸入毒性气体等病史,在认为有肺水肿的可能后,往往需与其他病变特别是肺部感染和肺梗死等相区别。临床上如有发热和白细胞计数增多,应考虑感染可能,如有胸痛、咯血等症状就须考虑肺梗死的可能。当一次X线检查对不典型病例很难鉴别时,须在短时间内复查,观察其演变情况,肺水肿变化较快(脱水后吸收良好),及时做出准确的诊断,避免漏诊、误诊。

【典型病例分析】

(一)间质性肺水肿

病例 女,22岁。自觉呼吸困难3小时,端坐时可减轻(图4-13)。

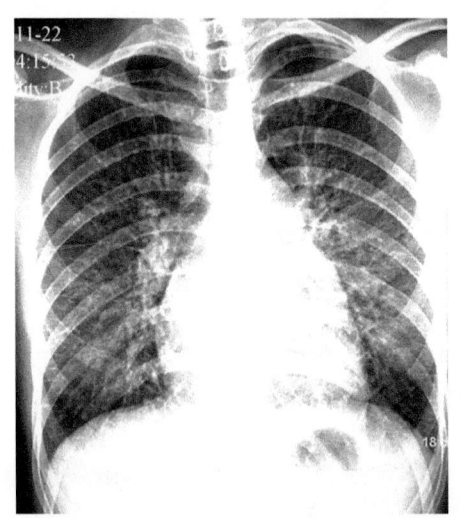

图4-13 间质性肺水肿,风湿性心脏病,二尖瓣狭窄

分析:患者为年轻女性,呼吸困难3小时,端坐时可减轻。X线胸部平片可见双上肺纹理增粗、模糊,肺门增大,双下肺野外侧肋膈角区见多发横行短条状KerleyB线,心影增大,左心房为著,左心缘可见四弧征。影像学诊断:间质性肺水肿;风湿性心脏病,二尖瓣狭窄。

(二)肺泡型肺水肿

病例 男,59岁。确诊肾病综合征8个月余,咳嗽、咳痰5天,伴咳血痰,有胸闷气促,夜间为著,端坐位后咳嗽、咳痰、气促减轻(图4-14)。

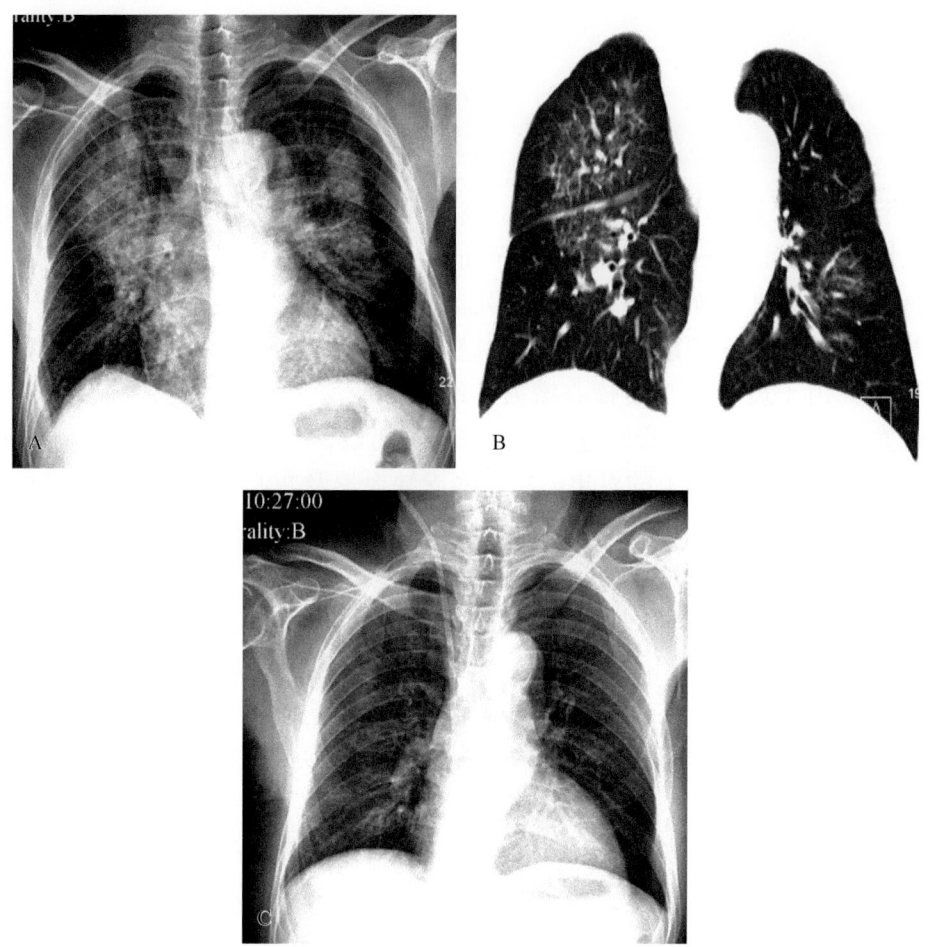

图4-14 肺泡性肺水肿

分析：患者为中老年男性，有肾病综合征病史，出现咳嗽、咳痰5天，伴咳血痰，有胸闷气促，端坐后咳嗽、咳痰、气促等症状减轻。图4-14A为X线平片，可见双侧肺门增大、增浓，见以肺门为中心呈蝶翼状分布的片状密度增高影，边缘模糊，右侧胸腔少量积液，心影增大；图4-14B为3天后胸部CT MPR重组，可见肺内可见磨玻璃样密度增高影，以中内带分布为著，病变较前明显吸收，变化较快。图4-14C为7天后复查胸部X线片肺内病变已完全吸收。影像学诊断：肺泡性肺水肿。

（黄婵桃）

第七节 急性心肌梗死

【病理与临床表现】

急性心肌梗死（acute myocardial infarction AMI）是由于冠状动脉血流受阻、供血区心肌持续性缺血而导致心肌坏死。多由冠状动脉粥样硬化所致，冠状动脉粥样硬化的主要病理改变是冠状动脉壁发生脂质沉积，纤维组织增生和粥样斑块形成。由于斑块内脂质核心增大，纤维帽变薄，而导致斑块破裂或形成溃疡，继发血栓形成，导致管腔进一步狭窄甚至闭塞，引起急性冠脉综合征（acute coronary syndrome ACS）的发生。左前降支缺血累及左心室前壁、前间隔壁，左回旋支缺血累及侧壁，右冠状动脉缺血累及下间隔壁、下壁，急性心肌梗死根据心电图的不同表现可分为ST段抬高和非ST段抬高心肌梗死，也可根据累及的范围分为心内膜下梗死和透壁性梗死。

临床症状为持续性胸闷、压迫感，剧烈而持久的胸骨后疼痛，休息和含化硝酸甘油后不能缓解，可伴有低热、烦躁不安、多汗、恶心、呕吐、心悸、头晕、极度乏力、呼吸困难和濒死感，可并发心律失常、休克或心力衰竭。

【影像学表现】

冠状动脉CTA可清晰显示冠状动脉粥样硬化，表现为沿血管壁分布的高、低密度或混合密度斑块影，管腔成不同程度的环形或偏心性狭窄、甚至闭塞，由欧洲心脏协会主办的欧洲心脏杂志 *European Heart Journal* 2016年最新发表的综述，提出了易损斑块的特点，包括以非钙化成分为主，伴有点状钙化及管腔呈正性重构。

MRI可以评价心脏的形态、功能、心肌灌注、延迟强化等综合信息。MRI电影可显示心肌缺血导致的室壁节段性运动异常。MRI可以准确评价心室局部和整体功能，计算心排血量、射血分数等参数。对于急性心肌梗死的诊断有CT不可替代的优势，但是由于扫描时间较长，一般不作为诊断急性心肌梗死的常规检查，多用于预后评估。急性缺血期，由于心肌水肿、坏死，局部T_2WI信号增高，室壁运动减弱，首过灌注可表现为与冠脉供血区吻合的灌注减低或缺损区，延迟扫描梗死心肌显示为与冠状动脉供血区吻合的心内膜下或透壁性高信号的延迟强化，主要是由于心肌细胞水肿、坏死导致细胞间隙增大所致。

【典型病例分析】

病例 男，41岁。因"活动后胸闷气促8天"入院，不能平卧、夜间呈端坐呼吸，当地医院彩超提示左心室、右心房扩大，二尖瓣反流（中度），三尖瓣反流（重度），左心功能减退，患者住院期间突发胸痛，心肌坏死物升高，心电图多个导联ST段抬高。行急诊冠脉造影提示左冠状动脉前降支中段以远闭塞（图4-15）。

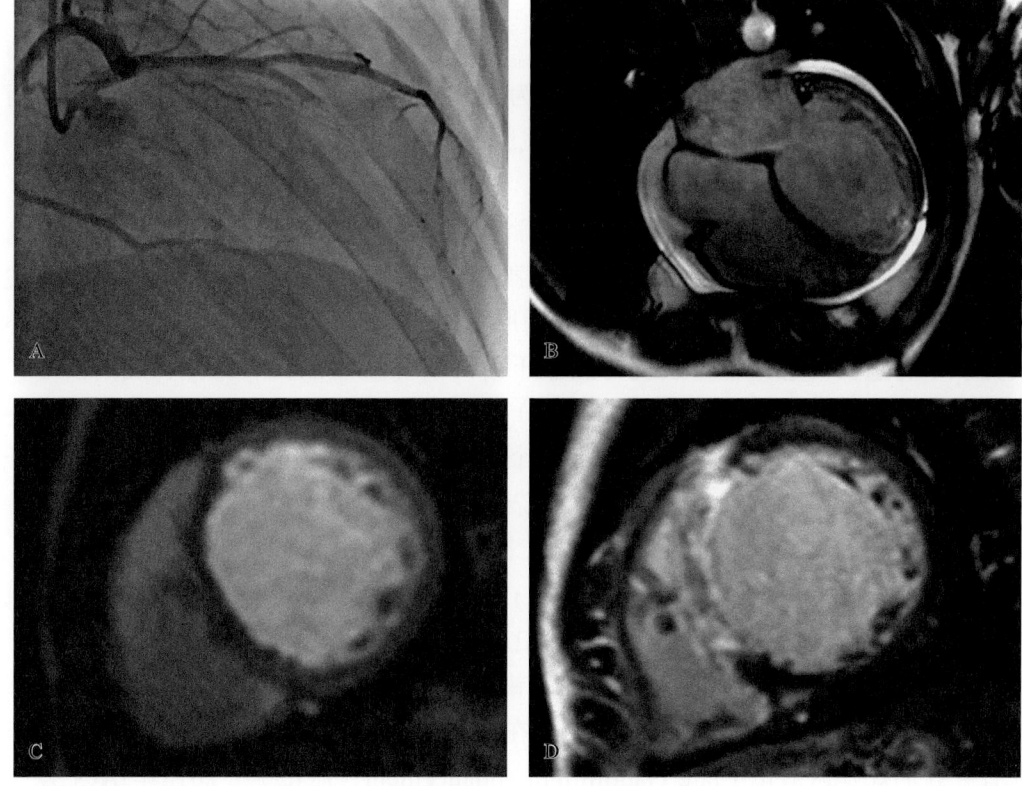

图4-15 急性心肌梗死

分析：患者为中年男性，反复出现活动后胸闷气促、夜间不能平卧，端坐呼吸，住院期间突发胸痛，心肌坏死物升高，心电图多个导联ST段抬高，DSA显示左前降支中段以远闭塞（图4-15A），CMR可见全心增大，收缩力下降，同时伴有少量弧形高信号心包积液（图4-15B），首过灌注显示左心室中部前间隔壁（第8段）灌注减低区（图4-15C），延迟增强扫描可见透壁性延迟强化（图4-15D），与左前降支供血区相吻合。结合临床及影像学表现，患者扩张性心肌病并心功能不全诊断明确，突发了左前降支供血区的急性透壁性心肌梗死。

（崔丹婷）

第八节 急性心肌炎

【病理与临床表现】

广义的心肌炎（myocarditis）是指心肌细胞及其周围组织局限性或弥漫性炎症，可原发于心肌，也可是全身疾病同时累及心肌，炎症细胞浸润、水肿、坏死及纤维瘢痕形成是心肌炎的病理特点，本节所述主要是病毒性心肌炎，指由于嗜心肌病毒感染引起的心肌炎症。

典型的病毒性心肌炎患者在发病前1～3周，常有上呼吸道感染、气管炎、肺炎、消化道感染等前驱感染病史，表现为发热、咽痛、咳嗽、腹泻等症状，病情进展后表现为乏力、胸闷、气促、心悸或胸痛。

【影像学表现】

心肌炎的诊断需要结合临床、影像学及心电图、实验室检查，有前驱感染病史，早期及局限性心肌炎无特征性影像学表现，严重者可表现为心影增大、心尖搏动减弱。CT可显示心脏形态、心肌增厚或心包积液等继发改变，CMR则对心肌炎诊断有重要的意义，可表现为黑血压脂T_2WI序列上散在、斑片状的高信号，提示心肌水肿，可出现早期（3～4分钟）的心内膜下、心肌中部的延迟强化，一般3个月以内逐渐恢复正常，部分患者3个月后仍存在延迟强化，提示心肌局部纤维瘢痕形成。2009年《美国心脏病学会杂志》（*Journal of the American College of Cardiology*，JACC）提出了《心肌炎CMR诊断标准建议》，即路易斯湖标准：对临床疑似的心肌炎病例，如满足以下3条标准中至少2条者，即可诊断为心肌炎：T_2加权成像中局灶性或弥漫性心肌SI增高（心肌与骨骼肌信号比值≥2.0）；钆增强的T_1加权显像中，心肌整体EGE率比值增加（心肌与骨骼肌整体SI增强率比值≥4.0或心肌增强绝对值≥45%）；在非缺血区域，钆增强的T_1加权显像中至少有一处局灶延迟强化（late Gadolinium enhancement，LGE）。2018年JACC发表的《专家建议：非缺血性心肌炎症CMR》对其进行了补充：局灶性或者弥漫性T_2弛豫时间的延长，T_1弛豫时间的延长或ECV（extra cellular volume fraction）升高同时存在，亦可诊断心肌炎。

【典型病例分析】

病例 男，49岁。因"低热、畏寒、胸痛2天，加重6小时"入院，否认高血压、糖尿病及心脏病病史，查CK-MB 48.37ng/ml，查冠状动脉造影未见明显异常。患者有上呼吸道感染病史（图4-16）。

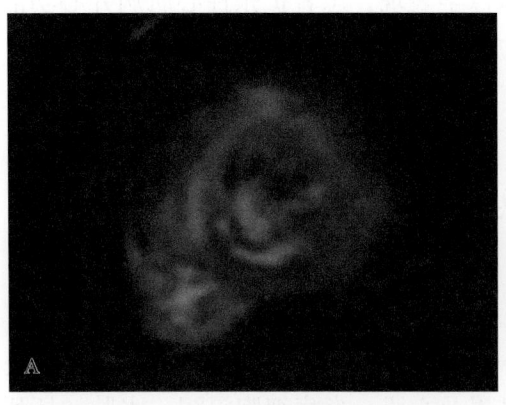
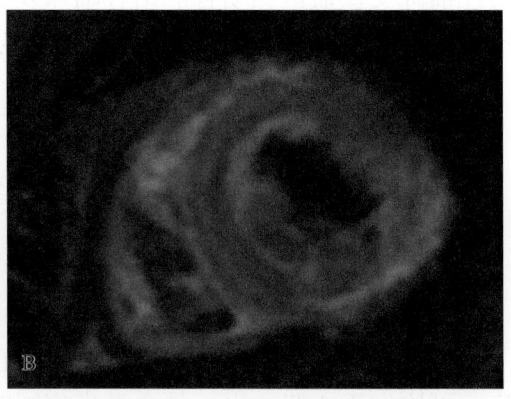

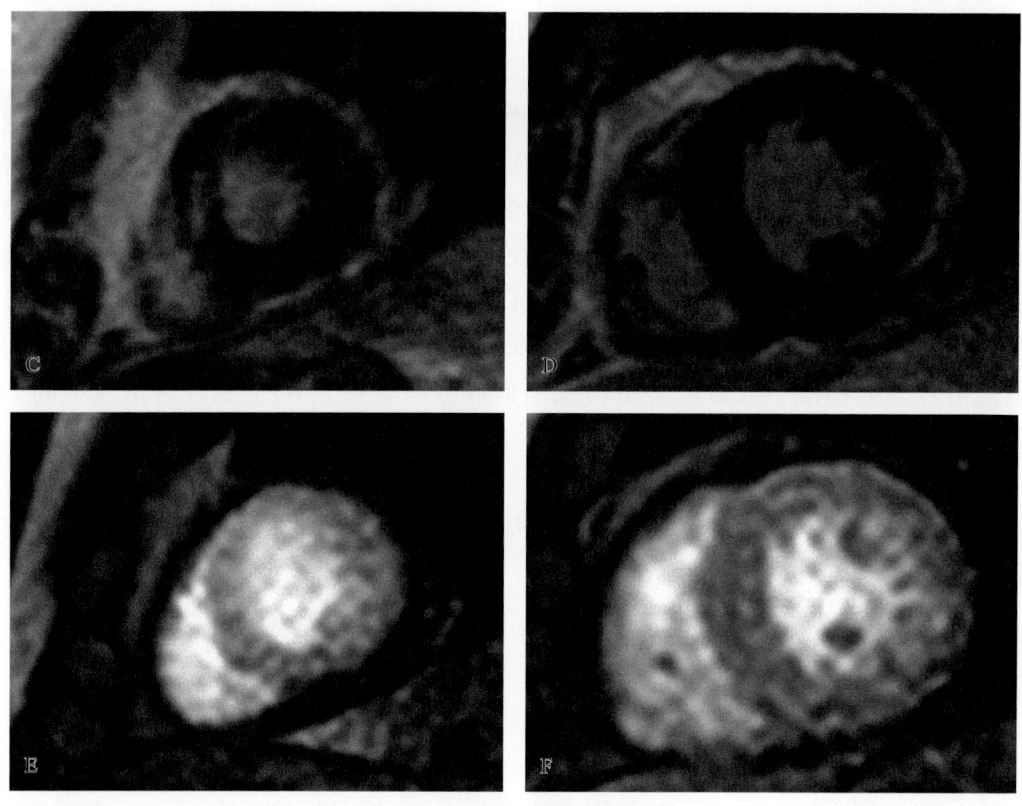

图 4-16 急性病毒性心肌炎

分析：患者为中年男性，上呼吸道感染后出现胸痛症状，实验室检查提示 CK-MB 增高，冠状动脉造影无异常，CMR 可见左心室心尖部前壁、间隔壁及心底部下壁、下侧壁均表现为 T_2WI 高信号（图 4-1A、B），提示心肌的水肿，延迟增强扫描可见相应位置心肌中部、外膜下区明显高信号（图 4-16C、D），不与冠状动脉供血区完全匹配。首过灌注该位置未见明显灌注缺损及减低（图 4-16E、F）。结合临床病史及影像学表现，考虑为急性病毒性心肌炎。

（崔丹婷）

第九节　心包压塞

【病理与临床表现】

心包积液容易诊断，但病因很难确定，有结核性、化脓性、病毒性、风湿性、转移性，积液性质有血液、脓液、纤维蛋白等。如果大量积液或积液形成过快，可压迫心脏导致心室舒张功能受限，心排血量减少，体、肺静脉回流受阻，心房和静脉的压力升高，出现心包压塞。

临床上可表现为急性循环衰竭，如面色苍白、发绀、心率增快、呼吸困难、上腹胀痛等症状。体征有心界扩大、搏动减弱、心音遥远、颈静脉怒张等表现。

【影像学表现】

CT表现为心包厚度增加，内见局限性或弥漫性弧形异常密度影，密度因积液性质而异，多为水样低密度，亦可为出血样的高密度，多位于心包前和下区，有人称为夹心饼干征（oreo cookie sign），此类患者多合并下腔静脉扩张。增强扫描壁层心包可有强化，使心包内积液显示更清楚。心包压塞表现快速出现心包积液或大量心包积液，如积液量大于500ml，心包脏壁层间距大于25mm。MR可清晰显示增厚的心包，可根据积液的信号特点推测积液的成分，浆液性的心包积液T_1WI呈低信号，如积液中含有较多蛋白或出血成分时，在T_1WI上表现为信号增高，T_2WI多为中等或高信号。

【典型病例分析】

病例一 女，68岁。因"咳嗽、气促20余天"入院，体征有颈静脉怒张。实验室检查：T-Spot试验阳性（图4-17）。

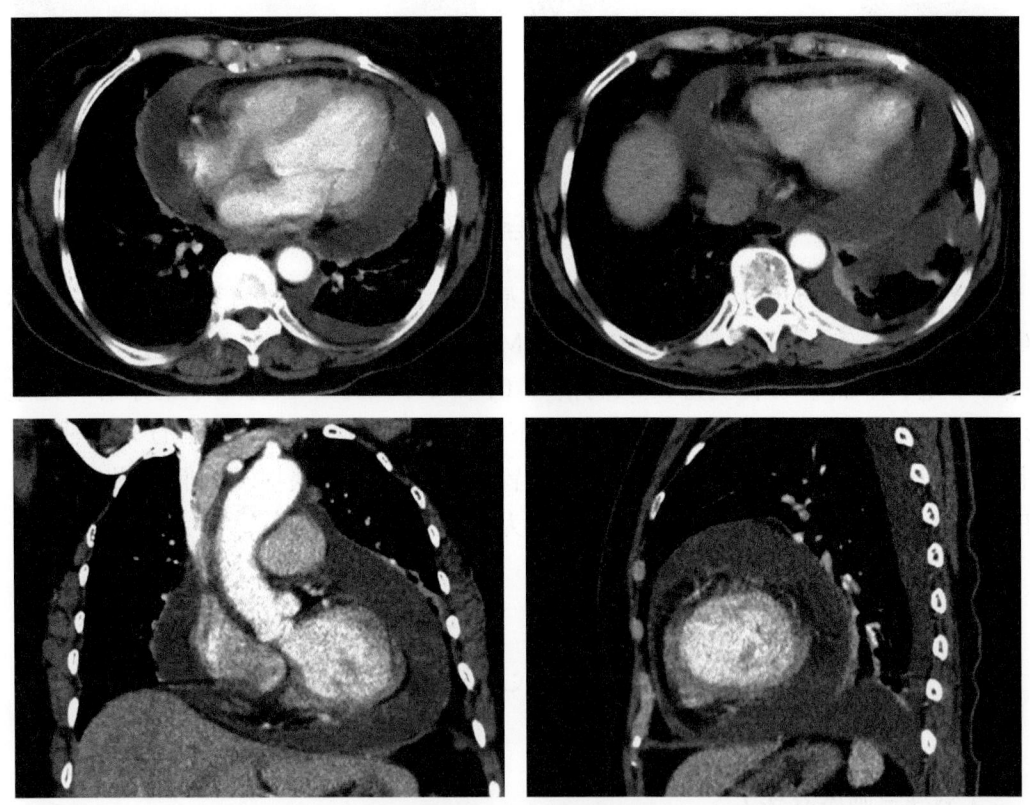

图4-17 心包压塞

分析：患者为老年女性，出现咳嗽、气促的症状，体征表现为颈静脉怒张，T-Spot检查阳性，影像检查可见心脏周围可见弧形液体密度影，增强扫描未见明显强化，较厚处约为30mm，左侧胸腔可见少量胸腔积液，结合临床及影像学表现，考虑为结核性心包炎所致的大量心包积液引起的心包压塞。

病例二 女，61岁。因"胸闷、胸痛、气喘2个月"入院，无法平卧，有糖尿病史12年，慢性肾功能不全5年（图4-18）。

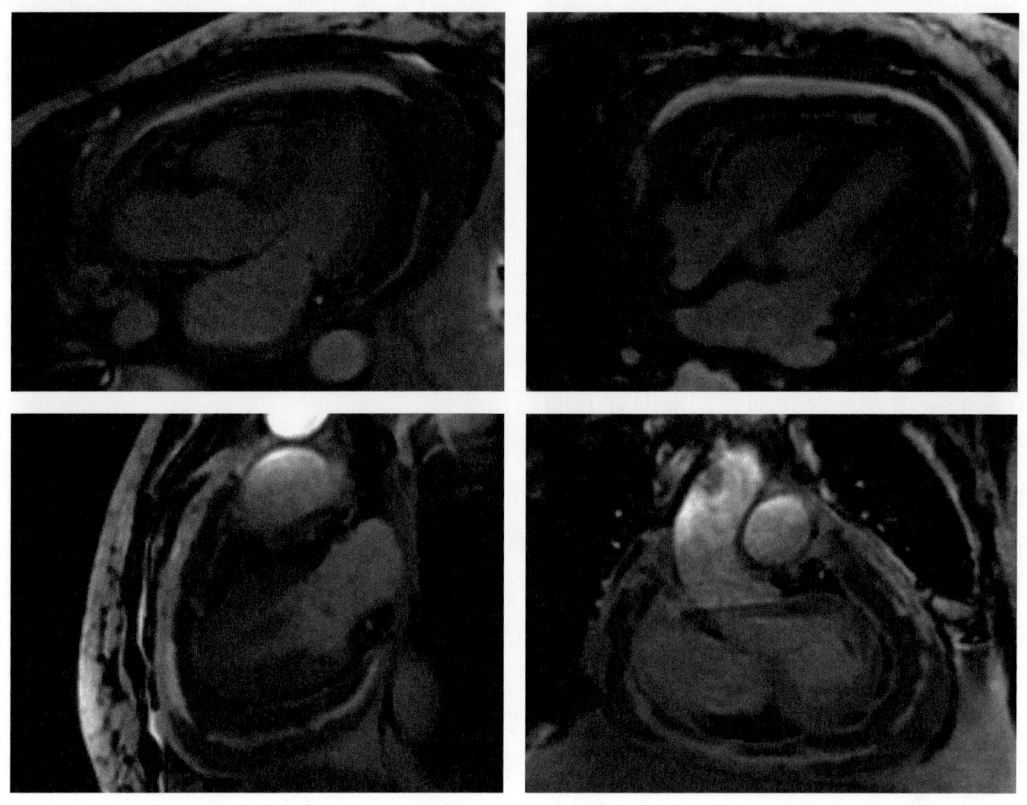

图4-18 心包压塞

分析：临床提示患者有糖尿病病史及慢性肾病病史，血液透析3个月，近2个月出现进行性的胸闷、胸痛及气喘，有感染高危因素及心血管病高危因素，CMR示心包脏层及壁层明显增厚，心包间弧形长T_2信号液体密度影。心功能分析示左心室舒张功能减低，射血分数未见明显减低，但左心室每搏射血量减少，结合临床及影像，考虑心包炎症所致心包增厚及快速产生的中等量心包积液，导致心包压塞。

（崔丹婷）

第十节 急性心力衰竭

一、左心衰竭

【病理与临床表现】

心力衰竭（heart failure）是指各种心脏病或非心源性疾病导致心脏收缩及舒

张功能障碍所产生的系列综合征，心排血量不足，导致静脉系统血液淤积，动脉系统血液灌注不足。左心衰竭的病理基础左心排血量减低，左心室、左心房增大，肺循环淤血。左心衰竭多见于高血压心脏病、冠心病、主动脉瓣疾病和二尖瓣关闭不全。肺部感染为最常见诱因。

症状表现为呼吸困难、倦怠、乏力，呼吸困难是左心衰竭最主要的症状，可表现为劳力性呼吸困难、端坐呼吸、阵发性夜间呼吸困难及急性肺水肿。

【影像学表现】

X线肺部主要表现为双上静脉扩张、双下肺静脉较细，上肺静脉淤血扩张是早期左心衰竭重要的X线征象，间质性肺水肿可表现为小叶间隔增厚，出现Kerley B线，在肺下野近胸膜处长2~3cm，宽1mm的横行线影。肺泡性肺水肿典型表现为双肺门周围蝶翼样分布的云雾状密度增高影。心影表现为左心房、室增大，可伴有右心室增大，合并胸腔积液时伴有肋膈角变钝。

CT观察到左心衰竭的肺部表现及心脏表现，双肺水肿显示清晰，间质性肺水肿表现为双肺小叶间隔增厚，肺泡性肺水肿可表现为双肺门旁或双肺广泛的磨玻璃密度影，对心包及胸腔的少量积液非常敏感，表现为胸腔及心包弧形的低密度影。左心衰竭的心脏表现多以左心室增大为主。CT可同时显示心脏、大动脉及冠状动脉情况，为诊断原发心脏疾病提供重要依据。

【典型病例分析】

病例一　男，40岁。因"劳力性呼吸困难10年，咳嗽伴呼吸困难9小时"入院。高血压病史10年，睡眠中突发呼吸困难，端坐呼吸，坐位症状稍缓解，伴剧烈咳嗽，咳嗽时感胸痛。查前-脑利尿钠肽 1416pg/ml。查体：呼吸规整，双肺呼吸音低，双肺底可闻及细湿啰音（图4-19）。

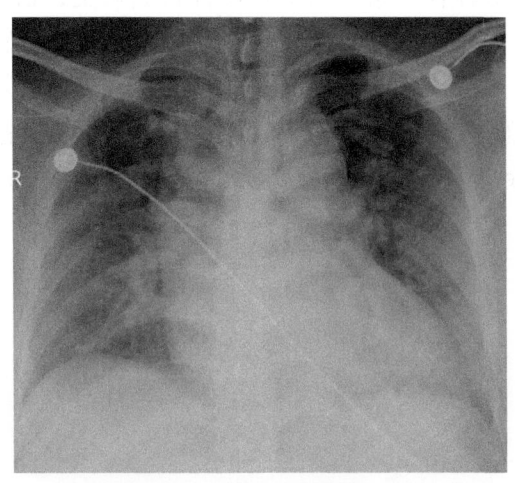

图4-19　急性左心衰竭（一）

分析：患者为中年男性，慢性病程，既往有高血压病史10余年，本次症状主要表现为熬夜后睡眠中突发呼吸困难、端坐呼吸，伴咳嗽，无其他特殊不适，X线胸片示双肺纹理增粗、增多、模糊，双肺多发云雾状密度增高影。双肺门增大、模糊。心影呈主动脉型增大，以左心室大为著。

病例二 女，81岁。因"呼吸困难5天"入院，患者于5天前咳嗽后出现呼吸困难，间断出现端坐呼吸，偶发夜间阵发性呼吸困难，伴胸闷、胸痛，以心前区胸痛为主。有冠心病、高血压病史。实验室检查：前-脑利尿钠肽416.9pg/ml（图4-20）。

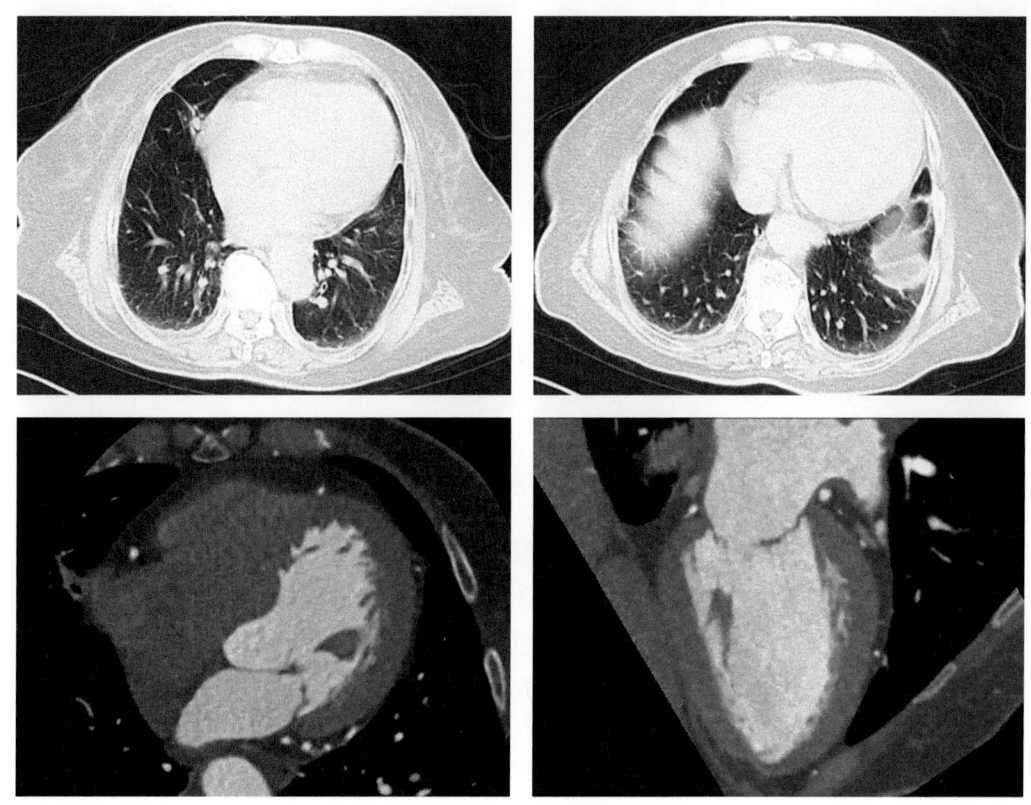

图4-20 急性左心衰竭（二）

分析：患者为老年女性，有高血压及冠心病病史，肺部感染后出现左心功能不全的症状，伴有前-脑利尿钠肽升高，影像检查可见左心室明显增大，双肺小叶间隔增厚，右肺中叶内侧段、左肺下叶内前基底段条片状密度增高影，边界欠清，双肺散在的小片状磨玻璃密度影，结合临床及影像，考虑肺部感染诱发的急性左心衰竭。

病例三 男，37岁。因"主动脉瓣替换术后12天，胸闷伴气促5天"入院，患者12天前因主动脉瓣右冠瓣脱垂并主动脉瓣关闭不全（重度）行体外循环下主动脉瓣替换术，5天前活动后出现气促、胸闷、全身乏力，否认高血压、糖尿病、冠心病史。前-脑利尿钠肽656.2pg/ml（图4-21）。

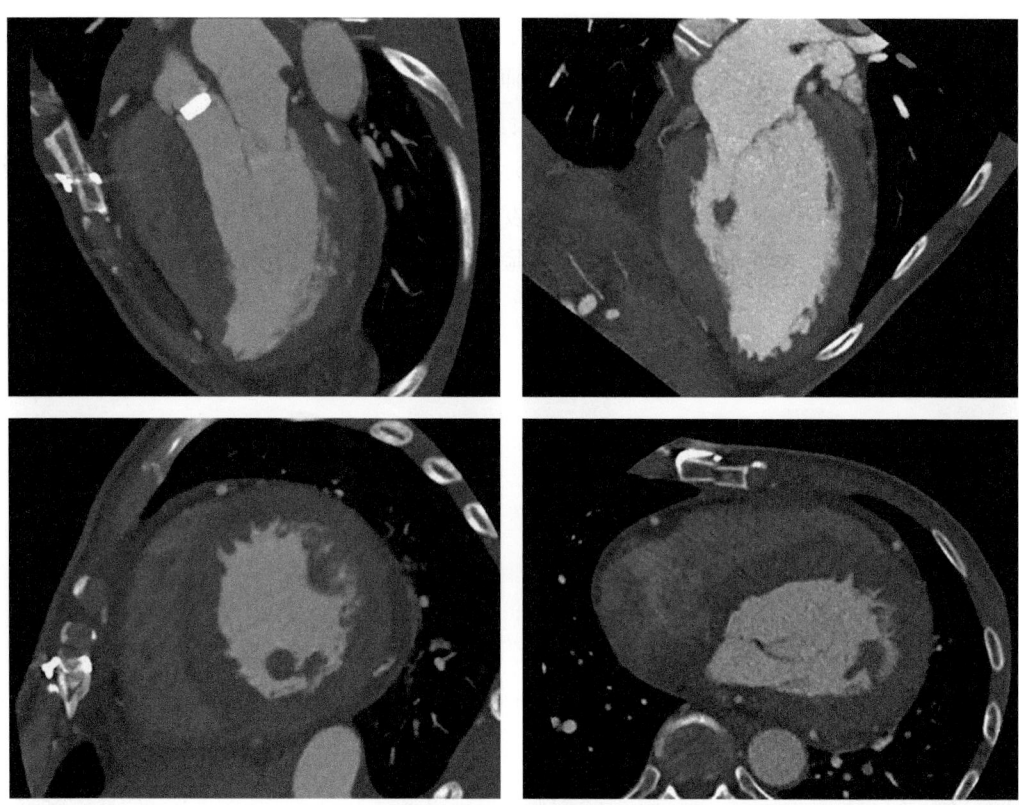

图4-21 急性左心衰竭（三）

分析：患者为青年男性，有主动脉瓣膜病史，行主动脉瓣置换术，术后活动后出现胸闷伴气促，伴有前-脑利尿钠肽升高，影像可见主动脉瓣区高密度人工瓣膜，左心室明显增大，左心室肥厚，心包见弧形低密度影，结合临床及影像，考虑心脏后负荷改变导致的急性左心衰伴有少量心包积液。

二、右心衰竭

【病理与临床表现】

急性右心衰竭是指右心室心肌收缩力急剧下降或右心室的前后负荷突然加重，从而引起右心排血量急剧减低的临床综合征。急性右心衰竭多见急性大片肺梗死和急性肺源性心脏病。表现为右心室的扩张及外周静脉淤血。可与左心衰竭同时出现。

临床表现以右心室淤血引起的各器官功能改变，如尿少、蛋白尿、肾功能减退、肝淤血引起的腹胀及腹痛。体征可为心脏增大、颈静脉充盈、肝大和压痛、下肢水肿、发绀等。

【影像学表现】

若系肺源性心脏所致，X线则表现为慢性支气管炎及慢性肺气肿相关表现，肺门影增大，右心房、右心室不同程度的扩大。

CT可清晰显示右心房、右心室增大，若为肺源性心脏病导致，可表现双肺纹理稀疏、紊乱，多发肺野透亮区，及沿肺纹理分布的多发斑点状、斑片状密度增高影，肺动脉主干明显增宽，远端分支稀疏，表现为"残根征"，CT可清晰显示腹腔的液体密度影，肺内小叶间隔增厚等。

【典型病例分析】

病例 女，86岁。因"活动后胸闷、心悸1年余，咳嗽、气促3天入院"，有陈旧性心肌梗死病史。伴有肾功能不全、低蛋白血症（图4-22）。

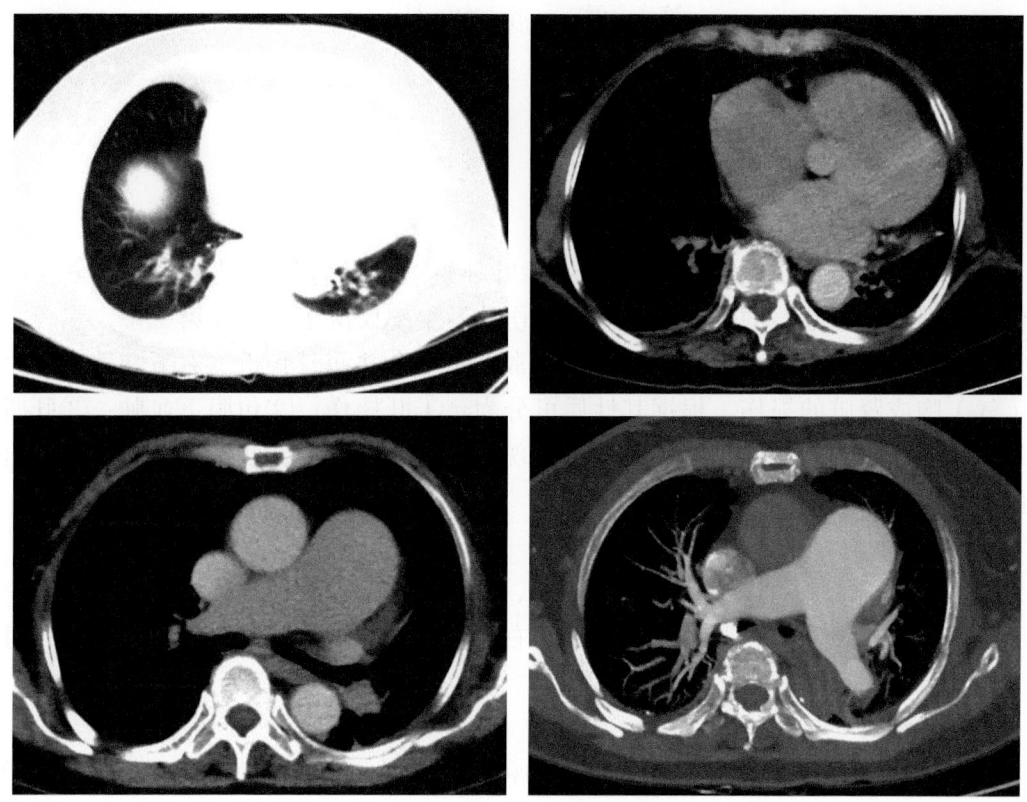

图4-22 急性右心衰竭

分析：患者为老年女性，活动后胸闷、心悸，近日出现咳嗽、气促，伴有肾功能不全、低蛋白血症，影像检查提示双肺多发炎症，肺动脉主干明显增宽，主干较宽处管径约为45mm，右心房、右心室、左心房增大。结合临床及影像学表现，考虑肺动脉高压导致的肺源性心脏病引发的急性右心衰竭。

（崔丹婷）

第5章 消化系统及泌尿系统

第一节 腹部外伤

一、肝脏创伤

【病理与临床表现】

肝脏体积较大，质地较脆，肝右后叶邻近肋骨及脊柱，是最常见的创伤部位。腹部实质性脏器的创伤中，肝脏创伤的发生率仅次于脾脏居第二位，多合并其他脏器的损伤。肝右叶创伤较肝左叶常见，常合并肋骨骨折、右下肺挫伤、血（气）胸或肾脏的损伤。根据其性质可分为：①肝挫伤；②包膜下血肿；③肝撕裂伤；④肝断裂伤。肝脏创伤的临床表现主要为腹部疼痛，心动过速，腹腔内出血，低血压和腹膜刺激症状，可有休克。

【影像学表现】

1. X线 肝创伤的X线表现无特异性，可表现为肝脏阴影增大，肝三角消失，肝下缘模糊不清，结肠肝区向下移位，右侧横膈运动受限或膈面模糊不清。有时可见右下胸部肋骨骨折、右侧胸腔积液、气胸等征象。

2. CT

（1）肝挫伤：为肝实质内小范围的稍低密度影，边界不清，形态不规则。增强扫描轻度强化。

（2）包膜下血肿：肝包膜与肝实质间新月形或梭形低密度影，边界清楚，多分布于肝右前叶外侧，邻近肝实质受压移位，可出现凹陷或变平征象，增强扫描血肿不强化。

（3）肝撕裂伤：肝实质深部线样、分支状或不规则形低密度影，多以下腔静脉为中心，呈放射状伴有锐利的或锯齿状的边缘，增强后一般不出现强化。常合并有肝实质内血肿，表现为肝内边界清楚的类圆形高密度或高低混杂密度影，增强扫描血肿不强化。肝撕裂伤常跨越血管（门静脉和肝静脉分支），肝门周围实质破裂累及门肝静脉2/3级分支时，很可能伴有胆道损伤。

（4）肝断裂伤：肝脏外形增大，形态不规则，包膜连续性中断，肝实质内贯通性的撕裂伤，可见不规则低密度影延伸至肝周边，增强扫描无强化；肝实质内有时可见高密度血肿，如伴有活动性出血，CT增强扫描动脉期见小结节或小片状异常强化区，与同层面充盈对比剂的肝动脉CT值接近。由于肝包膜破裂，可导致不同程度的腹腔内积血。

（5）其他征象：①门静脉周围轨迹征，表现为平行于门静脉及其分支的双轨状或环状低密度影，常是门静脉出血的结果；也可能是由于大量快速静脉补液、张力性气胸或心包压塞等引起的中央静脉压升高，导致门静脉周围淋巴回流不畅所致。②假性动脉瘤，继发于肝脏血肿，平扫表现为在肝脏血肿内稍高密度影，动脉期则表现为局部膨大的类圆形高密度影，它的形成是由于肝内血管破裂后血液持续外渗到血肿内，边缘形成纤维包膜。③肝内胆汁瘤，表现为肝脏创伤合并胆道损伤后，位于肝实质内或肝脏周围的局限性低密度影，平扫边界可不清晰，增强后因周边肝组织强化而使边界更加清晰。

3.MRI　肝脏创伤的各种征象在MRI上的表现与CT类似，但血肿的信号会因其形成时间的长短而改变。MRI结合冠状面和矢状面，可以清楚地显示肝破裂的部位、形态、范围和伴发的肝挫裂伤。肝挫裂伤在T_1WI上呈不均匀的略低信号或高低混杂信号，在T_2WI上呈不均匀的高信号。胆汁瘤的信号与胆囊一致，呈长T_1长T_2信号，边界清楚。

【典型病例分析】

病例　女，19岁。1小时前骑车翻车后，右上腹部与路边木桩相撞，1小时后诉右上腹部疼痛，烦躁不安，面色苍白，呼吸困难，手脚变冷，心率加快（图5-1）。

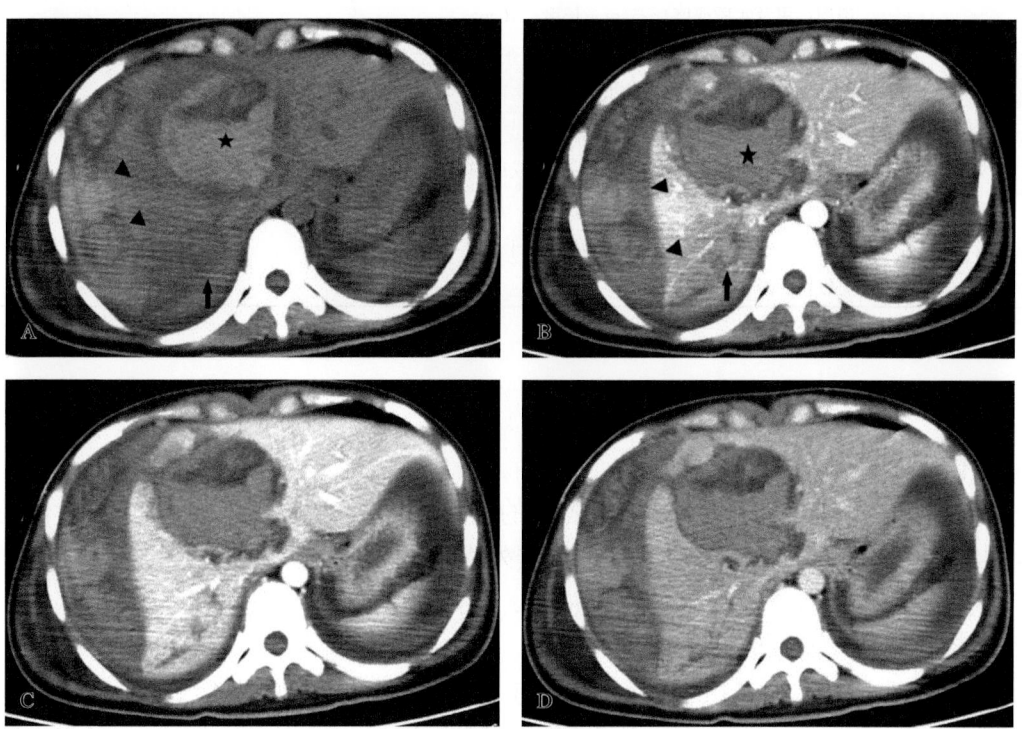

图5-1　肝左叶撕裂伤，肝右叶挫伤合并肝包膜下血肿
A.平扫；B.动脉期；C.门脉期；D.延迟期

分析：患者为青少年女性，病史中提示车祸后出现右上腹部疼痛，烦躁不安，面色苍白，呼吸困难，手脚变冷，心率加快，为休克表现。CT图像可见肝左外缘肝实质不连续、呈局限性撕裂，肝左内叶可见一较大混杂密度血肿形成（★），肝右叶见片状相对低密度区提示为肝挫伤（↑），肝外缘见弧形包膜下血肿形成（▲）。

【治疗选择】

肝创伤非手术治疗的指征尚无统一标准，一般认为应具备下列3项要求：①患者循环稳定，观察期间因肝损伤所需输血量少于400～600ml。②CT检查确定肝创伤程度为美国创伤外科学会（American Association for the Surgery Trauma，AAST）分级的Ⅰ～Ⅲ级（表5-1），经重复检查创伤稳定或好转。③未发现其他需要手术的情况，如胃肠创伤。非手术治疗过程中如发现患者腹膜炎体征加重，血压和血细胞比容下降，动态CT提示肝创伤加重、腹内积血增多，应立即中转手术。

表5-1 肝创伤分级（American Association for the Surgery Trauma，AAST）

级别	伤情
Ⅰ级	血肿：包膜下，＜10%表面面积
	裂伤：包膜撕裂，累及实质深度＜1cm
Ⅱ级	血肿：包膜下，累及表面面积10%～50%；实质内直径＜10cm
	裂伤：累及实质深度1～3cm，长度＜10cm
Ⅲ级	血肿：包膜下，面积＞50%，或扩张性或破裂性包膜下实质内血肿；实质内血肿直径＞10cm，或呈破裂性或扩张性
	裂伤：累及实质深度＞3cm
Ⅳ级	裂伤：实质破裂占肝叶的25%～75%或1～3个Couinaud肝段受累
Ⅴ级	裂伤：实质破裂，超过75%肝叶或单一肝叶超过3个Couinaud肝段受累
Ⅵ级	血管伤：近肝静脉损伤，如肝静脉主干或肝后下腔静脉损伤
	血管伤：肝撕脱

二、脾创伤

【病理与临床表现】

在钝性腹部创伤中，脾是最常见的受累器官，发病率占各种腹部损伤的40%～50%。外伤性脾破裂由直接或间接外力作用所造成，开放性者多由刀戳或弹片伤等所致，往往伴有其他的内脏损伤，而闭合性者则由撞击、挤压、车祸等直接或间接的暴力所造成。

外伤性脾破裂包括以下3种：①实质内血肿，破损在脾实质深部，形成脾实质内血肿，凝血块密度较高，其内可形成假性动脉瘤。②包膜下血肿，破损在脾实质外周而包膜完整，形成新月形低密度带，典型者延侧面边缘走行。③脾撕裂伤，典型者破损可延伸至脾脏表面甚至血管蒂，较多的血液流入腹腔。实质内血肿和包膜下血肿临床表现主要为左上腹痛、脾大和压痛，一般无腹膜刺激征；脾撕裂伤时临床上出现弥漫性腹痛，以左上腹为甚，并有腹膜刺激征，出血量多，常有休克。

脾裂伤按照美国创伤外科学会（American Association for the Surgery of Trauma，AAST）的分级标准，分为4级。Ⅰ级：静止性的被膜下出血，＜10%表面积；被膜撕裂深度达实质的＜1cm；无腹腔出血。Ⅱ级：静止的被膜下血肿达10%～50%表面积；实质撕裂深度1～3cm；不累及小梁血管。Ⅲ级：被膜下血肿＞50%表面积；被膜下扩张或实质性血肿；出血性的被膜下血肿；实质性撕裂＞3cm深度；Ⅳ级：撕裂累及节段性或脾门血管；形成无血管脾块（＞25%脾脏体积）；Ⅴ级：完全粉碎性脾或撕脱脾；脾门血管损伤及导致全脾无血管性。

CT对刚发生外伤的脾线性、表浅性裂伤及延迟性脾挫裂、隐匿性脾挫裂，由于伤后腹腔积血不多，容易发生漏诊或误诊，应坚持动态监测，直到2周后出院。延迟性脾破裂（delay rupture of spleen）与脾破裂延迟性出血（delayed bleeding of rupture spleen）的概念不同。前者是指外伤后脾实质已经破裂，但被膜完整，但在受伤后48小时内突然破裂，多导致临床的大出血；后者是一个临床概念，包括延迟性脾破裂、隐匿性或慢性脾破裂。慢性脾破裂是指外伤时脾已经完全破裂，只是被膜无损伤或小，没有产生腹腔内出血。

【影像学表现】

1.X线　脾创伤的X线表现无特异性，可表现为脾阴影增大；出血量较大时可表现为左上腹大片边界模糊的软组织影，左侧膈肌抬高。

2.CT

（1）实质内血肿：脾实质内局灶性线条状或不规则片状混杂密度影，边界不清；增强扫描有助于检出血肿，血肿相对于明显强化的脾实质显示为低密度，边界可清晰显示。

（2）包膜下血肿：脾脏边缘新月形、梭形或不规则形密度影并压迫脾边缘，典型者沿侧面边缘走行。新鲜出血（1～2天）密度可等于或高于脾实质，其后血肿CT值逐渐下降。常伴有较小和较隐蔽的脾撕裂伤，增强扫描可显示。

（3）脾撕裂伤：脾增大，脾边缘或脾脏实质内局灶性线状或分支状、锯齿状的低密度区，典型者可延伸至脾脏表面，有时可延伸至血管蒂或腹膜后裸区。可引起大出血和腹腔积血。

（4）其他征象：①血管蒂损伤，表现为创伤性内膜剥离或脾动脉断裂。增强扫描时脾大部分或全部不强化。②假性动脉瘤形成，实质内血肿包括脾脏假性动脉瘤，是包含在正常强化脾脏中界线清晰的高密度病灶。③活动性动脉出血（图5-2），表现为延迟性增强扫描可见对比剂的渗漏，导致局部延迟强化；可在脾周间隙出现界限不清的高密度区，是进行性出血危险性增加的标志，也是患者选择手术或者动脉栓塞治疗的指标。

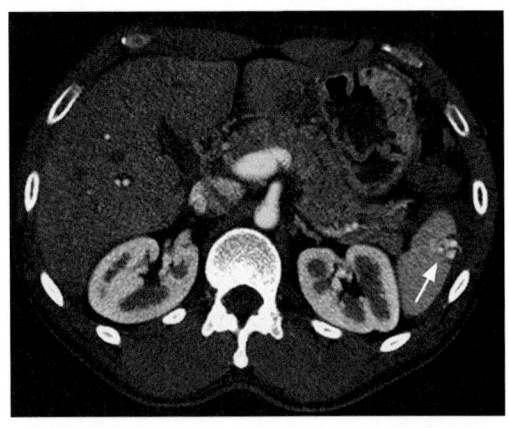

图5-2　脾脏裂伤及活动性出血，活动性出血表现为增强扫描延迟期可见对比剂的渗漏，导致局部延迟强化（箭头）

3.MRI　脾创伤的各种征象在MRI上的表现与CT类似，但血肿的信号会因其形成时间的长短而改变。

【典型病例分析】

病例一　男，28岁。2小时前骑车摔倒致全身多处损伤，出现头晕、头痛、胸腹等全身多处疼痛，伴恶心、呕吐，无呼吸困难、便血等（图5-3）。

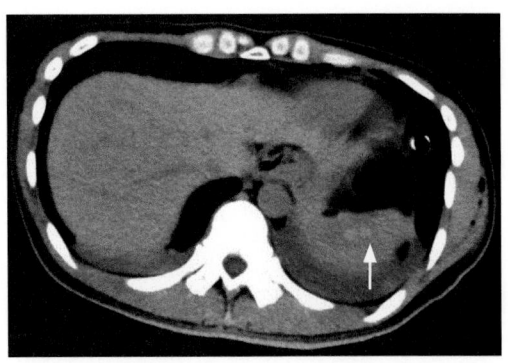

图5-3　脾实质内血肿

分析：患者为青年男性，病史中提示患者车祸伤后全身多发伤，CT平扫可见脾内多发小结节状稍高密度血肿形成（箭头），脾周积液。

病例二　男，26岁。自诉3小时前无明显诱因出现左侧腰背部及左侧下腹部疼痛，呈持续性绞痛，向左肩部、腹股沟区及会阴部放射（图5-4）。

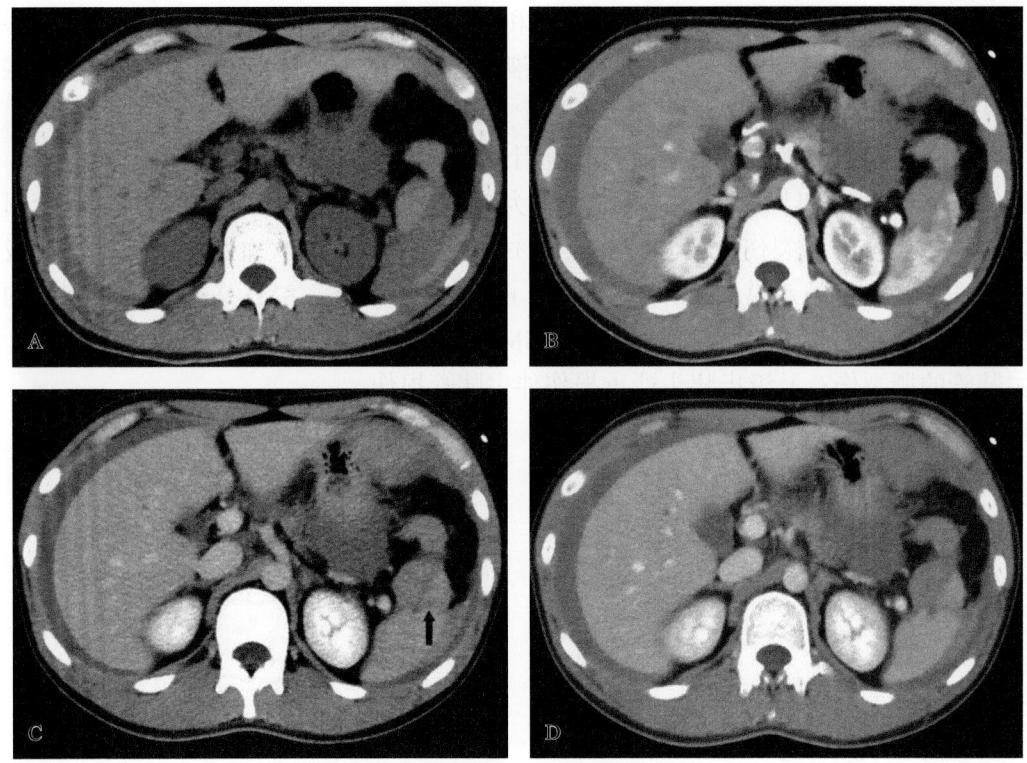

图5-4　脾撕裂伤合并包膜下血肿
A.平扫；B.动脉期；C.门脉期；D.延迟期

分析：患者为青年男性，病史中提示无明显诱因出现左侧腰腹部持续性绞痛，CT图像可见脾下缘脾实质不连续、可见线样不强化区（箭头），提示脾撕裂伤，脾周可见弧形包膜下血肿形成，腹腔内可见多发积血、积液。

【治疗选择】

脾损伤非手术治疗适应证：①单纯性脾创伤；②年龄＜50岁；③非开放型创伤；④伤后血流动力学稳定；⑤临床症状逐渐好转。在非手术治疗期间发现以下情况之一的，宜中转手术：①腹痛及局部腹膜刺激征持续加重；②24小时内输血量＞4U而生命体征仍不稳定；③血细胞比容持续下降而通过输血仍不能得到迅速纠正；④通过观察不能排除腹腔其他脏器损伤。

三、胰腺外伤

【病理与临床表现】

胰腺为腹膜间位器官，位置较深，前有肋弓及胃壁，后有脊柱及腰背肌保护，因此胰腺外伤比较少见。高速行驶的汽车或自行车发生交通事故时，强大的惯性使中腹部直接撞击方向盘或自行车把，导致胰腺受伤，常见于胰腺颈部和体部。

由于胰腺位于腹膜后，其临床症状和体征产生较迟，诊断困难，仅70%胰腺外伤患者有血清淀粉酶升高，腹腔穿刺液淀粉酶检查有助于诊断胰腺外伤。胰腺外伤易合并其他脏器损伤，尤其是肝和十二指肠，病死率较高。

胰腺损伤的分级方法较多，目前应用最广泛的是美国创伤外科学会（AAST）1990年提出的分级标准，将胰腺损伤分为5个等级（图5-5）：Ⅰ级指不伴胰管损伤的轻微挫伤、撕裂伤或血肿；Ⅱ级为不伴胰管损伤的较大血肿、较深的挫伤或撕裂伤；Ⅲ级指肠系膜上静脉（superior mesenteric vein，SMV）左侧远端胰腺的断裂伤或累及主胰管的撕裂伤；Ⅳ级为SMV右侧近端胰腺横断伤或累及壶腹部、主胰管的撕裂伤；Ⅴ级指胰头严重损伤伴主胰管损伤。

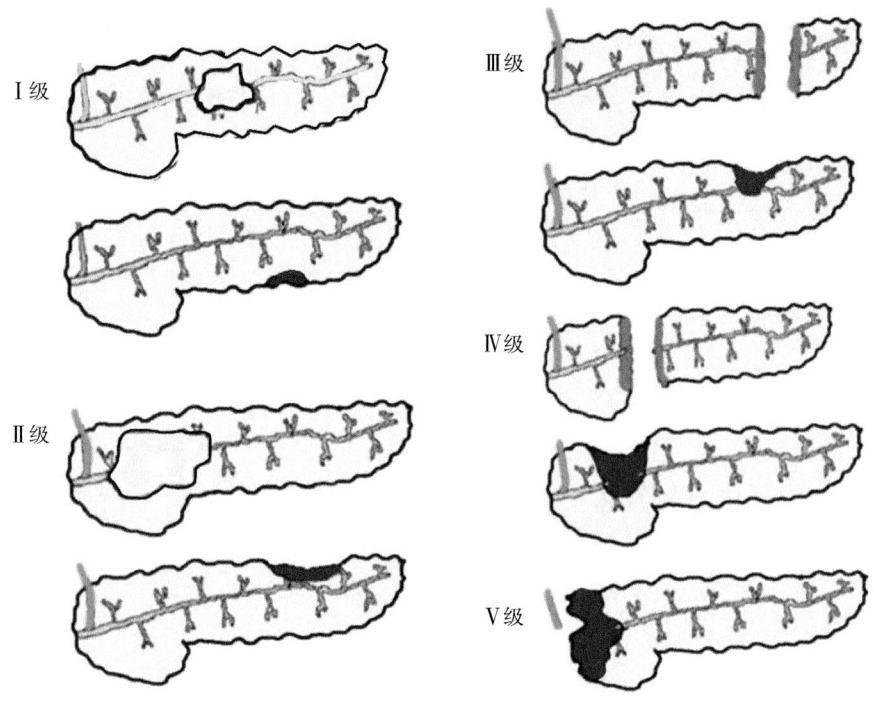

图5-5　胰腺损伤分级（AAST标准）

【影像学表现】

1.X线　X线表现无特异性，胰腺损伤的直接征象较难显示；出血量较大时可表现为腹腔积液征象；合并十二指肠损伤时，可见膈下游离气体影。

2.CT

（1）直接征象：①挫伤，胰腺局部或弥漫性肿大，包膜完整；胰腺实质密度减低，增强扫描强化不均匀。②撕裂伤，胰腺轮廓欠规整，增强扫描强化的胰腺实质内线样低密度影。累及部分表面，包膜连续性中断。③横断伤，完整的胰腺形态消失，胰腺包膜中断，胰腺损伤贯穿整个胰腺，内可见胰腺实质分离性带状低密度影。④血肿，胰腺实质或胰周可见高、混杂或低密度影，与胰腺分界不清。⑤主胰管断裂，受累深度超过50%，包括胰腺横断伤通常引起主胰管损伤，表现为主胰管的连续性中断或显示不清。

（2）间接征象：①胰腺周围脂肪密度浑浊。②肠系膜上动脉周围、胰腺与脾静脉间积液。③胰周、脾周、小网膜囊及腹腔积液。④左肾前筋膜增厚。⑤合并有十二指肠破裂时，胰腺、肝前缘可见气体密度影。

【典型病例分析】

病例 男，20岁。患者3天前骑摩托车时不慎被另一摩托车撞伤致左上腹部隐痛，伴恶心、呕吐2次，全腹CT检查胰腺未见异常。3天来呈左上腹持续性疼痛，复查全腹部CT（图5-6）。

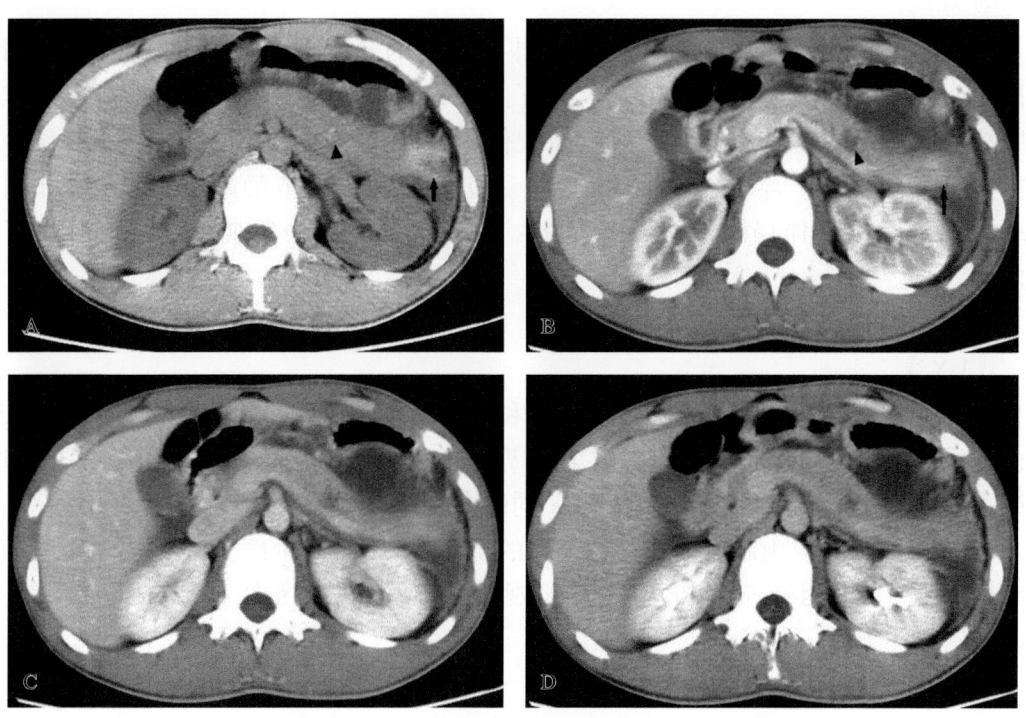

图5-6 胰腺体部挫裂伤并小血肿形成，胰腺尾部血肿，小网膜囊假性囊肿形成
A.平扫；B.动脉期；C.门脉期；D.延迟期

分析：患者为青少年男性，病史中提示车祸后出现左上腹持续性疼痛3天。CT图像，可见胰体部高低混杂密度，增强无强化（▲），提示胰体部挫裂伤并小血肿，胰尾部可见团片状血肿（箭头），胰腺-胃间隙内囊性低密度影，提示为假性囊肿。

【治疗选择】

对胰腺外伤，一般无胰管损伤和胰腺严重撕裂者，可先给予胃肠减压、禁食、抗炎、抑酸、生长抑素抑制胰液分泌等非手术治疗。随访发现体征加重，辅助检查提示胰腺出血及胰周积液，则考虑手术。

四、肾外伤

【病理与临床表现】

肾外伤在急性腹部外伤中很常见，在钝性腹部创伤占第三位，10%~20%的肾损伤可同时伴有其他腹部脏器的损伤。肾外伤的临床表现多样，轻微的外伤仅引起镜下血尿；严重的外伤可引起肉眼血尿，但血尿的严重程度与肾脏受损程度无直接关系。若发生肾破裂可有严重出血，尿液漏入肾周组织；若含有肾动脉、肾静脉的肾蒂撕裂，则可引起大出血、休克和死亡。根据受伤部位和程度将肾外伤分为肾挫伤、包膜下血肿、肾撕裂伤、肾碎裂伤和肾蒂血管伤5种类型。

肾损伤程度根据2001年美国创伤外科学会的分级标准分为5级。Ⅰ级：肾挫伤或无肾实质裂伤的非扩展性包膜下血肿；Ⅱ级：非扩展性肾周血肿或肾实质裂伤，深度≤1 cm；Ⅲ级：肾实质裂伤深度>1 cm，但无尿液外渗；Ⅳ级：肾实质裂伤累及集合系统（尿液外渗），节段性肾动脉或静脉损伤，或主干肾动脉或静脉损伤伴局限性血肿；Ⅴ级：肾碎裂、肾门血管撕裂、离断伴肾无血供。

【影像学表现】

1.X线

（1）X线平片：程度较轻的肾挫伤和包膜下血肿无特异性改变；若发生肾周血肿后，则肾外形及腰大肌上部均呈模糊不清；当血液进入腹膜腔后，可引起刺激并继发感染，产生胃肠反射性积气，同侧横膈运动可受限制。

（2）IVU：对肉眼血尿、伴有休克的镜下血尿及严重的腹腔损伤时，多采用IVU，仔细评估两侧肾功能是否对称，观察肾实质及集合系统有无不规则、移位和对比剂外渗。

2.CT

（1）肾挫伤：肾实质肿胀，平扫实质内可见少量高密度出血灶，增强后呈边缘模糊的强化减低区，延迟期呈斑点状对比剂集聚。

（2）包膜下血肿：肾表面新月形密度影，肾脏实质受压变形。

（3）肾撕裂伤：根据撕裂伤的位置、严重程度及是否累及集合系统可分为：①表浅撕裂伤，小的条片样或楔形皮质缺损区，常伴肾周或包膜下血肿。②深部撕裂伤不伴尿液外渗，撕裂间隙为血液填充，可呈高密度影（急性期出血）或等低密度（亚急性或陈旧性出血），增强扫描呈低密度裂隙状或楔形影。③深部撕裂伤伴随集合系统撕裂，可出现尿液外渗，撕裂间隙为尿液填充，平扫为低密度，增强延迟扫描见对比剂外渗并蔓延至肾周间隙。

（4）肾碎裂伤：从皮质表面至肾门的多发深度复合撕裂伤，肾脏体积明显增大，形态失常，肾包膜多处连续性中断，表现为以血管分支为支架的多发肾碎片，肾周围或腹膜后出现积血，增强扫描部分肾实质强化，其余的部分因无血供而无强化。

（5）肾蒂血管伤：肾动脉断裂或栓塞引起，增强扫描大部分肾实质不强化或强化减低，部分病例因包膜动脉间接供血而出现肾实质边缘强化。延迟期肾盂内对比剂分泌明显减少。如果肾动脉分支阻塞则形成节段性肾梗死。

3.MRI　肾外伤的各种征象在MRI上的表现与CT类似，但血肿的信号会因血肿形成时间的长短而改变。

【典型病例分析】

病例一　男，37岁。患者于8小时前骑摩托车时与小汽车相撞，致左腰腹部疼痛，无伴腹胀，无恶心、呕吐，无昏迷，无头晕，无呼吸困难（图5-7）。

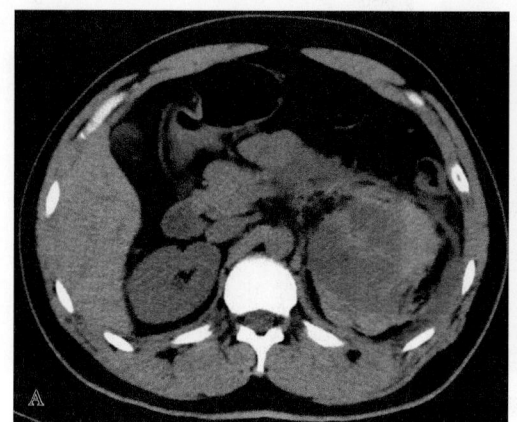
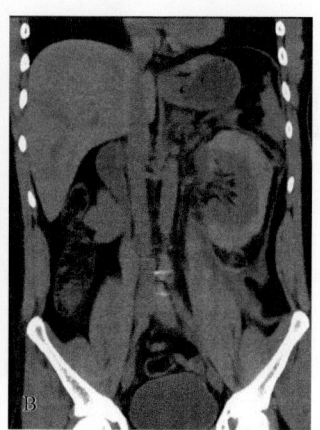

图5-7　左肾撕裂伤合并肾周血肿

分析：患者为青年男性，病史提示车祸外伤后致左侧腰腹部疼痛，CT平扫及冠状位重组可见左肾上极肾实质不连续，提示肾撕裂伤并肾周血肿形成。

病例二　女，5岁。患儿2天前玩耍时钝物碰撞腹部后出现腹痛，呈阵发性腹痛，伴肉眼血尿，量不多，并呕吐1次，无咖啡样内容物，无腹胀、腹泻，无尿频、尿急、尿痛，无血便（图5-8）。

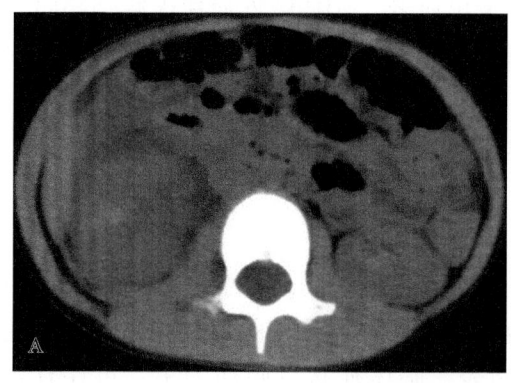
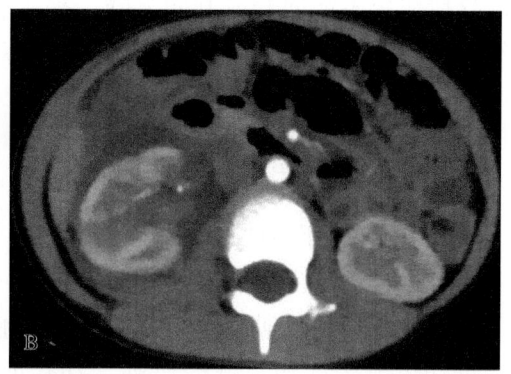

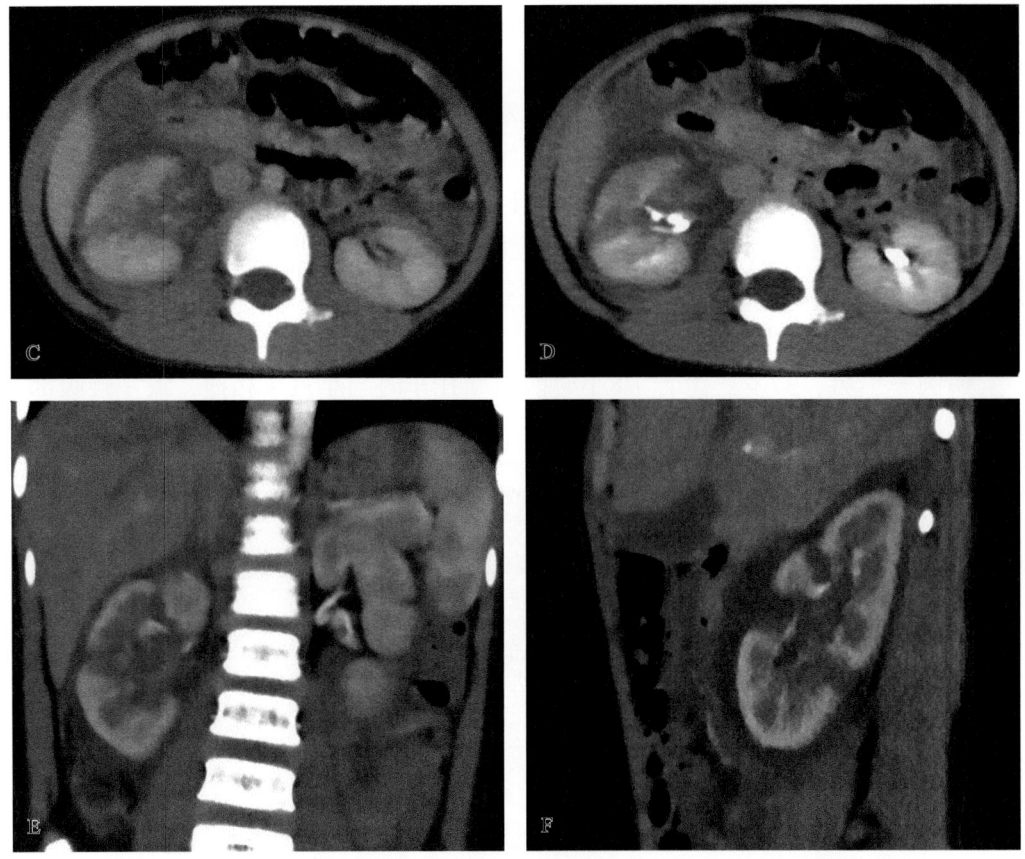

图5-8 右肾撕裂伤

分析：患者为女童，病史中提示钝物碰撞腹部后出现腹痛并伴血尿。CT可见右肾增大，右肾上极、中极包膜连续性中断，肾实质内可见小血肿，肾周积液、积血。

【治疗选择】

闭合性及轻度肾损伤可采用非手术治疗，避免不必要的手术探查及由此所致的肾切除。若出现下列情况时应及时手术探查：①开放性肾损伤伴有腹腔其他脏器损伤者。②经检查证实肾蒂损伤、肾粉碎性损伤、完全性肾断裂。③经抗休克治疗后血压不能回升或升而复降，提示有大出血者。④持续性血尿无减轻趋向，红细胞计数、血红蛋白量、血细胞比容均呈进行性下降者。⑤非手术治疗过程中，肾区肿块无缩小且不断增大者。

五、胃肠道损伤

【病理与临床表现】

胃肠道均属空腔脏器，在腹腔中有一定的移动度，因此，受外力因素而致伤的机会较腹腔实质脏器少，损伤的原因包括钝性伤、穿透伤和爆震伤。胃肠道钝性创伤可分为挫伤、壁内血肿、穿孔或断裂。临床症状以腹痛为主，可伴有恶心、呕吐、腹肌紧张。由于胃肠道与肠系膜紧密相连，所以胃肠道的损伤一般都伴有肠系膜损伤，其中以肠系膜血肿最多见。肠系膜血管损伤可致肠壁局部缺血或梗死，继发败血症、穿孔或肠梗阻。

【影像学表现】

1.X线　胃肠道穿孔或断裂伤引起腹腔或腹膜后积气、积液和胃肠道内对比剂外溢及继发性腹膜炎等征象可在X线检查中发现。

腹腔积气的典型表现为膈下游离气体，然而仅有46%～63%的胃肠道损伤患者存在腔外积气，需注意以下情况：①空回肠正常情况下含气少，破裂后很少有游离气体征象。②胃后壁破裂时，气体可进入小网膜囊，立位片于中腹部显示气腔或气液腔。③腹膜间位或腹膜后位器官破裂，气体进入肾旁间隙或腹膜后气体间隙，而腹腔内并无游离气体。

胃肠道内容物进入腹腔可引起继发性腹膜炎，可见腹腔积液或气液征象，相邻腹脂线模糊、肠管反应性淤积扩张等。消化道造影时，可发现损伤肠管附近对比剂外溢征象。

2.CT

（1）直接征象：①胃肠道壁连续性中断，此征象少见（图5-9）。②局部胃肠道壁增厚，厚度＞3mm；受损肠壁密度减低，增强扫描强化程度低于邻近肠管。③胃肠道壁内血肿：胃肠道壁内类圆形高或等密度影，密度可不均匀。④肠系膜渗出或血肿：肠系膜片状稍高密度出血或水肿影（图5-10），有活动性出血时表现为肠系膜血管内对比剂外溢至系膜内，增强扫描表现为三角形高密度影内斑片状或带状更高密度影。

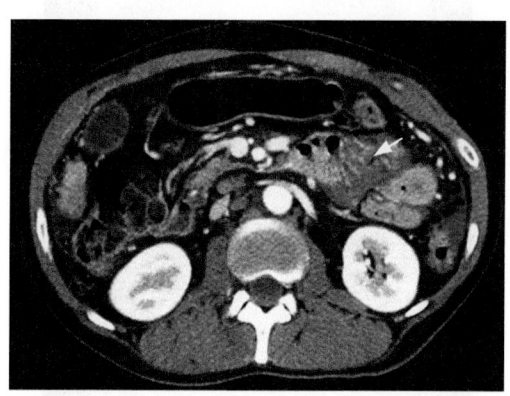

图5-9　外伤引起空肠断裂，位于蔡氏韧带水平，可见空肠与十二指肠远侧移行区可见小肠的断裂，周围的渗出及血肿形成（箭头）

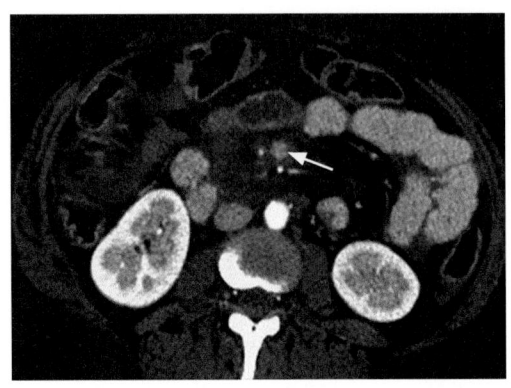

图5-10 肠系膜上静脉的外伤出血,表现为肠系膜上静脉的模糊(箭头)及小肠系膜的高密度腹水形成

(2)间接征象:①腹盆腔游离积液及肠系膜积液,肝脾的外缘、肝肾隐窝、结肠旁沟内、盆腔脏器周围带状或不规则低密度影;肠系膜积液位于肠袢之间,常为多角形低密度影。②腹腔内及腹膜后积气,腹腔游离气体表现为剑突下、腹壁下隐窝及肠间隙的气体密度影,腹膜后积气表现为腹后壁血管周围及肾周间隙的气体密度影。积气量多者表现为新月形、条带状或三角形低密度影;积气量少者表现为裂隙状、圆形或类圆形气泡影。③口服对比剂外漏,对比剂经肠管破裂处漏入腹腔。④麻痹性肠梗阻,肠管扩张,肠壁变薄,肠管内积气积液,形成气-液平面。

【典型病例分析】

病例一 男,19岁。被人踢伤腹部致全腹刀割样疼痛4小时(图5-11)。

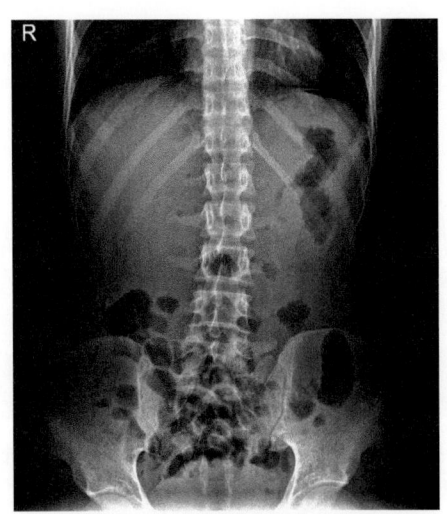

图5-11 双侧膈下游离气体

分析:患者为青少年男性,病史中提示外伤后全腹刀割样疼痛4小时。腹部X线平片可见双侧膈下可见多发游离气体,提示胃肠道穿孔。

病例二 男，21岁。患者于2天前由于酒后骑行摩托车与一辆大卡车正面相撞，伤后意识不清约1小时，腹部及双下肢可见多发软组织擦伤（图5-12）。

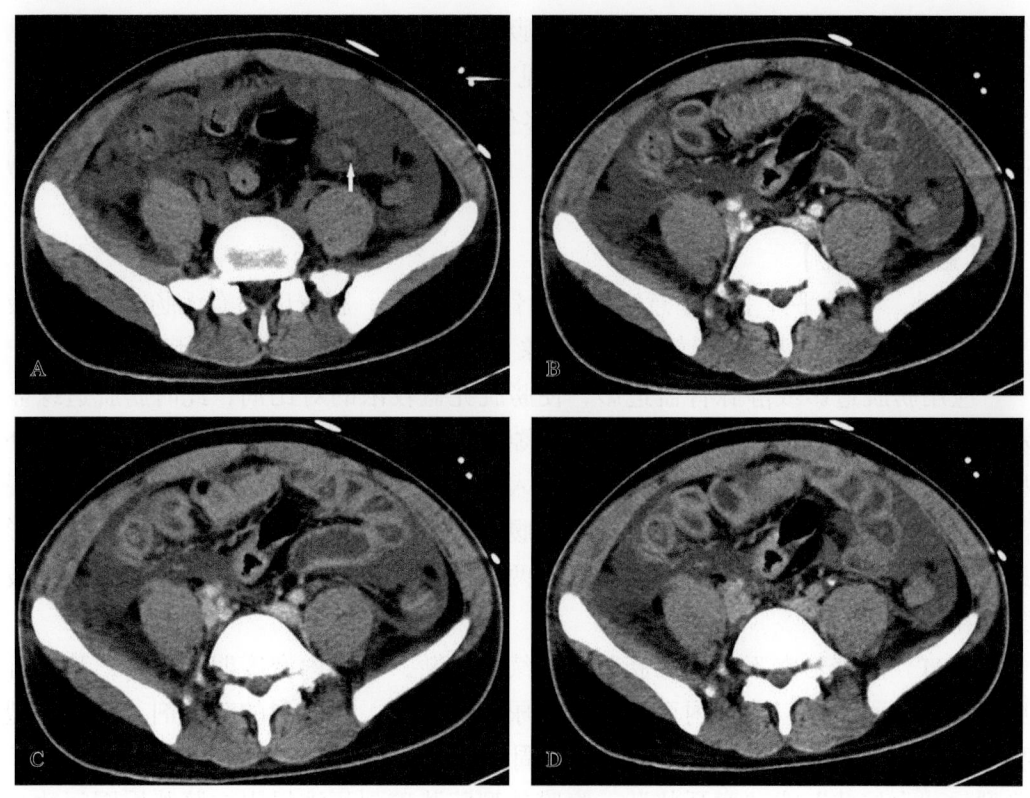

图5-12 小肠损伤合并腹水
A.平扫；B.动脉期；C.门脉期；D.延迟期

分析：患者为青年男性，病史中提示车祸伤后呈全身多发伤2天，伴意识不清约1小时。CT图像，可见腹膜广泛性增厚、浑浊，腹腔内多发积液。左中下腹部分小肠聚集，肠壁增厚，密度减低，肠腔内可见多发小血肿（箭头），提示小肠损伤并出血。

【治疗选择】

胃肠道损伤：胃损伤仅涉及黏膜层，并能于术前获得确诊，出血量小，又无其他脏器合并伤，可行非手术治疗，并密切观察。胃损伤后胃管持续吸引出新鲜血液、失血量较大，甚至发生失血性休克，应及早手术治疗。十二指肠、小肠、结肠及直肠破裂，一旦确诊后应立即手术治疗。

六、外伤性膀胱破裂

【病理与临床表现】

外伤性膀胱破裂在临床上并不多见，膀胱空虚时位于骨盆深处，很少为外界暴力所损伤；膀胱充盈时顶部高出耻骨联合，膀胱壁张力增大，当下腹、耻骨联合前受到直接或间接的强大外力时，可使膀胱内压急剧上升而致膀胱破裂。

临床症状包括血尿、排尿困难、耻骨上区压痛及腹膜刺激征等。膀胱破裂可分为腹膜外型、腹膜内型及混合型。①腹膜外型：裂口在腹膜反折的下方，多见于膀胱前壁或颈部，腹膜完整，此型多见，占50%～71%，大多数伴有骨盆骨折。②腹膜内型：裂口在腹膜反折上方，多位于膀胱顶部，伴腹膜破裂，与腹腔相通，尿液流入腹腔，可引起尿性腹膜炎，此型占25%～43%。③混合型：腹膜外型与腹膜内型同时存在，占7%～14%。

【影像学表现】

1.X线　骨盆平片上要注意观察有无骨折的征象，膀胱区内有无肠腔胀气及液平面或异常的软组织块影，如有上述征象，应考虑有膀胱破裂的可能性。

应用膀胱造影或静脉肾盂造影，使膀胱充盈较浓的对比剂，此时膀胱边缘显示模糊，其内对比剂漏出至周围组织间隙内。若膀胱下部边缘模糊，则为腹膜外型的膀胱破裂；若对比剂由膀胱顶部溢入腹腔，肠管间有对比剂存留，而膀胱底部边缘不清，形状保持倒三角改变者为腹膜内型膀胱破裂的征象。膀胱充气造影站立位时有气腹则为腹腔内型破裂；若两肾外形、腰大肌显示清楚，表示膀胱破裂口在腹腔外。

2.CT　膀胱形态不规则，膀胱壁连续性中断，膀胱内密度明显增高，甚至可见高密度的凝血块。盆腔内可见积液（尿液或血液）或外漏的对比剂。腹膜内型膀胱破裂积液局限在膀胱上及膀胱外侧周围隐窝和Douglas窝，外漏的对比剂可呈典型的"火焰状"或"磨牙状"；腹膜外型膀胱破裂积液局限在膀胱周围间隙和膀胱前间隙，外漏的对比剂可勾勒出肠管形状。

3.MRI　MRI显示骨盆骨折不如CT，但矢状面上显示膀胱顶壁破裂、尿液流入腹腔及膀胱颈部损伤优于CT。破裂口在T_2WI高信号尿液的衬托下呈低信号的膀胱壁中断；膀胱壁水肿增厚，呈T_1WI低信号、T_2WI高信号。膀胱周围尿液外漏，MR可区分腹膜内或腹膜外型破裂。

【典型病例分析】

病例　女，25岁。患者于23小时前骑摩托车时被小车撞倒，当场昏迷（图5-13）。

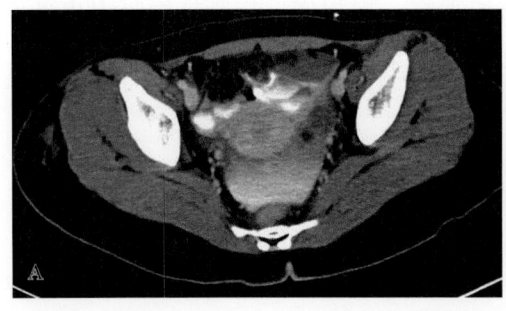
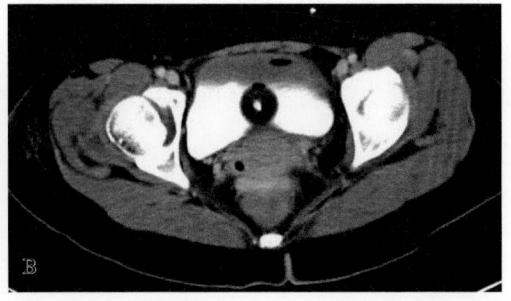

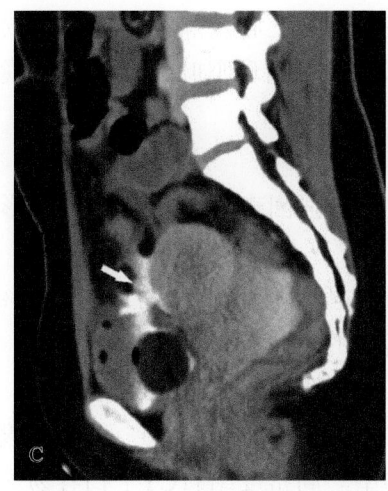
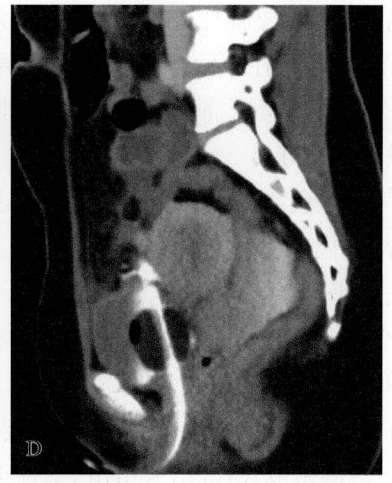

图5-13 腹膜内型膀胱破裂

分析：患者为青年女性，病史提示车祸后昏迷。CT图像可见导尿管插管后，膀胱内积气，膀胱上壁可见局限性破口，并见造影剂经破口进入盆腔（箭头），考虑腹膜内型膀胱破裂。

【治疗选择】

膀胱损伤：①膀胱挫伤一般不需特殊处理。②对于单纯外伤所致的腹膜外型膀胱破裂患者，如果血尿可以药物控制，可以留置导尿2周以便膀胱自行愈合。③对于所有的腹膜内型膀胱破裂和开放性膀胱损伤，均应立即手术治疗。

（熊 伟）

第二节 胆道结石

【病理与临床表现】

在胆汁淤滞和胆道感染等因素的影响下，胆汁中胆色素、胆固醇、黏液物质和钙盐析出、凝集而形成胆结石。发生在胆管内的称胆管结石，发生在胆囊内的称胆囊结石，统称为胆结石症（cholelithiasis）。根据化学成分不同，胆结石分为胆固醇性、色素性和混合型胆结石。胆固醇结石的胆固醇含量达70%以上，结石一般比较大，常单发，圆形或类圆形，大小可达数厘米，表面光滑，剖面称放射状，质轻软。色素性胆结石主要成分为胆红素钙，胆固醇含量低于25%，称泥沙样或颗粒状，剖面呈分层状，结石多发。混合性结石包含以上2种成分，大小、数目不等，常呈多面体形，切面成层，形似树干年轮或呈放射状。西方国家大部分胆道结石以胆固醇类结石为主，而我国胆结石以胆色素类结石常见。目前超声、CT、MRI已成为本病的主要检查方法，诊断准确率达95%。

胆石症患者主要临床症状为反复、突发性右上腹绞痛，疼痛为持续性，3～4小时后缓解，并放射至后背和右肩胛下部，同时出现呕吐。如合并胆囊炎则疼痛不缓解。检查右上腹压痛，有时可扪及肿大的胆囊。

【影像学表现】

1.超声　胆囊液性暗区内可见单发或多发强回声团，其后伴有声影，强回声团可以随着体位而变动。

2.X线　平片能够发现胆囊阳性结石，占全部胆囊结石的10%～20%，表现右上腹部大小不等、边缘高密度和中间低密度的环形、菱形、多角形影，多发者聚集成堆形似石榴籽。80%～90%的胆囊结石为阴性结石，平片不能显示。

3.CT　CT上胆结石分为高密度（CT值＞25Hu）、等密度（CT值0～25Hu）、低密度（CT值＜0Hu）3种类型。高密度结石CT平扫容易显示，表现为单发或多发，圆形、不规则形或泥沙状的高密度影等、低密度结石不易显示。以高密度结石多见。肝内胆管结石可呈点状、结节状、不规则状，与肝管走向一致，常伴有周围胆管扩张。胆总管结石时上部胆管扩张，结石部位的层面、扩张的胆管突然消失，于充满低密度胆汁的扩张胆管中央或后部可见高密度的结石，形成所谓的"靶环征"或"半月征"。胆结石的CT值测定大致反映结石化学成分的含量，CT值低的结石多为胆固醇类结石，CT值高的结石多为色素类结石。可为体外震波碎石、药物溶石的治疗提供参考依据。

4.MRI　胆囊内结石在T_1WI上多表现为低信号灶。胆管结石，MRCP既可观察到低信号的结石及其部位、大小、形态、数目等，又能显示梗阻上方胆管的扩张程度。MRCP显示的扩张胆总管下端呈倒杯口状充盈缺损，为胆总管结石的典型表现。

【典型病例分析】

病例一　女，65岁。患者因"反复上腹痛伴心悸，头晕10余年"入院。患者于10年前无明显诱因出现上腹部钝痛，并向背部放射，伴有腹胀、恶心，疼痛与体位变化无关（图5-14）。

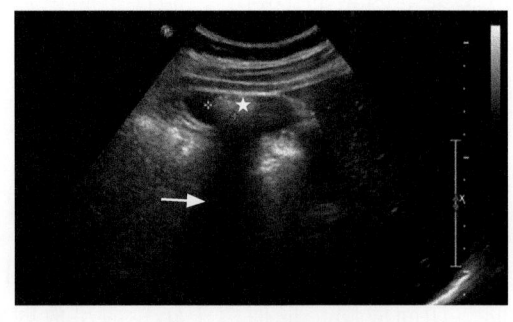

图5-14　胆囊结石

分析：患者为中老年女性，病史中提示患者上腹部疼痛，并向背部辐射，提示胆系结石可能，超声显示胆囊内强回声光团（★）并可见后方声影（箭头），符合胆囊结石。

病例二 女，52岁。右上腹腹痛、腹胀2周余，疼痛加重1天，并向背部放射，疼痛不随体位变化加重（图5-15）。

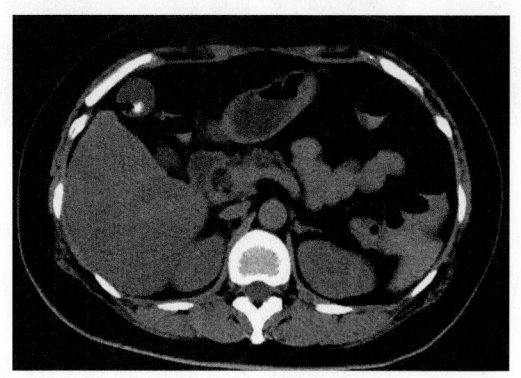

图5-15 胆囊结石

分析：患者为中年女性，上腹部疼痛，向背部放射，考虑胆系结石，CT显示胆囊内可见小圆形高密度影，符合结石的CT表现。

病例三 女，46岁。右上腹部疼痛，加重伴皮肤黄染4天（图5-16）。

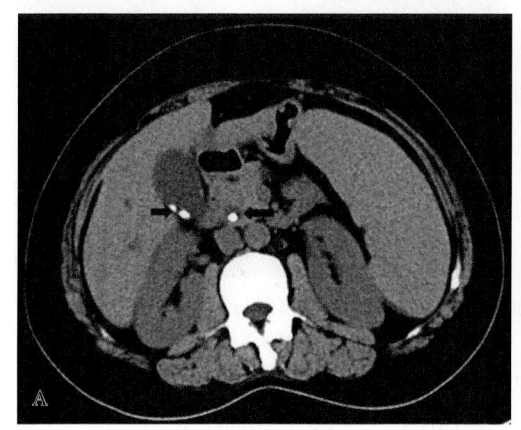 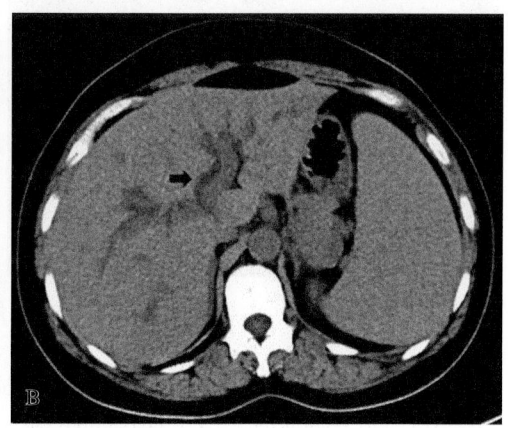

图5-16 胆囊多发结石，胆总管结石，合并肝内胆管扩张

分析：患者为中年女性，上腹部疼痛，且有皮肤黄染，考虑胆管有梗阻，CT显示肝内胆管扩张，胆囊及胆管内都有高密度结石影（图5-16A），说明下游胆管梗阻。

病例四 男，26岁。右上腹痛3天（图5-17）。

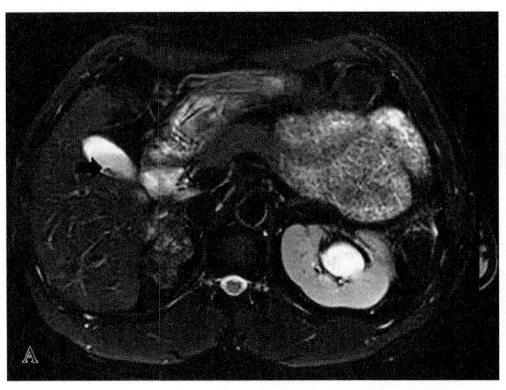 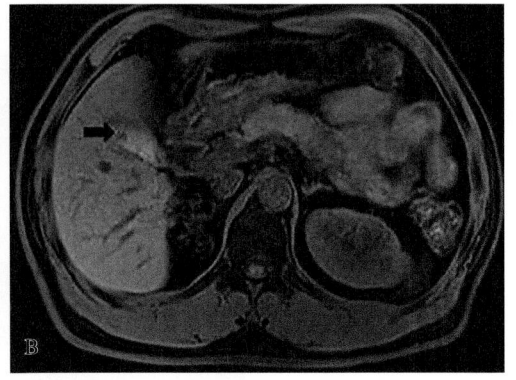

图 5-17　胆囊结石

分析：患者为青年男性，在 T_2WI 序列中高信号胆汁背景下可见低信号结石（图5-17A），在 T_1WI 序列中胆汁呈稍高信号，考虑内含胆固醇成分，内结石呈低信号影（图5-17B）。

病例五　女，48岁。乏力、食欲缺乏、肝区隐痛、尿黄6个月，加重1周。MRI及MRCP检查显示如下（图5-18）。

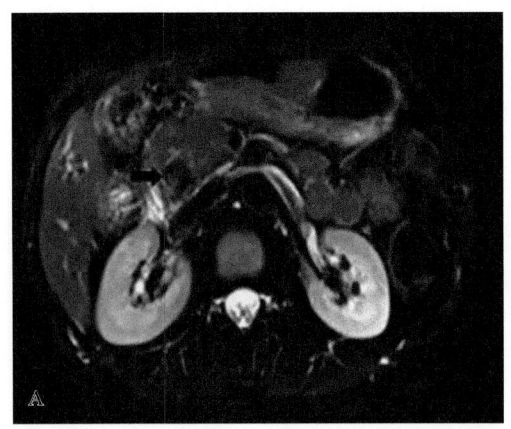 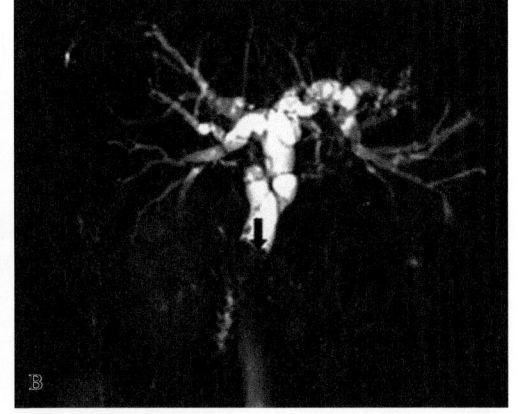

图 5-18　胆总管结石

分析：患者为中年女性，T_2WI 序列显示胆总管下端可见低信号（图5-18A），MRCP显示肝内外胆管有不同程度的扩张（图5-18B），考虑胆汁梗阻淤积。

（陈传丽）

第三节　急性胰腺炎

【病理与临床表现】

急性胰腺炎是常见的急腹症之一，发病绝大多数是由于过量饮酒、高脂餐或者胆石症所致。饮酒、高脂餐所致的急性胰腺炎往往导致复发性急性胰腺炎，相反，胆石症引起的胰腺炎常是单纯急性发作，胆道泥沙样结石也可引起急性胰腺炎。大部分患者有中上腹疼痛，同时伴恶心呕吐，约50%患者有发热等症状。临床上有上腹部压痛、反跳痛和肌紧张等腹膜炎体征。严重者有低血压休克及多器官衰竭的表现。临床资料统计，急性胰腺炎大部分为间质水肿型胰腺炎，少数为坏死型胰腺炎。多数情况下，血和尿淀粉酶均升高。

【影像学表现】

实际临床工作中，急诊CT的应用更常见。

(一) 急性间质水肿型胰腺炎

此类患者在临床上常表现为轻度急性胰腺炎，少数病例在CT检查无论平扫还是增强扫描均可无形态及密度的改变，亦无明显周围渗出。此型急性胰腺炎的主要表现如下。

1.**胰腺形态** 由于胰腺血管扩张、血流量增多及血管通透性增加，胰腺水肿导致胰腺轻至中度增大，轮廓不规则；有时急性水肿型胰腺炎并不表现为全胰腺肿大，仅表现为胰腺局灶性轻度增大，周围少许渗出。典型水肿型胰腺炎与正常胰腺的大小有很大差异，CT上诊断往往不难，但有时仅表现轻微弥漫性肿大，此种情况往往出现在急腹症时，诊断会有困难，需要结合临床及生化检查如血尿淀粉酶，因而CT表现正常并不能排除本病。

2.**胰腺密度** CT上胰腺密度减低，大多较均匀，表示胰腺炎性水肿存在。

3.**胰腺周围** 根据最新急性胰腺炎分类法（Atlanta分类2012版），急性间质型胰腺炎胰周渗出常表现为2种类型：胰周液体积聚及胰腺假性囊肿。胰腺周围积液常形成于病变早期，无固定形态、无囊壁，其边界为腹膜后腔的筋膜构成，其内密度均匀，无任何胰腺坏死成分。CT上可仅表现胰腺边界模糊，被膜增厚，炎症加重往往还伴有腹膜后积液和肾筋膜的受累征象，主要表现为肾前间隙、肾周间隙及肾后间隙积液，肾前筋膜的增厚；有时在胰腺本身改变不明显时，即可出现肾前筋膜的增厚。假性囊肿为非上皮性囊肿，囊壁主要由纤维组织组成。胰周积液常在4周内自行吸收，少数超过4周，胰周积液被纤维组织包裹、粘连，则形成假性囊肿。假性囊肿可发生于胰腺内外，常发生于胰腺外，大小可从几厘米到几十厘米不等，呈圆形或椭圆形，有时呈不规则形，多数为单房，有时可见多发分隔，呈水样均匀密度、囊壁光滑。

(二) 急性坏死型胰腺炎

此型胰腺炎发病凶险，临床过程复杂多变、病死率高，因此，在急性胰腺炎发病早期的正确评估对于指导急性重症胰腺炎的治疗及预后具有重要意义。

1.**胰腺形态** 胰腺体积明显增大、密度不均匀、常呈弥漫性。

2.胰腺密度　胰腺密度的减低，特别是胰腺坏死的出现，呈更低密度是急性坏死型胰腺炎的典型表现。CT增强扫描正常胰腺组织呈均匀性强化，与坏死区形成典型的对比；小斑片状坏死常表现为胰腺实质内小灶性或小斑片状边界不清的低密度区，这种坏死灶常位于胰尾包膜下。CT平扫出血灶高于正常胰腺组织，可为灶性点、片状散在出血或弥漫性出血。坏死灶内可伴急性出血，呈高密度灶；当出血处于亚急性或慢性时期，在CT上可呈水样密度。无论出血处于哪一时期，CT增强扫描均无强化。

3.胰腺周围　胰腺轮廓模糊，脂肪间隙模糊，胰周积液，累及范围较广泛。根据急性胰腺炎分类法（Atlanta分类2012版），坏死型胰腺炎主要表现为急性坏死物积聚及包裹性坏死。急性坏死物积聚发生于病程早期，表现为液体内容物包含混合的液体和坏死组织，坏死物包括胰腺实质或胰周组织的坏死，急性坏死物积聚与胰周液体积聚不同，前者常继发于胰腺及胰周组织坏死、囊变、胰周积液，CT扫描坏死型胰腺炎胰周改变非常明显，病变的范围和程度变化大。胰腺炎最常侵入小网膜囊，其次是左肾旁前间隙。其他相对少见的部分积液还包括：①右肾旁前间隙。②穿过肾周筋膜进入肾周间隙内。③肾旁后间隙，此时可扩散至椎旁、盆腔及大腿根部。④肝实质内，主要经小网膜囊和静脉韧带裂间隙扩散。⑤经脾门进入脾脏实质。⑥经膈肌脚和裂孔进入纵隔内。⑦经横结肠系膜进入横结肠；沿小肠系膜根部扩散；典型的征象主要为肠道壁水肿、增厚，增强后出现黏膜强化，肌层水肿增厚，浆膜层也出现强化，典型者可呈"夹心饼干"样表现。

4.并发症及伴随的征象　坏死型胰腺炎同时伴有严重的蜂窝织炎时，可发生胰腺脓肿，表现为胰腺内或胰周的脓液积聚，外周为纤维囊壁，CT提示气泡征。脓肿形态各异，增强后脓肿壁可有明显强化；在排除病灶与肠道相通的可能后，如果积液内见到大量气体影或液-气平面，则为脓肿的可靠征象。坏死型胰腺炎对周围血管的侵犯亦不少见，可导致假性动脉瘤、门静脉血栓等并发症。

【典型病例分析】

病例一　男，26岁。腹痛2天。患者于2天前出现腹痛（具体性状不明），就诊外院，查血及上腹部CT（图5-19），考虑为"胰腺炎"，予以相关治疗后未见明显缓解。

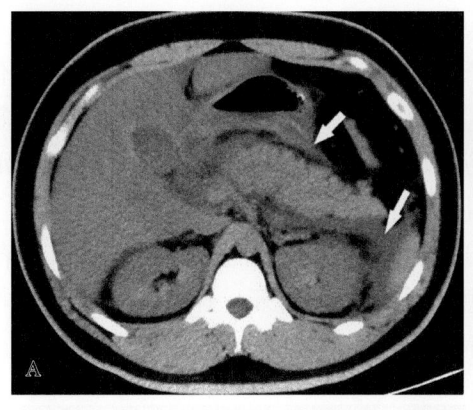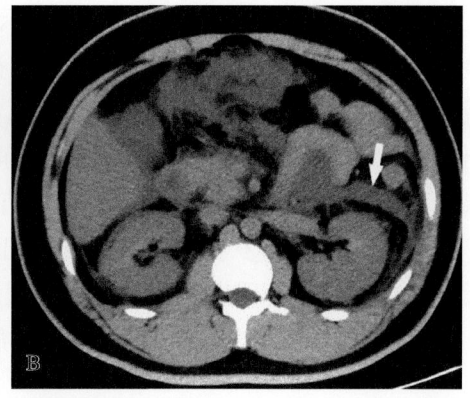

图5-19　急性间质水肿型胰腺炎

分析：患者为青年男性，病史中提示患者已出现腹痛2天，影像中可见胰腺弥漫性肿胀，小叶边缘不清，胰腺周围脂肪间隙浑浊，并见多发片状液体密度影积聚（图A箭头），左侧肾前筋膜明显增厚并局限性液体积聚（图B箭头）。

病例二　男，51岁。反复腹痛5天，加重1天。患者于5天前因无明显诱因出现上腹部疼痛，伴上腹饱胀、呃逆、食欲缺乏，曾到当地医院就诊，查彩超提示"胆囊结石"，经对症治疗后症状无明显缓解，腹痛加重1天入院（图5-20）。

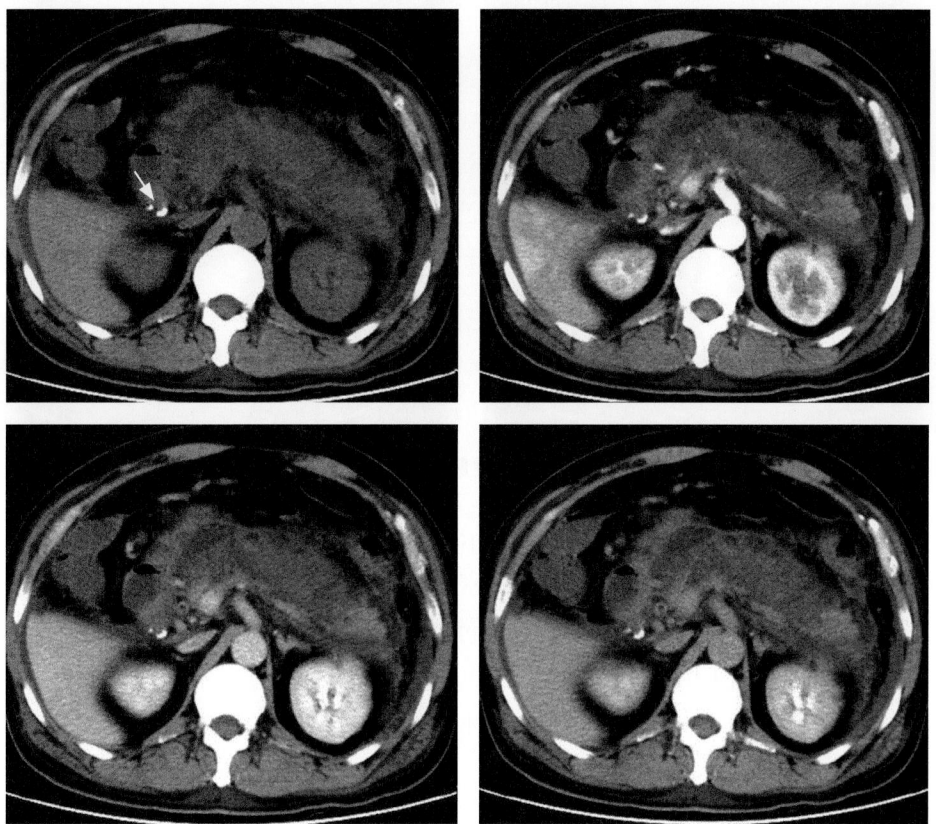

图5-20　急性坏死型胰腺炎

分析：患者为中年男性，病史中提示患者腹痛5天，并外院诊断胆囊结石，影像检查可见该层面胆囊颈部内见2枚小结石（箭头），胰腺弥漫性肿胀、密度不均匀减低，密度减低区强化程度明显减低，胰腺周围脂肪间隙明显混浊，并见多发渗出及片状液体密度影积聚，双侧肾前筋膜增厚。该病例影像诊断为急性坏死型胰腺炎，临床诊断为"急性重症胆源性胰腺炎"。

病例三 男，24岁。饮酒、饱食后出现腹部胀痛，伴恶心、呕吐20天。患者于20天前因饮酒、饱食后出现腹部胀痛，程度加重，无放射痛，伴恶心、呕吐胃内容物，呕吐物为鲜血及咖啡样物，呕吐后腹痛无缓解，无腹泻，无发热（图5-21）。

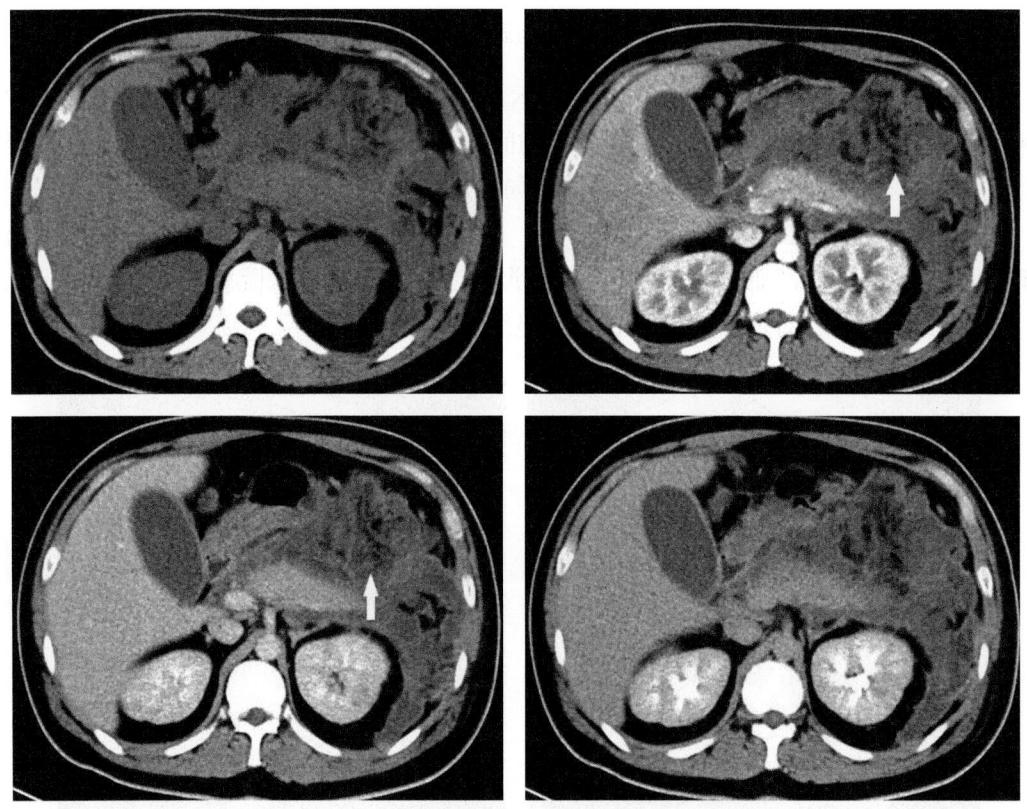

图5-21　急性坏死性胰腺炎伴坏死物积聚

分析：患者为青年男性，病史中提示患者饮酒、饱食后出现腹痛伴恶心、呕吐，影像检查可见胰腺体积肿大，实质密度不均，小叶边缘不清，胰尾部可见片状低密度影，强化程度明显减低，胰腺周围脂肪间隙浑浊、密度增高，可见多发片状、絮状渗出，并局限性包裹，其内见混杂密度坏死物积聚（箭头）。左侧肾前筋膜明显增厚并见液体积聚。结合临床，该病例影像诊断为急性坏死型胰腺炎伴坏死物积聚。

病例四 男，50岁。反复左上腹轻微不适6个月，近15天加重。患者于6个月前无明显诱因感左上腹轻微不适，间断、一过性发作，在当地诊所就诊，于消炎镇痛药治疗（具体用药不详）后好转，无胸痛、气短，无恶心、呕吐、血便、尿频、尿急，无高热、寒战、咳嗽、咳痰，近15天疼痛发作频繁（图5-22）。

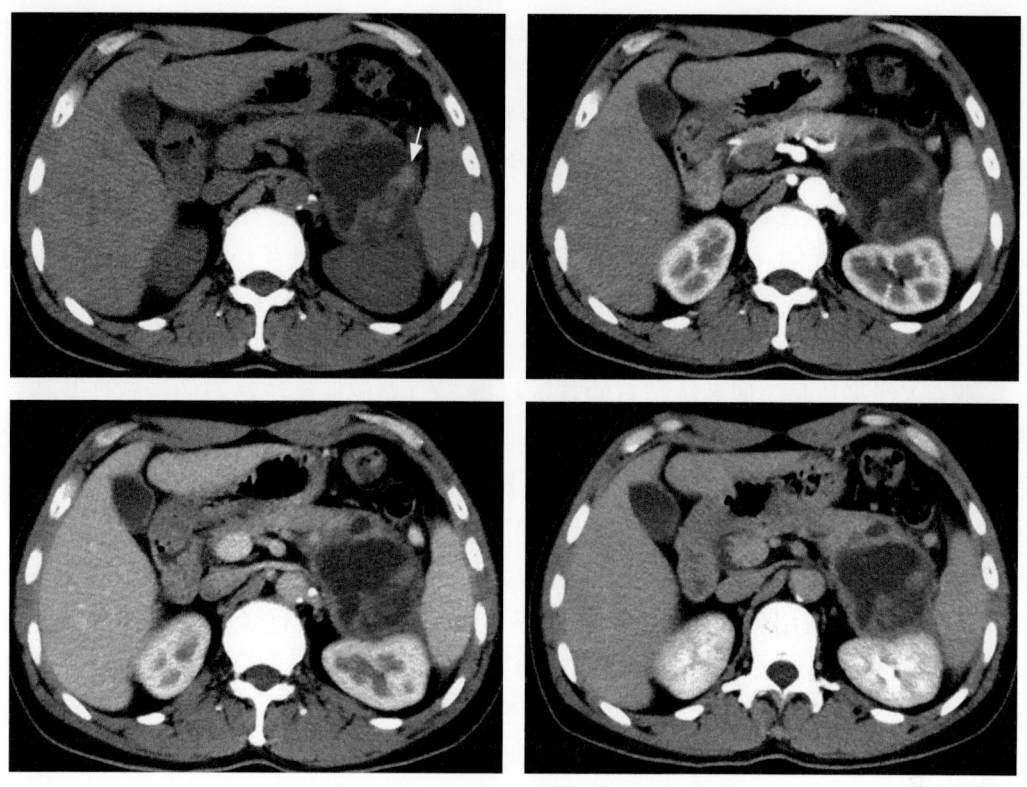

图5-22 急性坏死型胰腺炎伴包裹性坏死

分析：患者为中年男性，病史中提示患者左上腹不适6个月，近15天加重，影像检查可见胰腺尾部饱满，胰腺头体部相对体积较小，胰腺实质密度尚较均匀，胰腺尾部见一囊状占位性病变，边界尚清，囊内见液性密度影充填，并见斑片状高密度出血灶，增强扫描囊壁轻中度强化，出血区未见强化（箭头）。胰腺周围脂肪间隙密度增高并见少许液体密度影积聚。脾周见少许积液影。结合临床，该病例影像诊断为急性坏死型胰腺炎伴包裹性坏死。

（吴婉莎）

第四节 泌尿系统结石

【病理与临床表现】

泌尿系统结石是泌尿系统常见病，尿钙增多、肥胖、钙补充剂、痛风及尿液潴留等都是泌尿系统结石形成的危险因素。根据结石存在部位的不同，可将其分为肾结石、输尿管结石及膀胱结石。

泌尿系统结石最初可无明显临床症状，或仅伴有轻微的腰背酸痛。大多数肾结石位于肾盂及肾盏内，呈圆形、三角形、鹿角形等。输尿管结石多由一些体积较小的肾结石下行而来，在移动过程中，尤其经过3个生理狭窄（输尿管起始处，输尿管跨髂动脉入骨盆处，输尿管入膀胱壁处）时，可刺激引起输尿管痉挛，产生剧烈疼痛，即肾绞痛；常同时伴有恶心、呕吐等消化道症状；部分患者亦可出现血尿。膀胱结石常因体积较大很难排出，表现为排尿困难和排尿疼痛。此外，患者亦可出现泌尿系统感染、泌尿系统阻塞等症状。对无基础疾病的患者，一侧泌尿系统梗死，可由另一侧代偿。而慢性肾病或双侧泌尿系统梗死的患者，则可出现肾功能的失代偿，严重者出现急性尿毒症等并发症，表现为冷漠、嗜睡及精神状态改变。

【影像学表现】

腹部X线平片是泌尿系统结石的首选检查。CT对泌尿系统结石的敏感性及特异性在95%以上，是泌尿系统结石检查的金标准。MRI的敏感性及特异性不及CT和X线，通常不被列为一线影像学检查方法。影像表现为肾区、输尿管走行区、膀胱内类圆形或不规则X线/CT高密度影。出现泌尿系统阻塞的患者，可见阻塞上端肾盂、肾盏、输尿管扩张，甚至一侧肾脏体积增大。多数泌尿系统结石在X线或CT检查中下呈高密度影。服用英地那韦且饮水量不足的AIDS（获得性免疫缺陷综合征）患者，可因药物结晶形成结石，在X线/CT检查中呈低密度影。部分患者可见输尿管管壁环形增厚，肾脏或输尿管周围脂肪密度稍增高等局部急性炎症的表现。输尿管结石患者常出现结石周围输尿管管壁水肿增厚，即"软组织边缘征"。软组织边缘征可用于中下段输尿管结石与盆腔静脉石的鉴别。

【典型病例分析】

病例一 男，38岁。20年前体检发现左肾结石未给予重视。1个月前自觉腰部不适，4天前出现夜尿增多、血尿，左侧腰部酸软等症状（图5-23）。

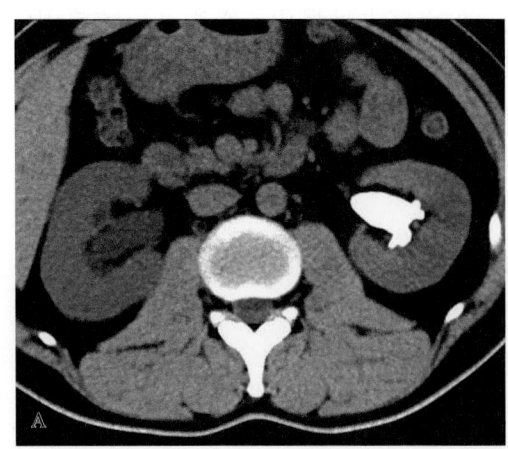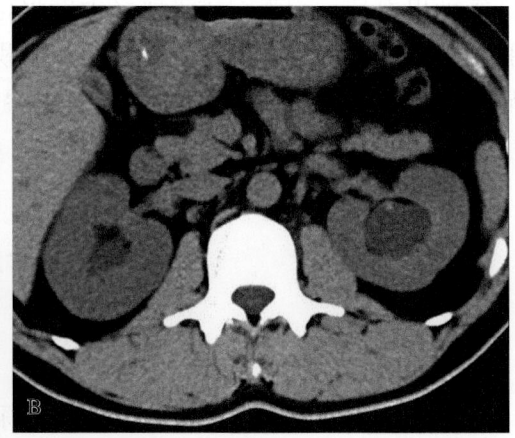

图5-23 左侧肾盂结石，双肾积水

分析：患者为青年男性，临床症状主要为腰部不适、血尿及夜尿增多，影像CT可见左侧肾盂肾盏内多个不规则高密度影，边界清晰，似鹿角状（图5-23A、B）。双侧肾盂肾盏扩张积液，以左侧为著。

病例二 男，37岁。4年前无明显诱因出现尿频、尿急、尿痛、排尿不畅，无发热、无腰痛、无肉眼血尿、无水肿，且尿量正常。当地医院B超提示"肾结石"，自服中药治疗，症状好转。4天前，无明显诱因尿频、尿急、尿痛、排尿不畅再发，伴黄脓尿（图5-24）。

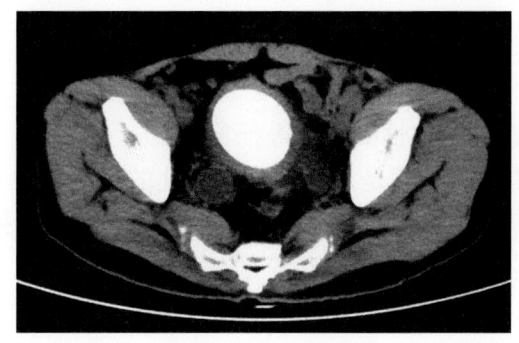

图5-24 膀胱结石

分析：患者为青年男性，临床症状主要为尿频、尿急、尿痛及排尿不畅，影像CT可见膀胱壁增厚、毛糙，膀胱内见巨大椭圆形高密度影，边界清。

（董妍婧）

第五节 消化道穿孔

消化道穿孔（gastronintestinal tract perforation）是常见的急腹症，包括食管穿孔及胃肠道穿孔，临床上以胃及十二指肠溃疡穿孔最为常见。影像检查对其诊断具有重要作用。

【病理与临床表现】

食管壁的完全破裂导致食管穿孔。食管穿孔的原因包括自发性、过度干呕、肿瘤坏死、药物、溃疡、异物存留、食管癌和创伤。其中医源性损伤是食管穿孔最常见的原因，其次是自发性破裂（Boerhaave综合征）和胸部钝挫伤。临床表现为吞咽疼痛、吞咽困难及胸痛。

胃肠道穿孔常继发于溃疡、创伤和肿瘤。胃及十二指肠溃疡穿孔为最常见的原因。肿瘤穿孔是因肿瘤坏死或肿瘤引起的肠梗阻所致。创伤性穿孔多合并其他脏器损伤。胃及十二指肠溃疡穿孔多发生在前壁。穿孔时胃及十二指肠内的气体和内容物流入腹腔，造成气腹和急性腹膜炎。慢性穿孔多发生在后壁，穿透前浆膜已与附近组织器官粘连，有时溃疡虽很深，但内容物不流入腹腔。由于小肠肠曲彼此紧靠，穿孔后纤维蛋白沉着，相互粘连而穿孔很快被封闭，小肠内气体又很少，故小肠内容物流出很少，也很少造成气腹。结肠内气体量较多，穿孔后肠内容物随大量气体流入腹腔，导致气腹和局限性或全腹膜炎。

胃肠道穿孔临床表现是突然发生的持续性上腹部剧烈疼痛，很快扩散到全腹，常伴有轻度休克症状。体格检查可扪及肌紧张、全腹压痛、反跳痛等腹膜刺激症状，肝浊音界缩小或消失。

【影像学表现】

1.X线 食管穿孔时可见纵隔气肿或气胸。异物穿孔常可见异物存留，造影时则可见造影剂经食管破口处流出。胃肠道穿孔穿入腹腔内时，主要X线表现为气腹、腹液、腹脂线异常和麻痹性肠胀气等征象。

X线腹部平片检查发现气腹是诊断胃肠道穿孔的重要征象，以膈下游离气体为典型表现。正常情况下腹腔内没有游离气体，一旦发现肠管外气体，结合临床常能诊断为胃肠道穿孔，但不能定位。

分析游离气腹时应注意：①正常情况下，胃、十二指肠球部及结肠内有气体，因此穿孔后大都有游离气腹征象；小肠及阑尾内一般无气体，穿孔后很少有游离气腹征象。②胃后壁溃疡穿孔，胃内气体进入小网膜囊，如网膜孔不通畅，气体则局限于网膜囊内，立位照片于中腹显示气腔或气-液腔。③腹膜间位或腹膜后空腔脏器穿孔，气体进入腹膜后间隙，而腹腔内并无游离气体（图5-25）。因此，没有游离气腹征象并不能排除胃肠道穿孔。

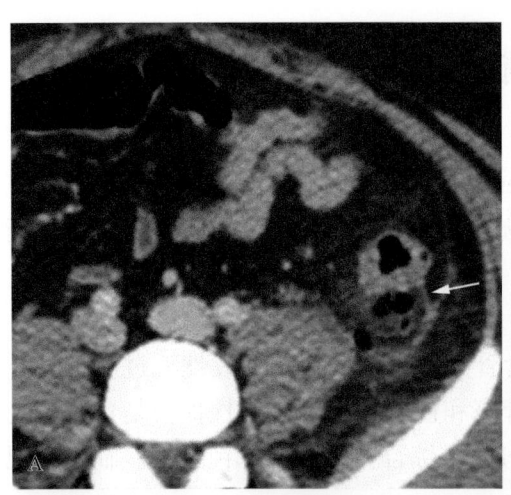 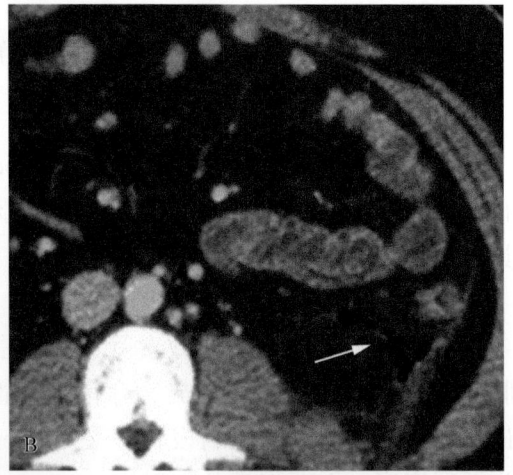

图5-25 结肠憩室合并穿孔，图A显示乙状结肠可见一憩室，周围可见渗出及少许气体（箭头）；图B显示在腹膜后区的肾前筋膜、锥筋膜可见气体聚集（箭头）

胃肠道穿孔后，胃肠内容物进入腹腔引起化学性和细菌性腹膜炎，从而产生腹腔积液或气液征象。还可出现相邻腹脂线变模糊、肠曲反应性淤积、肠麻痹等征象。这些征象是继发性腹膜炎表现，而原发性腹膜炎一般无气腹征象。

2.CT　食管穿孔CT检查可见纵隔游离气体，并有助于确定穿孔的原因，如肿瘤、异物等。胃肠穿孔后，除了腹腔游离气体外，常伴有胃肠内液体漏出，进而引起腹膜炎症，产生腹水。CT检查可确认积液以及积液的部位和量，特别是能显示少量积液。如横结肠系膜上方的腹腔积液最初位于Morrison囊即肝后下间隙内，在肝右叶后面与右肾之间，是横结肠系膜以上腹腔最低处，表现为围绕肝右叶后内缘的水样密度。横结肠系膜下方的积液，早期位于盆腔的膀胱直肠陷凹或子宫直肠陷凹内，表现为边界清晰的水样密度，其后可延伸至结肠旁沟内。大量积液时，小肠漂浮，集中在前腹部，这时低密度脂肪性肠系膜在周围腹水衬托下可清楚显示。小网膜囊积液于胃体后壁与胰腺之间，呈水样低密度区，大量积液时，脾胃韧带移位。

【典型病例分析】

病例一　男，44岁。误吞鸭骨2天（图5-26）。

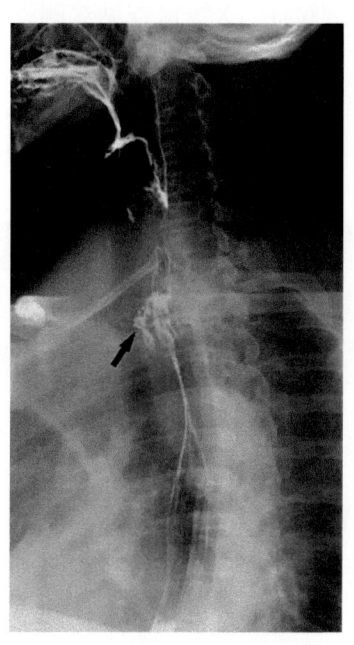

图5-26　食管上段异物并穿孔

分析：食管钡棉检查见食管上段约胸2椎体水平钡棉存留，吞钡后钡棉位置无改变。左侧斜位示钡剂向前下方纵隔内漏出，漏出钡剂局限（箭头）。

病例二　男，63岁。间断腹痛1周，加重1小时。疼痛剧烈不能缓解，活动或体位变换后疼痛加重。肠鸣音减弱，腹肌紧张，全腹明显压痛，以中上腹部为主，有反跳痛（图5-27）。

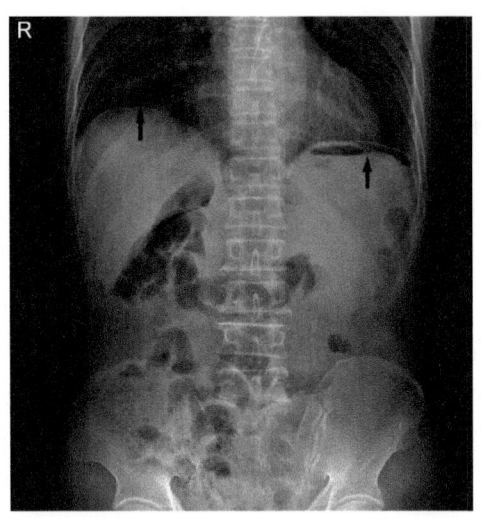

图5-27　胃窦前壁溃疡穿孔，双侧膈下游离气体

分析：患者临床表现为急腹症，X线检查见双侧膈下游离气体（箭头），提示胃肠道穿孔可能，手术证实为胃窦前壁溃疡穿孔。

病例三　男，46岁。突发上腹部疼痛，呈持续性，无放射，伴呕吐，呕吐物为胃内容物。既往有胃溃疡出血及消化道穿孔修补病史（图5-28）。

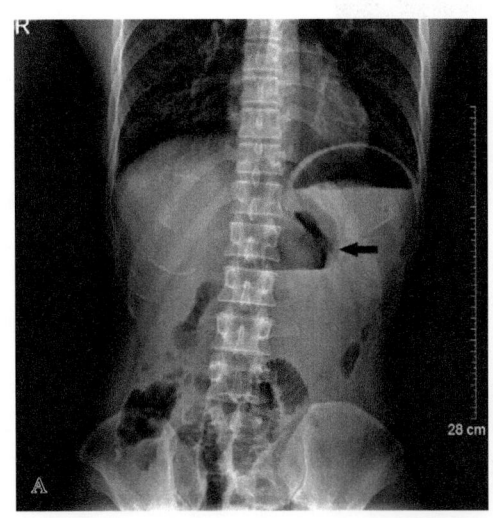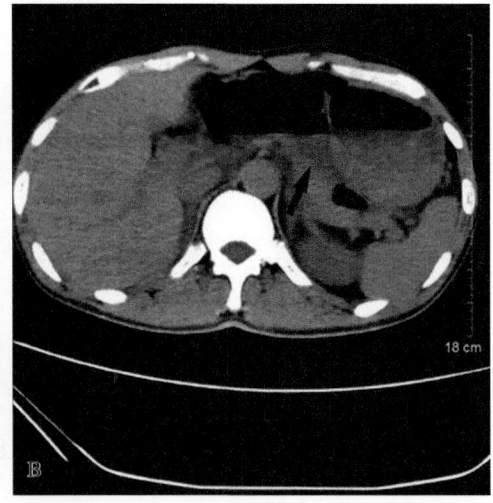

图5-28　胃窦后壁穿孔

分析：患者有消化道穿孔修补术病史，此次亦为急腹症就诊，X线检查中腹部气液腔（图5-28A），CT检查见小网膜囊积液、积气（图5-28B），提示胃肠道穿孔。

病例四　男，67岁。误吞鸡骨后吞咽困难、进食困难4天余。血常规白细胞计数：10.45×10^9/L（图5-29）。

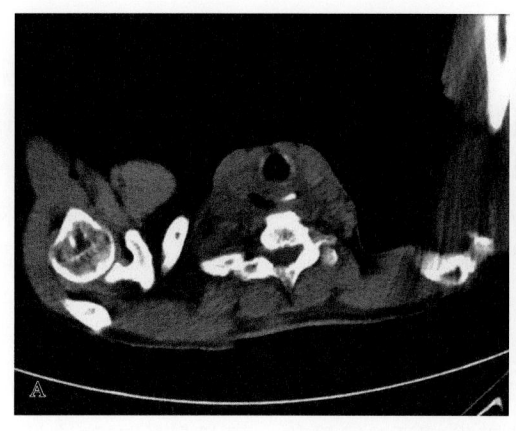
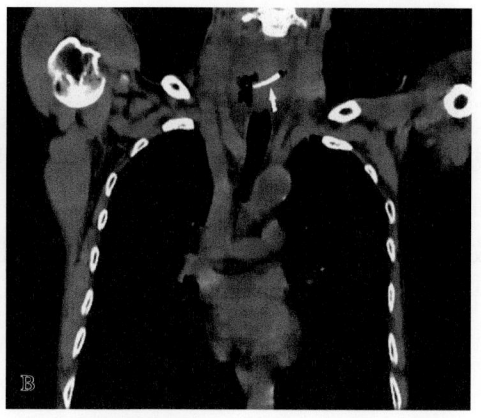

图5-29　食管上段异物，合并食管穿孔

分析：患者为误吞鸡骨后急性起病，CT检查见食管上段异物（图5-29A），穿过食管壁（图5-29B），位于食管左侧，食管壁肿胀，周围可见低密度影及气体影，提示合并食管穿孔。

病例五　男，22岁。急性持续性上腹部疼痛，腹肌紧张，全腹压痛，以上腹为主，并有反跳痛（图5-30）。

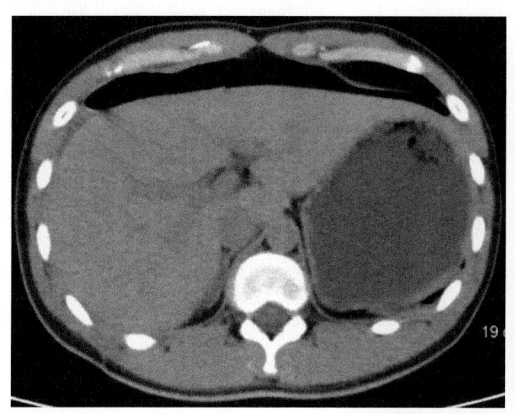
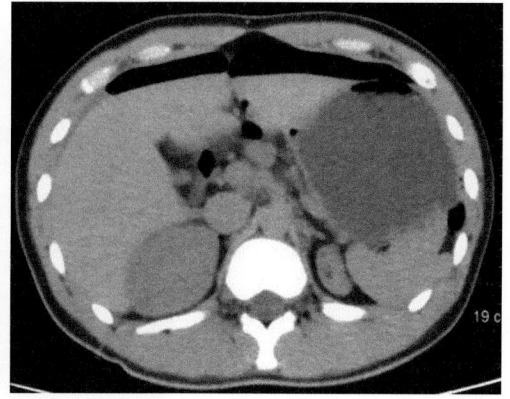

图5-30　胃窦前壁溃疡穿孔

分析：CT检查膈肌下及肝胃间隙可见游离气体影，腹腔少量积液，提示胃肠道穿孔。

（理东丽）

第六节　食管异物

食管异物（foreign body of esophagus）指嵌留于食管内不能通过的外源性物质。

【病理与临床表现】

食管异物可嵌留于食管的任何部位，以滞留于食管生理狭窄处常见，尤其见于第一狭窄处，其次为第二狭窄处。异物嵌顿时，食管壁局部可发生充血、水肿或溃疡形成。尖锐异物穿破食管壁可引起食管周围炎、纵隔炎症及脓肿形成。临床上，一般有吞食异物的病史。钝性异物常引起吞咽哽噎感、作呕或因异物刺激而频繁做吞咽动作。尖锐异物常引起刺痛感，疼痛位置明确，刺破食管可致出血。

【影像学表现】

1.X线　可显示不透X线异物的部位和方向，表现为食管走行区的具有特殊形态的高密度影。口服钡剂或钡棉检查有助于发现透X线异物，可见异物表面涂抹钡剂或钡棉钩挂征象。较小异物可见钡剂或钡棉偏侧通过或绕流、分流；较大嵌顿异物显示钡剂或钡棉通过受阻。若细小尖刺状异物一端刺入食管壁，另一端斜行向下，口服钡剂或钡棉检查可无异常表现。

2.CT　可显示食管壁损伤、穿孔及周围情况。表现为局部食管壁肿胀、增厚，严重时可见管腔狭窄。穿孔时异物穿出管壁外，食管周围出现游离气体，合并出血时食管周围可见高密度血肿，合并感染时食管周围脂肪层模糊、消失，或形成周围纵隔内边缘模糊的包块，若包块内出现气体，则提示化脓性炎或脓肿形成，增强扫描脓肿壁明显强化。

【典型病例分析】

病例一　男，71岁。误吞鸡骨1小时余（图5-31）。

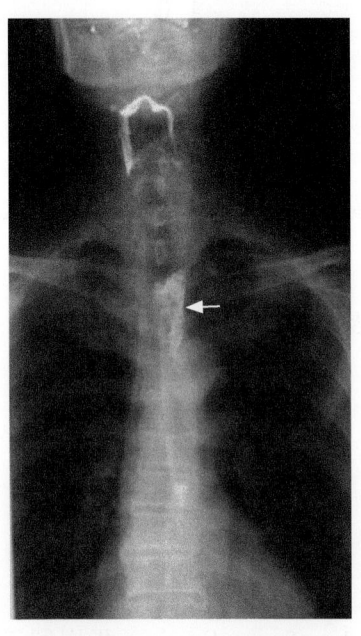

图5-31　食管异物

分析：食管钡棉检查示食管约于第3胸椎水平处钡棉存留，吞钡后钡棉位置无改变。

病例二 女，57岁。不慎吞食鱼刺10余天（图5-32）。

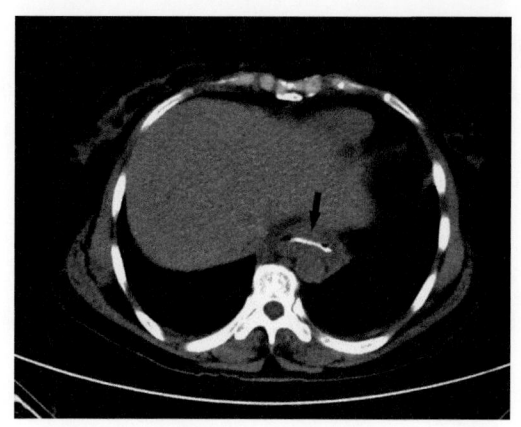

图5-32 食管异物

分析：CT检查见食管下段异物，并管壁增厚、肿胀。

病例三 女，62岁。误吞鱼骨伴吞咽疼痛19小时余（图5-33）。

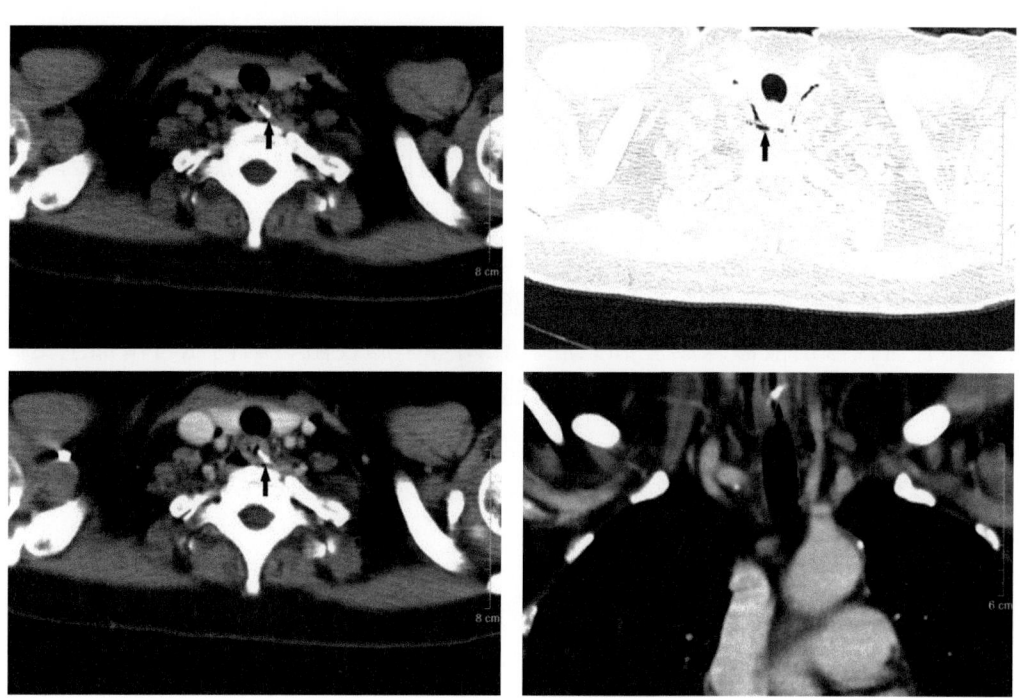

图5-33 食管上段异物，合并食管穿孔

分析：CT检查见食管上段异物并穿出食管壁，食管周围可见游离气体。

（理东丽）

第七节 肠 梗 阻

【病理与临床表现】

任何原因引起的肠内容物通过障碍，统称为肠梗阻，是常见的外科急腹症之一。肠梗阻发病后，不断在肠管形态上和功能上发生改变，还可导致一系列全身性病理改变，严重时可危及患者生命。

（一）分类

肠梗阻根据不同的病因有不同的分类，不同类型的肠梗阻，临床表现及影像学表现也随之不同。

1. 按梗阻原因　机械性肠梗阻、动力性肠梗阻、血供性肠梗阻、假性肠梗阻。

2. 按肠壁血供有无障碍　单纯性肠梗阻、绞窄性肠梗阻。

3. 按梗阻部位　高位梗阻、低位梗阻和结肠梗阻。

4. 按梗阻程度分类　完全性和不完全性。

（二）病理生理学

包括局部及全身。

1. 局部变化　机械性肠梗阻一旦发生，梗阻以上肠蠕动增加，肠腔内因气体和液体的积聚而膨胀。肠梗阻部位越低，时间越长，肠膨胀越明显。梗阻以下肠管则瘪陷、空虚或仅存积少量粪便。肠腔压力不断升高，可使肠壁静脉回流受阻，肠壁充血水肿，液体外渗。同时肠壁及毛细血管通透性增加，肠壁上有出血点，并有血性渗出液渗入肠腔和腹腔。在闭袢型肠梗阻，肠内压可增加至更高点。肠内容物和大量细菌渗入腹腔，引起腹膜炎。最后，肠管可因缺血坏死而溃破穿孔。

2. 全身变化　水、电解质和酸碱失衡，血容量下降，甚至休克、呼吸和心脏功能障碍。

（三）临床表现

1. 腹痛　机械性肠梗阻的腹痛是阵发性绞痛，如果腹痛的间歇性不断缩短以至成为剧烈的持续性腹痛，则应警惕可能是绞窄性肠梗阻表现。

2. 呕吐　高位梗阻的呕吐出现较早，呕吐较频繁；低位小肠梗阻的呕吐出现较晚；呕吐呈棕褐色或血性，是肠管血供障碍的表现；麻痹性肠梗阻时多为溢出性。

3.腹胀　程度与梗阻部位有关，高位梗阻腹胀不明显，低位梗阻及麻痹性肠梗阻腹胀显著，遍及全腹。绞窄性肠梗阻可有压痛性包块。

4.排气排便停止　完全性肠梗阻时发生。

【影像学表现】

腹部X线检查，特别是立位腹部平片，是首选的检查方法，可以判断是否有肠梗阻的存在，还可以根据肠管的形态大致判断出梗阻的部位，且方便、快捷，是诊断肠梗阻主要的检查方法。必要时需要钡剂灌肠检查（如乙状结肠扭转）。CT作为辅助手段，在急腹症的检查中作用越来越重要，尤其是随着CT机器硬件设备和后处理工作站软件设备的飞速发展，CT提供的信息量越来越丰富，甚至超过了X线平片，成为临床诊断及治疗的必不可少的手段。

X线上肠梗阻的基本表现为梗阻以上的肠管充气扩张、积液，一般在梗阻后3～4小时出现，6小时最为明显，若发病12小时还未出现肠管的扩张、积气、积液，可排除肠梗阻的诊断。在立位腹部平片，可见扩张的肠袢呈圆拱状、花环状。（肠腔扩张的标准如下：小肠肠腔＞3cm以上，大肠肠腔＞5cm以上，其中右半结肠需＞7cm以上。）

梗阻的部位不同，相应不同节段的肠管扩张，扩张肠管的形态亦不尽相同，因此不同类型的肠梗阻，影像学表现不同。

1.单纯性小肠梗阻　站立位腹部X线平片可观察到多个特征性改变。

阶梯状液面征：多个弓形肠曲液面排列成阶梯，形成特殊的"阶梯状液平面征"；低位梗阻时，可看到"大跨度肠袢"，表现为充气扩大的空、回肠充满腹腔，超过腹腔横径的1/2；空肠梗阻时可见"鱼肋征"。

2.绞窄性小肠梗阻　指急性肠梗阻未能及时得以缓解，进而发生肠袢血供障碍者，又称为闭袢性小肠梗阻。

不完全性绞窄性肠梗阻可见"咖啡豆征""小跨度蜷曲肠袢"，完全性绞窄性肠梗阻时可见到"假肿瘤征"的表现；1/3可在小肠内见"液面征"；当全部或大部小肠扭转所致绞窄性肠梗阻时，可见"空回肠换位征"。

3.结肠梗阻　梗阻部位以上结肠充气扩张，立位片可见结肠内宽大气液平面，气体、液体反流入小肠，伴有小肠充气扩张和气-液平面，但扩张程度比小肠梗阻相对较轻。

乙状结肠扭转时可造成乙状结肠完全性梗阻，甚至是肠绞窄，此时，需要做钡剂灌肠，可以明确扭转的位置，呈特殊的"鸟嘴样"改变。

4.麻痹性肠梗阻　各种原因引起交感神经过度兴奋，可使整个胃肠道动力明显减弱或消失，导致肠内容物不能有效运行，也称动力性肠梗阻。和机械性肠梗阻形成的原因不同，但最终结果，都造成了肠内容物通过障碍，因此表现和机械性肠梗阻有相似之处。大肠、小肠均可见扩张，但并未见明确扩张与空瘪肠管交界处；扩张的肠腔内，气体较多，液体较少，有时与机械性肠梗阻不易区分，唯透视下可见肠蠕动明显减弱，肠动力减低，这与机械性肠梗阻肠蠕动的增加是不同的。

在CT图像上，肠梗阻亦表现为梗阻点以上肠管扩张、积气、积液，可见到气-液平面，但对于肠管本身形态的判断，X线平片显示更为清晰，更易于判断。但CT的优势在于发现造成肠梗阻的原因，如肿瘤、炎症、先天性异常、腹股沟疝等；可同时显示肠管的状态及累及范围，如是否有坏死、粘连，肠管坏死表现为肠壁积气、腹水；此外，还可显示局部腹腔内的情况，如是否有腹腔内的渗出及腹膜炎存在，表现为腹膜脂肪间隙的模糊、密度增高。

【典型病例分析】

病例一　女，44岁。腹痛、腹泻10余天，膀胱肿瘤切术后（图5-34）。

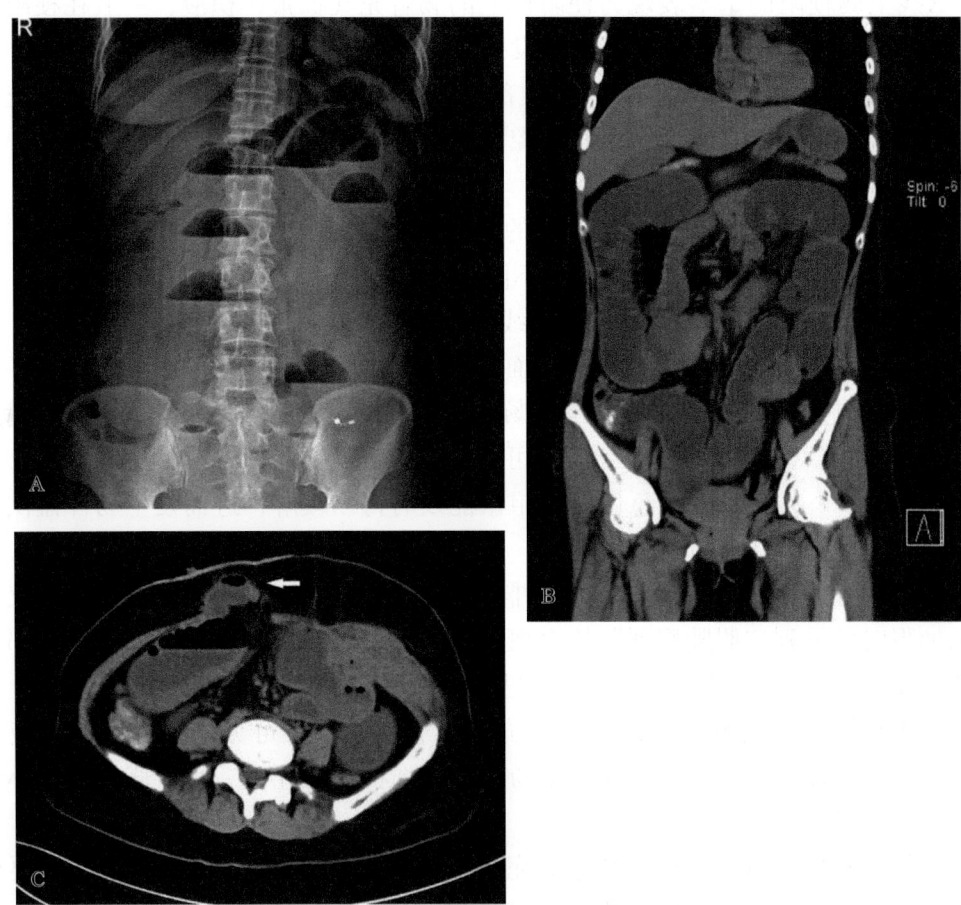

图5-34　切口疝继发小肠梗阻

分析：患者为中年女性，有手术病史，图5-34A腹部立位平片显示典型的阶梯状气-液平面，符合小肠梗阻的改变，但是无法判断小肠梗阻的原因。图5-34B CT冠状面重组图像上可以显示肠管的扩张，积液、积气，以小肠为主，图5-34C横断面CT平扫显示下腹部局部肌肉连续性中断，并可见肠管样结构疝出。因此，CT检查后可以诊断为手术切口疝，继发的小肠梗阻。X线平片仅能判断肠梗阻的存在，CT却能显示肠梗阻的原因，为临床的治疗提供十分有价值的信息。

病例二 女，58岁。呕吐伴脐周痛2周，粪便隐血阳性（图5-35）。

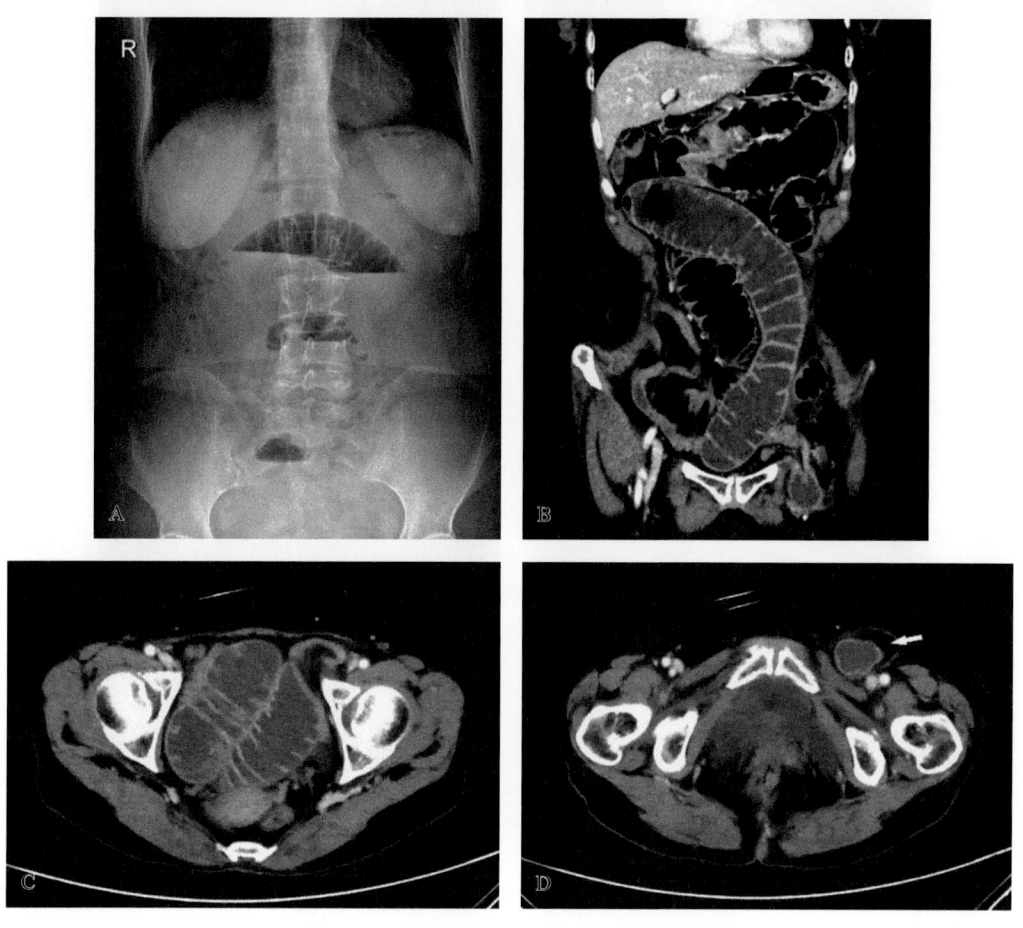

图5-35 左侧腹股沟斜疝合并小肠梗阻

分析：患者为中年女性，图5-35A腹部立位片显示扩张的空肠肠管内见气-液平面，形成"鱼肋征"临床症状有呕吐伴脐周痛2周，提示小肠梗阻，但造成梗阻的原因尚不明确。图5-35B CT冠状面重组图及图5-35C横断面平扫显示扩张的空肠肠管内有大量的液体及气体积聚，符合小肠梗阻的改变。图5-35D CT横断面平扫显示，左侧腹股沟管增宽，其内见肠管样结构，提示该患者为左侧腹股沟斜疝继发的小肠梗阻。

病例三 女，20岁。下腹痛1个月余，加重伴恶心呕吐1天，入院后查结核杆菌特异性细胞免疫反应检测阳性（图5-36）。

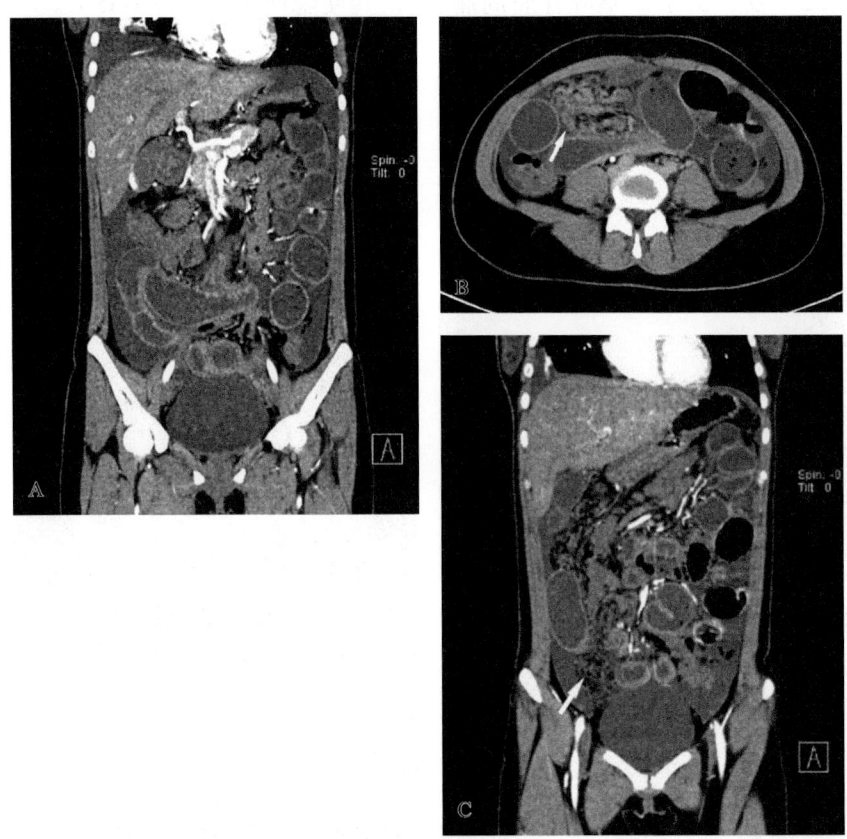

图5-36 结核性腹膜炎合并粘连性小肠梗阻

分析：患者为年轻女性，临床有下腹痛并加重、伴恶心、呕吐，入院检查结核杆菌特异性细胞免疫反应检测阳性，提示结核可能性大。CT冠状面重组图（图5-36A）及横断面图（图5-36B）显示腹腔内肠管的广泛扩张、积液，腹腔大量积液，横断面图5-36B及冠状面重组图C显示右下腹（箭头）见结构紊乱的肠系膜样组织卡压肠管，呈软组织密度影及脂肪密度影，继发小肠梗阻。手术中见腹腔内有700ml左右淡黄色腹水，腹腔内脏器表面及腹膜广泛的小米大小结节，结节大小约0.1cm，质地偏韧，呈灰白色，大网膜挛缩与肚脐前腹壁到膀胱浸润性粘连，大网膜部分挛缩，粘连呈团，小肠系膜挛缩，主要病灶位于距回盲部15cm左右，大网膜与小肠系膜形成粘连带，将回肠卡压，致近端肠管明显增粗、水肿。该患者最后诊断为结核性腹膜炎及粘连性小肠梗阻。

病例四 女，27岁。腹痛、呕吐伴肛门停止排气、排便4天（图5-37）。

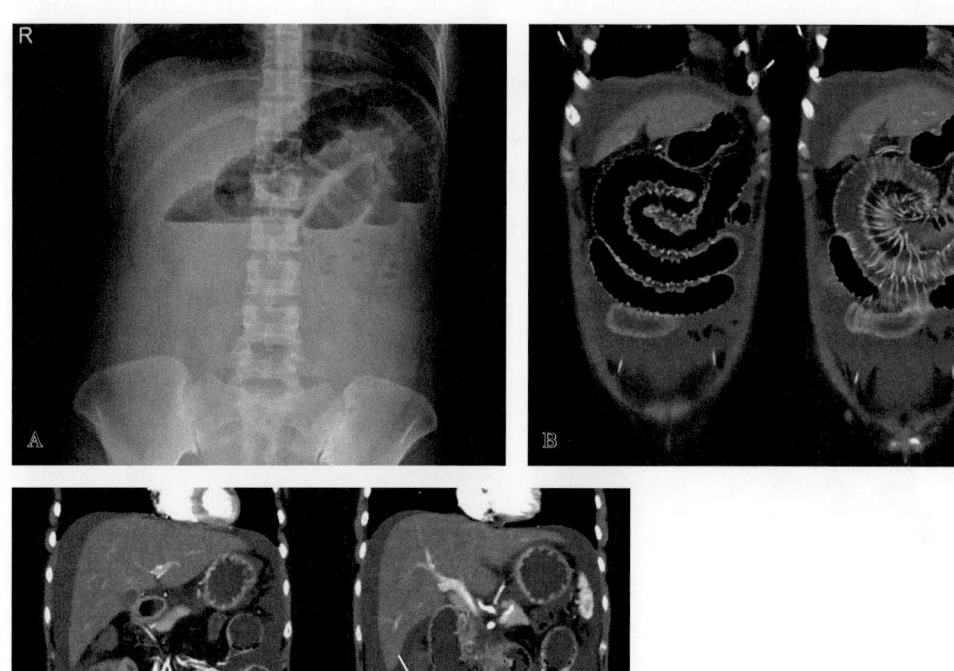

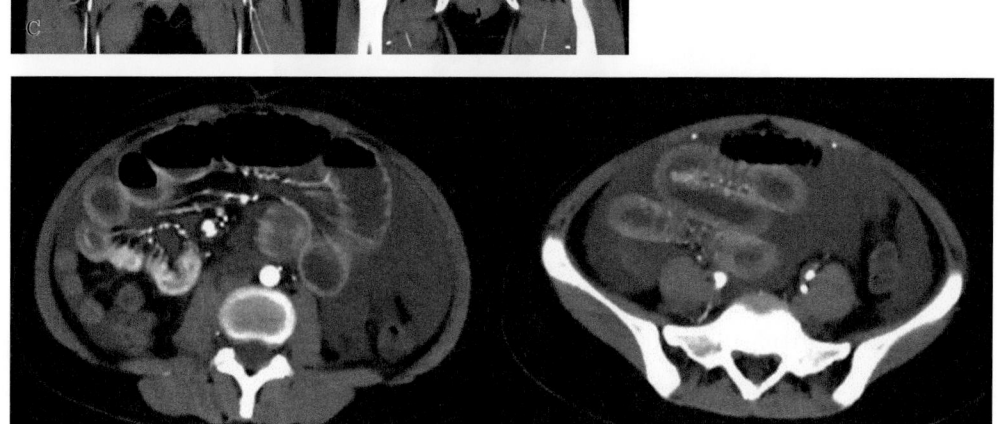

图5-37 克罗恩病，合并肠梗阻

分析：患者为年轻女性，临床症状提示肠梗阻，腹部立位X线片（图5-37A）显示左上腹扩张的空肠肠管内见气-液平面，见到典型的"鱼肋征"，可诊断为小肠梗阻,但造成肠梗阻的原因并未显示。CT冠状面重组图(图5-37B)可见空肠的扩张、积气、积液,图5-37C不仅可见扩张、积气、积液的肠管,还可见大量的腹腔积液,肠系膜血管的增多,以及右下腹肠管管壁的增厚并强化,横断面CT增强图像(图5-37D)可见右下腹小肠肠壁明显增厚、强化,肠系膜血管的增多,局部肠腔明显变窄,这是造成肠梗阻的原因。根据肠管的改变,以及患者为年轻女性,提示病因可能为炎症性肠病,克罗恩病可能性大。

病例五 男,43岁。反复右侧腹部胀痛5天,加重伴呕吐1天(图5-38)。

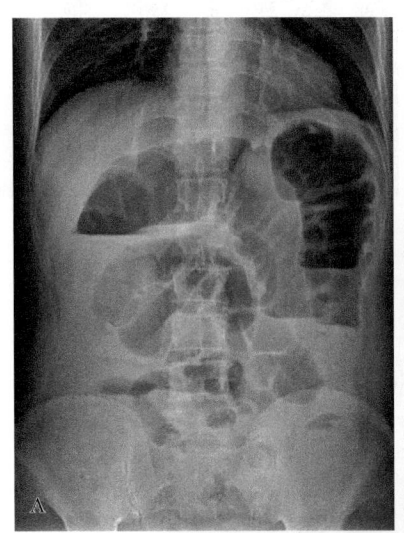
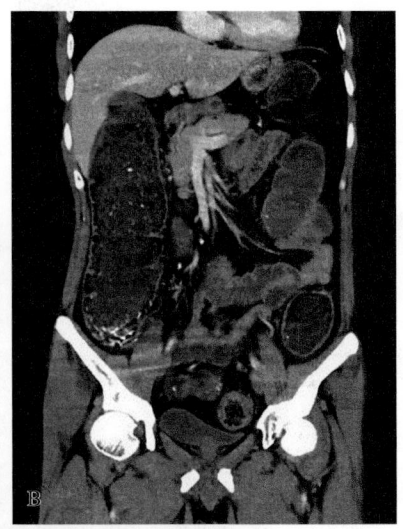
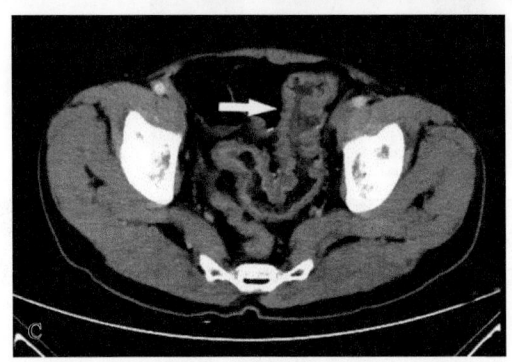

图5-38 乙状结肠癌继发低位肠梗阻

分析:患者为中年男性,临床症状提示肠梗阻可能,立位腹部X线平片(图5-38A)显示,结肠的扩张、积液及其内宽大的气-液平面,同时可见扩张的小肠肠管内的积气、积液,提示可能为结肠的低位梗阻。冠状面CT重组图(图5-38B)显示升结肠的扩张、积液及较多的肠内容物,同时可见扩张的空肠内的积气、积液。增强后横断面图(图5-38C)可见乙状结肠长段的肠壁增厚及强化(箭头),造成肠腔狭窄,提示为乙状结肠癌继发低位肠梗阻。

病例六 女,43岁。腹胀及脐周绞痛10天,停止排气排便4天,呕吐2天(图

5-39）。

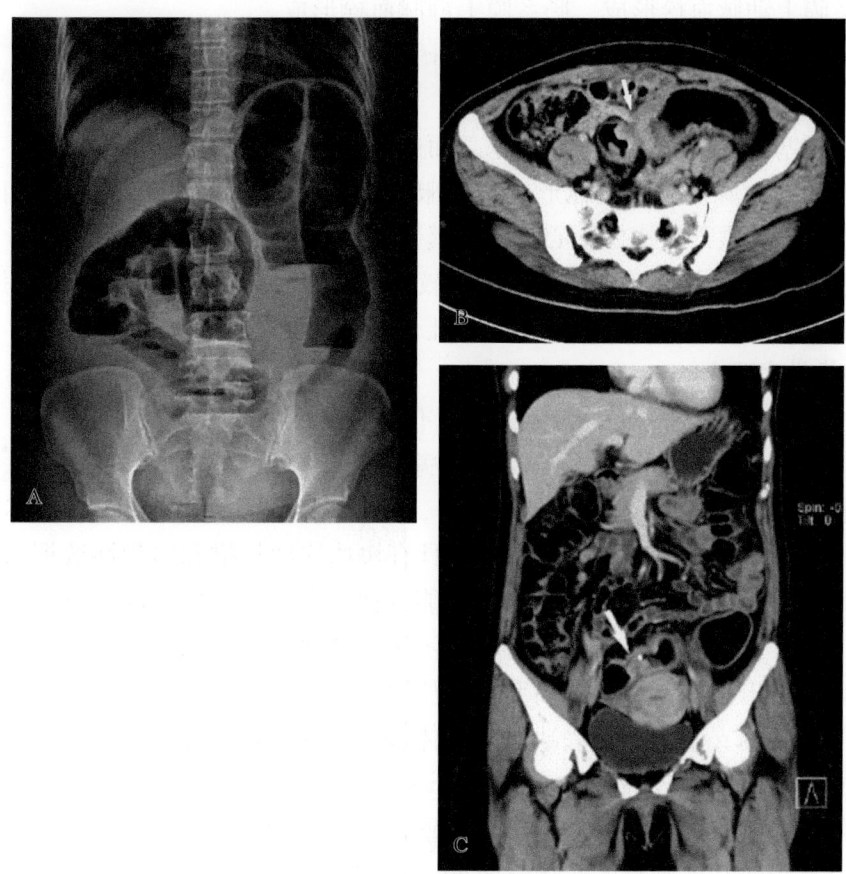

图5-39　乙状结肠癌继发结肠梗阻

分析：患者为中年女性，临床症状提示肠梗阻，腹部立位X线平片（图5-39A）显示结肠的积气、积液及扩张，提示可能为结肠梗阻，但梗阻的原因并不能清晰显示。增强后CT横断面图（图5-39B）及冠状面重组图（图5-39C）可清晰显示乙状结肠上段管壁的增厚、强化，局部肠腔明显变窄。术后病理证实为乙状结肠癌，继发结肠梗阻。由此可见，CT能提供更多的信息，对于肠梗阻的诊断及病因判断有重要的价值。

第八节　急性缺血性肠病

【病理与临床表现】

（一）病理

主要发生在肠系膜动脉。因肠系膜血管畸形血液循环障碍导致肠管短时间内缺血坏死，临床上表现为血供性肠梗阻。可由下列原因引起：肠系膜上动脉栓塞、肠系膜上动脉血栓形成、肠系膜上静脉血栓形成。

（二）临床表现及诊断

动脉阻塞的临床表现较静脉阻塞急而且重。

肠系膜上动脉栓塞和血栓形成的临床表现相似。一般发病急骤，早期表现为突然发生剧烈的腹部绞痛，恶心呕吐频繁，呕吐物多为血性。

肠系膜上静脉血栓形成的症状发展较慢，多有腹部不适、便秘或腹泻等前驱症状。而后可突然剧烈腹痛、持续性呕吐，但呕血和便血更为多见。

【影像学表现】

DSA是诊断血管性疾病的金标准，但其辐射剂量较大，操作复杂、有创，而且，仅能显示血管情况，对于因血管病变所造成的靶器官的情况，无法显示，因此在临床应用中受到一定限制。如今，CT的飞速发展，虽然DSA仍然是血管性疾病的诊断金标准，但MSCT及CTA具有快速连续扫描和容积性数据采集的特点，空间分辨力高，有强大的后处理功能，便于急腹症等的诊断，临床上安全、可靠、迅速，可操作性强，可以清晰显示患者的血管、胃肠道等管腔的结构，能够清楚地显示患者肠壁缺血性病变肠道位置的狭窄改变，患者肠壁内栓子、血管内栓子及静脉侧支循环、肠壁缺血的具体部位也能够清晰显现出来，对急性肠壁缺血性病变的诊断有较高的诊断价值。通过VR、MPR、MIP等后期重组方法，可多视角、多模式观察腹部血管腔及管壁情况，并能显示受累肠道的缺血程度及范围，以及腹部其他脏器的影像学改变，对肠缺血坏死具有较高的敏感性和特异性，CTA可作为大多数急性肠缺血病例确诊的首选检查。对于特殊患者，如孕妇或不能使用碘对比剂的患者，可以考虑使用MRA进行检查。

CT评价主要集中在肠壁变化和肠系膜血管情况，CT能准确判断缺血肠袢，有利于确定缺血病因，评估肠系膜血管是否有硬化、栓子、闭塞、肿瘤侵袭及外伤，观察肠缺血的并发症和腹部其他脏器的情况，有利于排除其他急腹症，避免了血管造影检查的局限。CTA、MRA对于肠系膜动脉栓塞的诊断已经可以与DSA相媲美，CT或MRI检查不但可以发现腹部X线平片、钡剂造影和血管造影的异常改变，而且可以帮助判断病因，并且可以对引起肠缺血病理基础的肠系膜血管做出直接评价。

急性缺血性肠病的主要CT征象有：肠壁增厚、肠壁密度及增强异常、肠壁积气、肠管积气积液扩张、嵌顿或扭转的肠曲、小肠积粪征、结肠脾曲截断征、肠系膜血管管径及密度异常改变、漩涡样排列并绞窄的肠系膜血管、肠系膜血管内充盈缺损、肠系膜静脉或门静脉积气、肠系膜水肿及积液、气腹、腹水等，其中比较常见的是肠壁增厚、肠壁强化减弱、肠管扩张；晚期征象表现为肠壁积气、肝静脉及门静脉积气。

急性缺血性肠病的CT直接征象就是肠系膜上动脉或上静脉内血栓形成，血栓形成对诊断缺血性肠病的特异性为100%，肠系膜上动脉开口处的3~10cm处是血栓形成最常见部位。腔内充盈缺损，管腔狭窄，随病情进展，增强后肠壁强化减弱、仅黏膜强化或肠壁不强化，原始图像及后处理图像可显示主干及其分支血管中条状低密血栓影，是最直接、最可靠的CT征象。晚期可有血供性肠梗阻表现，肠腔扩张、积气、积液；肠系膜水肿、肠壁增厚等，若肠壁积气、腹水等则提示肠管坏死。

此外，CT 可以反映肠壁缺血的严重程度，同一患者中，肠缺血的各种CT表现可以共存。肠壁厚度改变及肠壁强化衰减是肠壁缺血的重要特征之一。

【典型病例分析】

病例一　男，48岁。上腹痛4天（图5-40）。

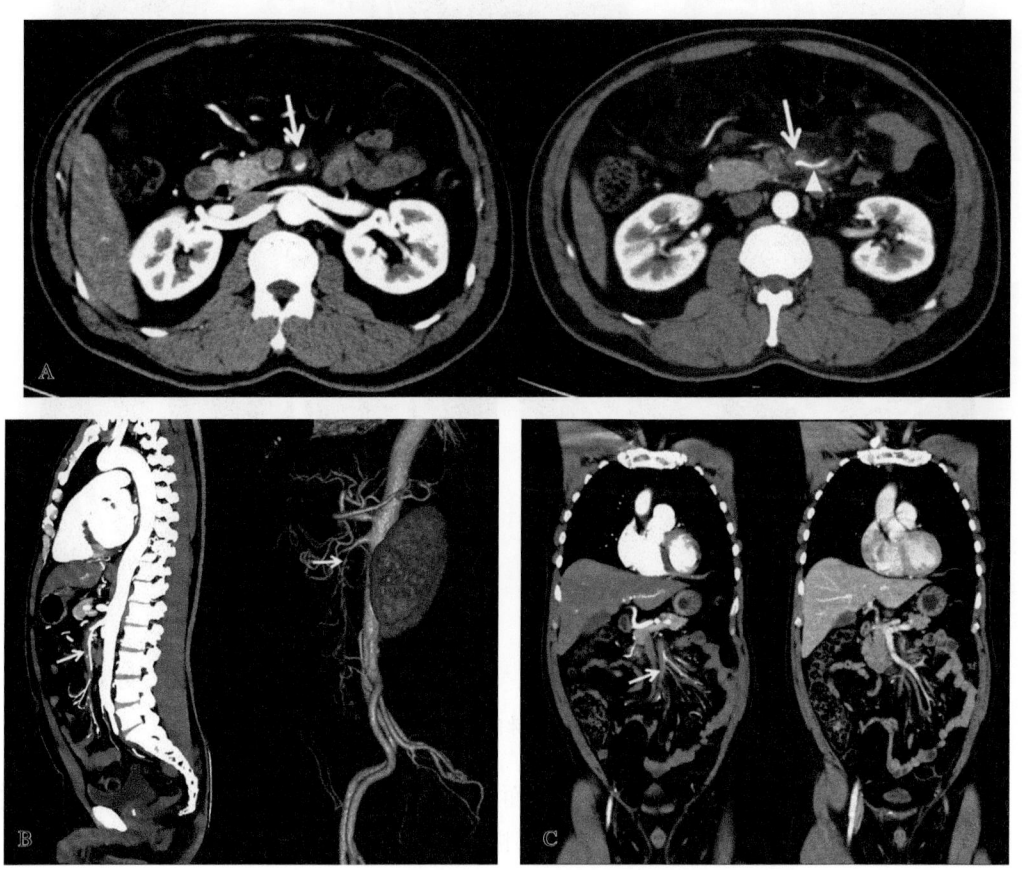

图5-40　肠系膜上动脉内血栓形成

分析：患者为中年男性，增强后横断面CT图（图5-40A）显示肠系膜上动脉内对比剂的充盈缺损（箭头），周围脂肪间隙模糊，血管的MIP及VR重组图（图5-40B）可见肠系膜血管中远段明显的变细（箭头），均提示肠系膜上动脉内血栓形成；冠状面重组图（图5-40C）显示肠系膜内的血栓（箭头），但肠管改变并不明显，考虑可能位于肠系膜上动脉栓塞的早期，且有细小分支供应肠管（图5-40A△），因此肠管仍能保持正常形态。

病例二 女，73岁。腹痛、腹胀1周，曾有排血便，无恶心、呕吐（图5-41）。

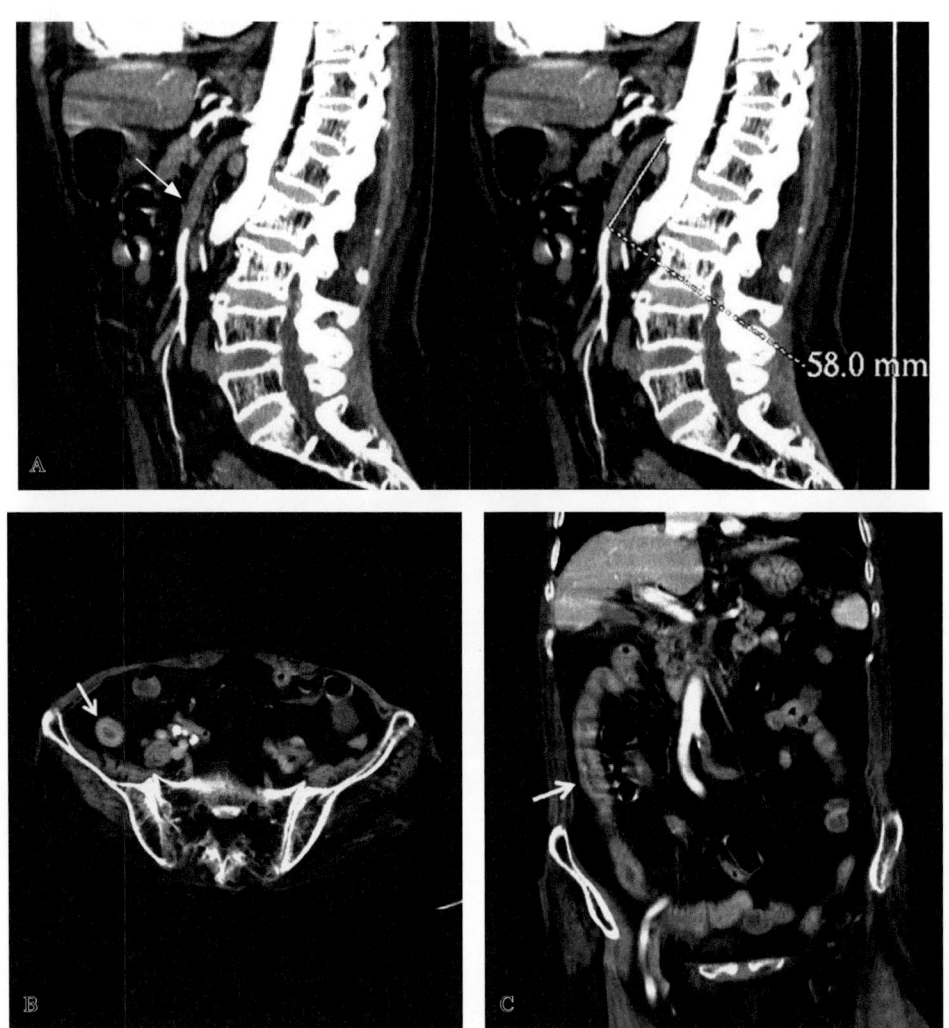

图5-41 肠系膜上动脉血栓形成，缺血性肠病

分析：患者为老年女性，CT矢状面重组图（图5-41A）显示肠系膜上动脉起始处见长段的充盈缺损，增强后CT横断面图（图5-41B）及冠状面重组图（图5-41C）可见右下腹肠管肠壁水肿，提示缺血性肠病改变。

病例三 男，31岁。腹痛1天余，发现腹主动脉夹层1天余（图5-42）。

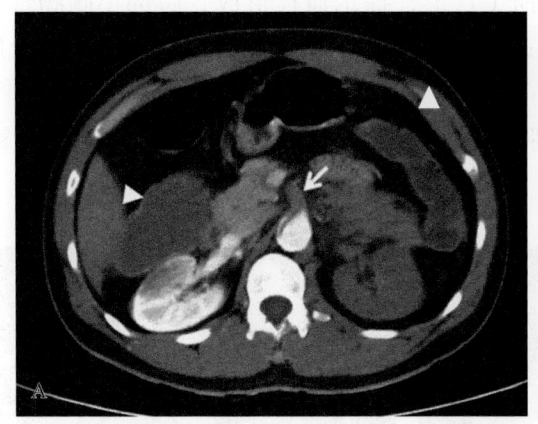
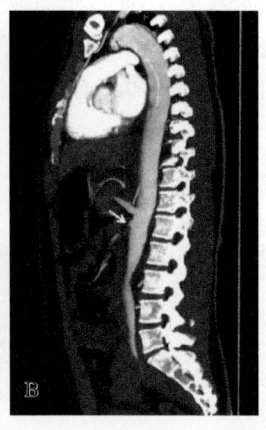

图5-42 腹主动脉夹层，肠系膜上动脉血栓形成，缺血性肠病

分析：患者为年轻男性，病史提示腹主动脉夹层，动脉期CT横断面图（图5-42A）示腹主动脉呈双腔，可见撕裂的内膜片，肠系膜上动脉起始处未见显影，MIP矢状面重组图（图5-42B）示肠系膜上动脉起始处及以远未见明确显影（箭头），提示肠系膜上动脉内血栓形成，腹部肠管部分强化减弱、肠腔扩张（图5-42A△），考虑缺血性肠病改变。

病例四 男，35岁。腹部隐痛不适10余日，加重2天（图5-43）。

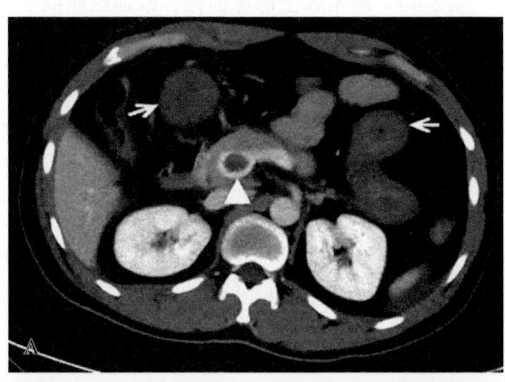

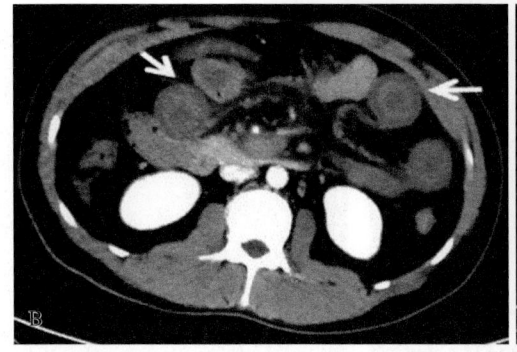
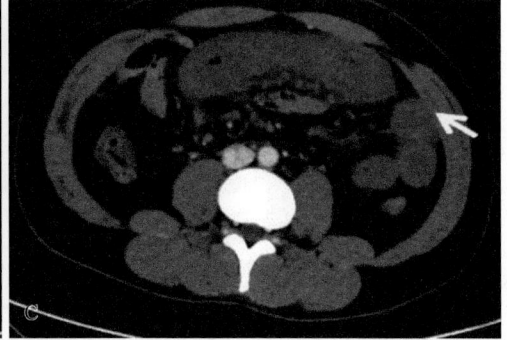

图5-43 肠系膜上动脉血栓形成，缺血性肠病

分析：患者为青壮年男性，增强后腹部横断面CT图像（图5-43A）显示，肠系膜上动脉内见类圆形充盈缺损（△），提示血栓形成，腹部小肠肠管可见水肿（图5-43B、C），呈同心圆样改变（箭头），部分肠管强化减弱，符合肠道缺血性改变，肠腔内见广泛积液。

病例五　男，34岁。肠系膜上静脉血栓TIPS术后1个月，反复脐部疼痛2周，加重1天（图5-44）。

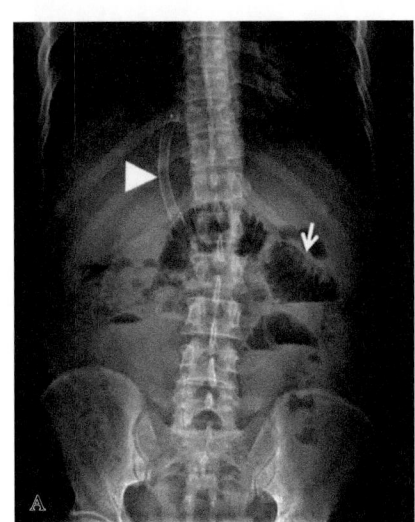
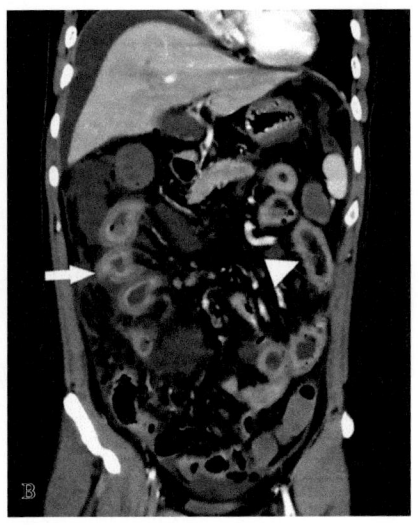

图5-44　肠系膜上静脉血栓，缺血性肠病

分析：患者为青年男性，腹部立位X线平片（图5-44A）显示肝区管状结构（△），并可见空肠扩张的"鱼肋征"（箭头），及其内气-液平面，提示小肠梗阻，腹部肠管内见较多内容物；CT增强后冠状面重组图（图5-44B）显示小肠肠管壁水肿、增厚（箭头），部分肠壁单纯性增厚（△），病变肠管均可见强化，肠管内见液体积聚，腹腔内见腹水，结合病史，患者曾有肠系膜上静脉血栓TIPS手术史，因而考虑肠系膜上静脉血栓所致的缺血性肠病。

病例六　男，48岁。左下腹痛10小时，左下腹压痛，无反跳痛（图5-45）。

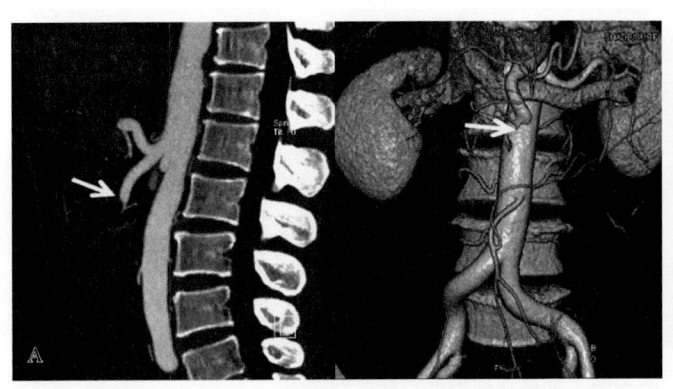
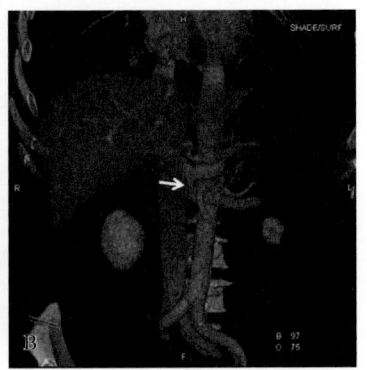

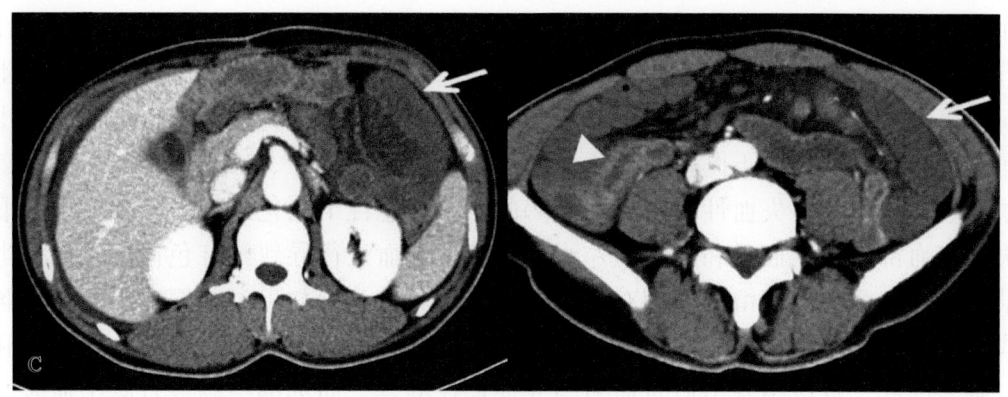

图5-45　肠系膜上动脉及肠系膜下静脉栓塞，广泛小肠缺血

分析：患者为中年男性，腹部CTA图（图5-45A）矢状面MIP重组及VR重组显示肠系膜上动脉中段突然变细及中断（箭头），提示肠系膜上动脉栓塞；静脉期VR重组图（图5-45B）显示，肠系膜上静脉起始处中断（箭头），提示肠系膜上静脉栓塞；增强后横断面CT图像（图5-45C）提示，部分肠管强化减弱（箭头），部分肠管管壁增厚并明显强化致肠腔狭窄（△），小肠肠腔内广泛积液，腹腔积液。因此，该患者是肠系膜上动脉及上静脉同时栓塞所致的广泛小肠缺血性改变。

（冯　婕）

第九节　消化道出血

【病理与临床表现】

急性消化道出血的临床表现包括呕血、黑粪、便血等，可伴有血容量迅速减少引起的急性周围循环衰竭，为临床常见急症。因急性消化道出血病因多种多样，每种病因所对应的病理情况大不相同，在此不做赘述。根据出血部位，以Treitz韧带为界可将消化道出血分为上消化道出血和下消化道出血。急性上消化道出血包括食管、胃、十二指肠、胆道和胰管等病变引起的出血。根据出血的病因分为非静脉曲张性出血和静脉曲张性出血两类。在所有引起急性上消化道出血的病因中，十二指肠溃疡、胃溃疡和食管静脉曲张占前三位。与上消化道出血相比，下消化道出血更多见于老年人（发病率从20～80岁增加200倍以上），80%～85%的急性下消化道出血具有自限性，较少出现血流动力学不稳定，两者的诊断及处理手段亦有不同。

临床表现：急性上消化道出血典型的临床表现为呕血、黑粪或血便，常伴失血性周围循环衰竭。呕吐物的颜色主要取决于是否经过胃酸的作用。出血量少，在胃内停留时间较长，呕吐物多棕褐色呈咖啡渣样；出血量大、出血速度快、在胃内停留时间短，呕吐物呈鲜红或有血凝块。有呕血者一般都伴有黑便，通常幽门以上大量出血表现为呕血。上、下消化道出血均可表现为黑便。出血量大、出血速度快时，可出现不同程度的头晕、乏力、心悸、出汗、口渴、黑矇、晕厥、尿少及意识改变等失血性周围循环衰竭的症状。急性下消化道出血的临床表现取决于出血部位、出血量和病因。左半结肠急性出血往往导致鲜红色血便；而右半结肠出血在肠腔内停留时间相对较长，其颜色更暗，少数患者甚至为黑便；直肠或肛门出血可表现为鲜血便、便中带血或便后滴血。肠内容物成形于乙状结肠和直肠，因此，近段结肠出血时血液与粪便往往混合，而远端结肠或直肠出血时两者分开。这也是提示出血部位的重要线索。需要强调的是，10%～15%的上消化道出血患者由于出血速度较快，也可表现为鲜血便，此时多伴有血流动力学不稳定。对具有临床线索的上消化道出血患者，如既往消化性溃疡或慢性肝病史、服用非甾体抗炎药（NSAID）、便血伴有呕血、出现失血性休克等，应警惕上消化道出血并尽快行胃镜等检查。2%～15%的鲜血便患者出血部位实际在空肠或回肠，需通过内镜或影像等检查加以确定。不能仅根据鲜血便就判断为下消化道出血。多数下消化道出血为无痛性出血，若伴有腹痛对病因常有提示作用。例如便血前剧烈腹痛提示缺血性肠病；便前腹部胀痛或绞痛而便后减轻，则见于结直肠癌；脓血便伴腹痛、里急后重、发热等，应考虑感染性结肠炎或炎症性肠病。还应了解患者既往有无消化道出血史，基础疾病（特别是心血管病），目前用药（NSAID、抗血小板药、抗凝血药），有无腹盆腔放疗史及胃肠肿瘤家族史等。

【影像学表现】

进行影像学检查是诊断消化道出血的重要手段，包括内镜（胃镜、小肠镜、结肠镜）、胶囊内镜、放射性核素显像、数字减影血管造影（digital subtraction angiography，DSA）、CT血管成像（computed tomography angiography，CTA）等。近年来，关于CTA诊断消化道出血的研究逐渐增多，其中主要是利用多排螺旋CT血管成像（mul-tidetector computed tomography angiograpy，MDCTA）技术进行多期扫描。MDCTA具有简单、无创、扫描范围大、快速、明显降低运动及呼吸伪影、敏感性高的特点，适于急诊使用。常用的扫描期相为平扫期、动脉期、门脉期三期扫描，一般认为延迟期对于消化道出血的诊断价值不大。动脉期CT扫描及血管重组可提供消化道血管解剖信息，无活动性出血的近期出血可仅表现为平扫期腔内高密度影，动脉期和门脉期无其他表现。通常肠内容物的CT值接近水的CT值（0～15 Hu），而血液因蛋白含量高而具有较高的CT值，其中未凝血的CT值常为30～45 Hu，凝血块的CT值多在45～70 Hu。有学者建议诊断近期出血的界值定为60Hu，而CT值最高的"哨兵血块"被认为是距离出血部位最近的凝血块。活动性出血在增强CT上表现为肠壁下、肠腔内高密度"碘征"，即高密度的对比剂外溢至肠腔内，在动脉期即出现，随时间推移外溢对比剂量增加，与肠道液体混合后密度较前降低，在肠道内具有流动性和聚集性，具有特征性；藉此可与肠道内高密度食物、各种高密度外源性引入物、肠道内富血供病变、肠黏膜异常强化、患者呼吸运动及肠道蠕动产生的高密度伪影相鉴别。缩窄窗宽有利于识别相邻结构的CT值，对于识别活动性消化道出血更加敏感。对数据进行三维重组后处理可以让放射科医生获得更多角度和更直观的图像，包括多平面重组（multiplanar reconstruction，MPR）、最大密度投影（maximum intensity projection，MIP）和容积漫游技术（volume rendering technique，VRT）。这些后处理重组图像可显示血管解剖和变异，有利于识别和定位出血部位。可能提示消化道出血部位及其病因的MDCTA阳性表现还包括局灶性或节段性黏膜强化、血管畸形、异常强化的息肉或憩室、肿瘤。

【治疗选择——非手术与手术的判断】

急性上消化道出血非静脉曲张出血的治疗，药物与内镜联合治疗是目前首选的治疗方式。而静脉曲张出血的治疗是血管活性药物联合内镜治疗，出血无法控制的患者可行介入治疗，临床常用的经颈静脉肝内门-体静脉支架分流术（TIPS）：主要适用于出血非手术治疗（药物、内镜下治疗等）效果不佳；外科手术后再发静脉曲张破裂出血；终末期肝病等待肝移植术期间静脉曲张破裂出血等待处理。尽管有以上多种治疗措施，仍有约20%的患者出血不能控制或出血一度停止后24小时内复发，则选择行外科手术治疗，需注意的是，外科分流手术在降低再出血率方面非常有效，但可增加肝性脑病风险，且与内镜及药物治疗相比并未改善生存率。

急性下消化道出血应当在危险度分层的基础上决定治疗策略。高龄、有严重基础疾病、出血速度快，血流动力学不稳定的患者属于高危，须密切监护生命体征，建立2条通畅的静脉输液通路，并给予适当的容量复苏。同时建议尽快启动包括消化、内镜、重症医学、影像及外科在内的多学科协作诊治（multidisciplinary diagonosis and treatment pattern，MDT）。在止血治疗方面，血流动力学稳定的患者出血大多自限，不需要特殊治疗；而血流动力学不稳定的患者应首先尝试内镜或介入止血，失败者则应考虑手术治疗。生长抑素、血管加压素、沙利度胺等广泛用于治疗急性下消化道出血，并显示出一定的疗效。通过内镜及影像检查明确急性下消化道出血病因后予以去除，是本病的根本治疗。

【典型病例分析】

病例一　老年男性，有慢性乙型病毒性肝炎，肝性脑病，肝硬化伴食管静脉曲张破裂出血史，再发呕血1小时（图5-46）。

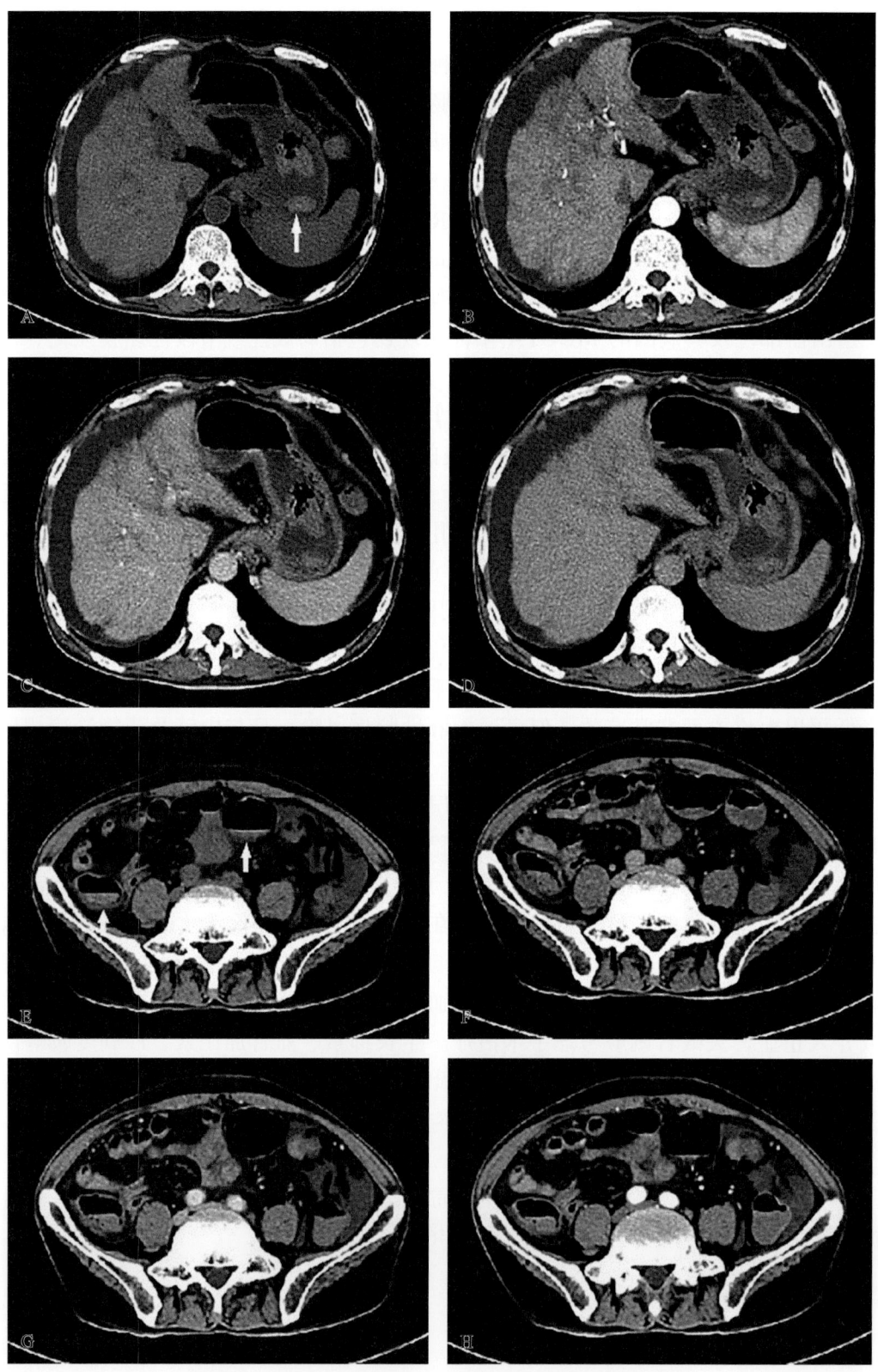

图5-46 食管-胃底静脉曲张破裂出血,胃及结肠内积血

分析：平扫期胃腔内可见斑片状稍高密度影，CT值约43Hu（图5-46A），动脉期CT值约49Hu（图5-46B），门脉期CT值约47Hu（图5-46C），延迟期CT值约51Hu（图5-46D）；结肠内可见多发短小液平面，肠管内可见多发稍高液性密度积聚，平扫CT值约47Hu（图5-46E），动脉期CT值约53Hu（图5-46F），门脉期CT值约49Hu（图5-46G，延迟期CT值约52Hu（图5-46H）。脾门及胃底、食管周围可见多条粗大纡曲血管。

病例二 老年男性，临床诊断：①消化道出血（下消化道出血查因）。②空回肠动脉栓塞术后。③重度失血（图5-47）。

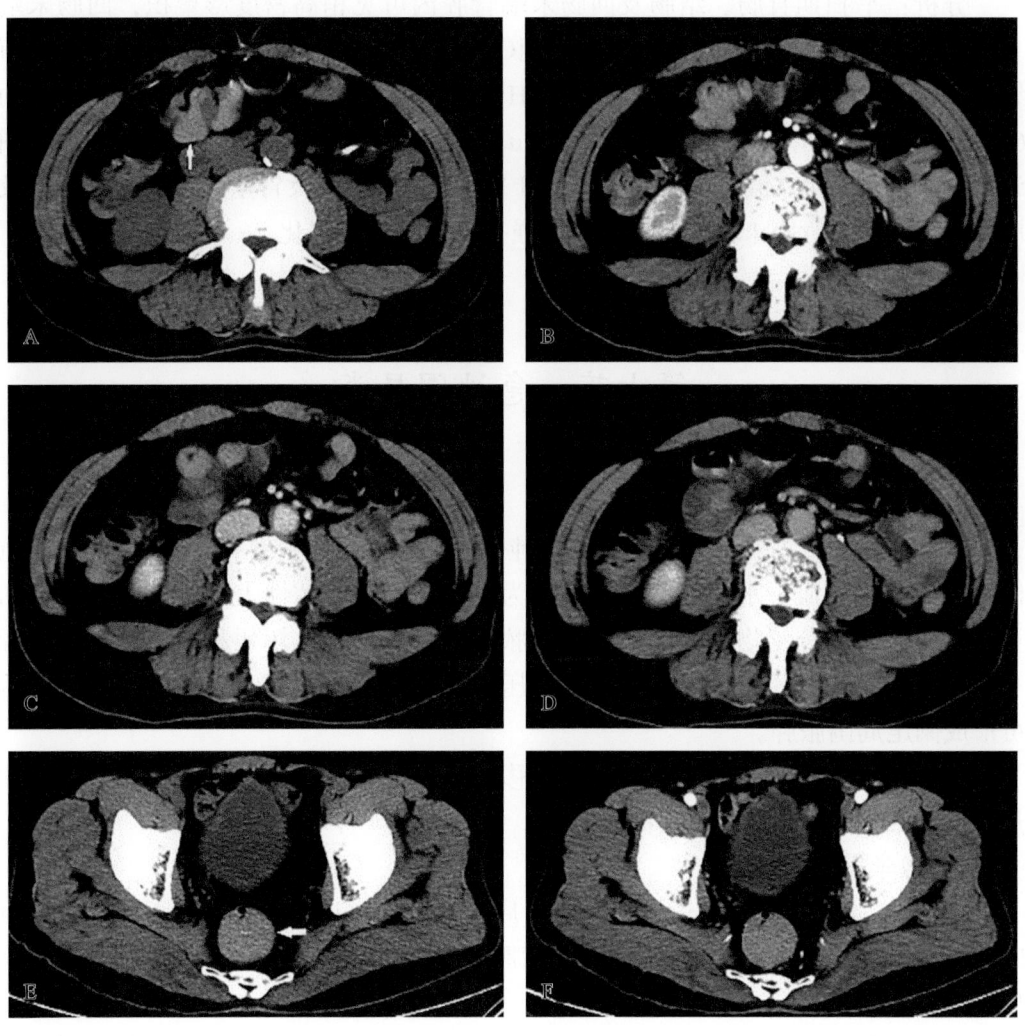

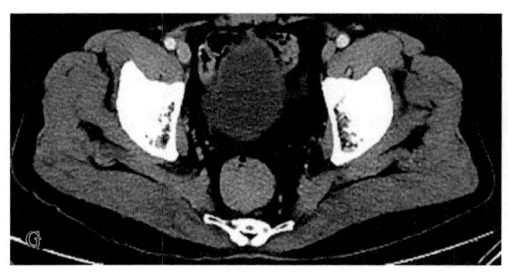 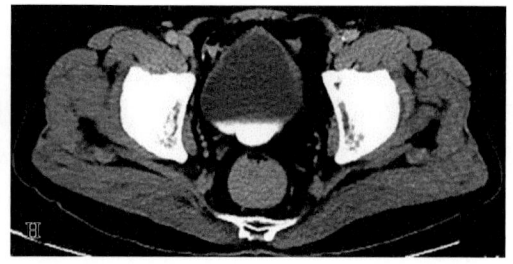

图5-47 下消化道出血，回肠末端及直肠内积血

分析：平扫期直肠、结肠及回肠末端管腔内可见稍高密度影聚积，回肠末端平扫CT值约50Hu（图5-47A），动脉期CT值约62Hu（图5-47B），门脉期CT值约47Hu（图5-47C），延迟期CT值约37Hu（图5-47D），直肠管腔内平扫CT值约69Hu（图5-47E），动脉期CT值约67Hu（图5-47F），门脉期CT值约70Hu（图5-47G），延迟期CT值约68Hu（图5-47H）；所见肠管壁及胃壁均未见明确增粗及局部肿块形成，管腔未见明显扩张，增强扫描未见异常强化。

（端木一博）

第十节　急性阑尾炎

【病理与临床表现】

急性阑尾炎依据其病理表现分为单纯性、化脓性和坏疽穿孔性3种类型。单纯性表现为阑尾充血、水肿和增粗，腔内为脓性黏液；化脓性表现为充血进一步加重，表面有脓性分泌物，并出现腔内积脓，可发生局限性坏死和穿孔；坏疽性者表现为阑尾广泛坏死而呈灰黑色，腔内压力大，易发生穿孔。急性阑尾炎穿孔后可形成阑尾周围脓肿。

临床上，急性阑尾炎典型表现为转移性右下腹痛并反跳痛、恶心、呕吐、发热、血白细胞和中性粒细胞增高。

【影像学表现】

1.X线　阑尾区由于炎性浸润表现为局限性密度增高，偶可见到阑尾石影，但阑尾石也可见于无症状阑尾中；阑尾周围形成脓肿时表现为软组织肿块，其内可见气体影或立位时有液平面。

2.钡剂造影　邻近肠管有激惹痉挛、外压表现。①反射性肠淤滞征象：阑尾附近回肠扩张充气，伴有小液平。②盲肠挛缩征象：由于炎症刺激收缩，盲肠区局部无气。③腹膜刺激征象：右侧腹脂线及右侧腰大肌边缘模糊，脊柱可向右侧弯。④气腹征象：大部分阑尾穿孔没有游离气体，仅少数出现膈下少量游离气体。

3.CT　检查不但能使急性阑尾炎得到早期诊断，同时也降低临床上阑尾手术的阴性切除率。

（1）急性单纯性阑尾炎的CT诊断：诊断急性阑尾炎的直接表现为阑尾肿大增粗（直径＞6mm）及阑尾壁增厚，边界模糊，密度接近或高于邻近的肌肉组织。阑尾管状结构消失，腔内可积有混杂密度的脓液，阑尾壁与周围的炎症分界不清。阑尾炎的炎性改变还可引起局部盲肠壁增厚，使充有对比剂的肠腔在阑尾开口与盲肠结合部形成"箭头征"，是急性阑尾炎的间接征象。

（2）阑尾周围炎的CT诊断：右下腹阑尾及盲肠周围脂肪间隙模糊、密度增高，出现条束状密度增高影，伴有盲肠壁的局部增厚，甚至引起结肠后筋膜的增厚和结节样隆起，阑尾周围可有少量的液体渗出，部分患者显示有阑尾石存在。但局部炎症被网膜包裹时，可形成类似肿块的影像，需与肿瘤加以鉴别。

（3）阑尾脓肿与阑尾周围脓肿的CT诊断：右下腹软组织肿块，周围境界清楚或不清楚，密度不均匀，内有低密度气体、液体成分，有时可见高密度阑尾石影。阑尾穿孔的5个征象：脓肿、蜂窝织炎、肠腔外积气、肠腔外阑尾石和对比剂增强后的阑尾壁缺损。

【典型病例分析】

病例一　女，23岁。右下腹痛2小时（图5-48）。

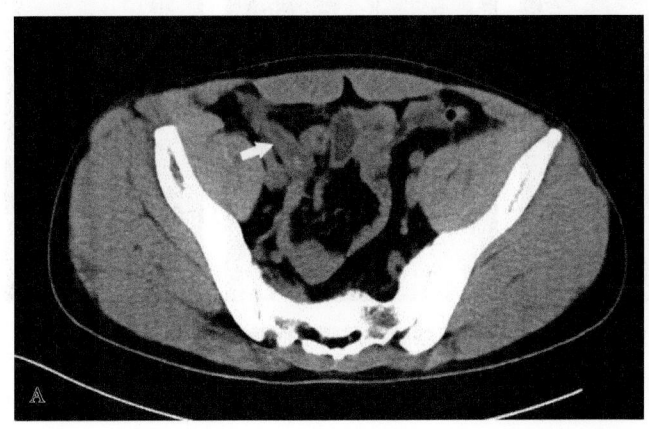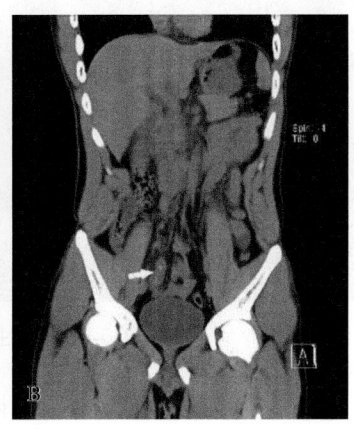

图5-48　急性单纯性阑尾炎

分析：右侧髂窝内阑尾直径＞6mm，阑尾壁均匀增厚，边缘模糊，阑尾腔扩张，腔内见积液及阑尾石。

病例二　女，35岁。下腹不适伴腹泻（图5-49）。

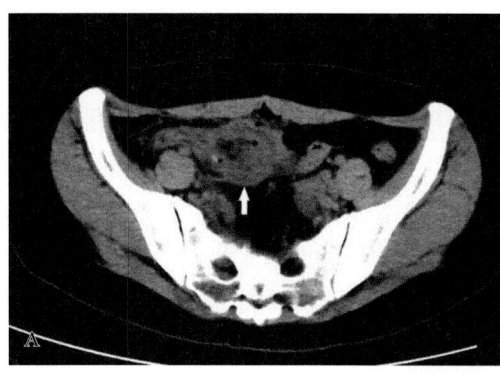
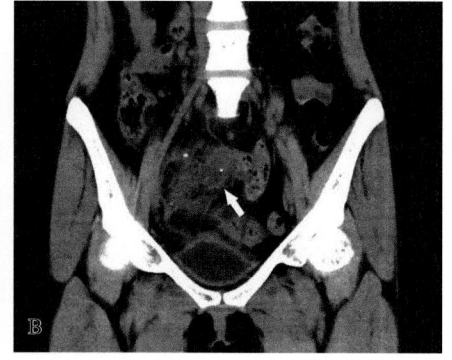

图 5-49　阑尾周围脓肿伴阑尾石

分析：CT示右下腹见边界不清、密度不均软组织包块，内有散在气体，包块内见高密度阑尾石影。

病例三　女，68岁。转移性右下腹痛，伴恶心、呕吐、发热（图5-50）。

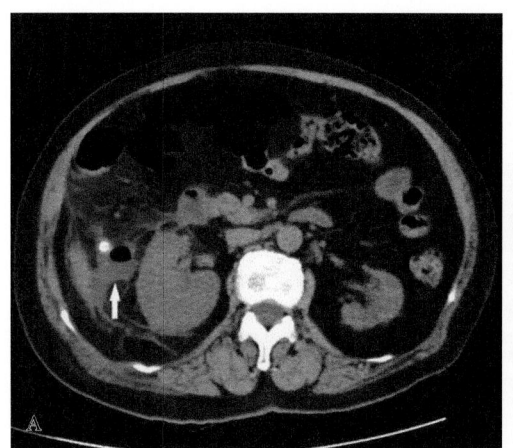
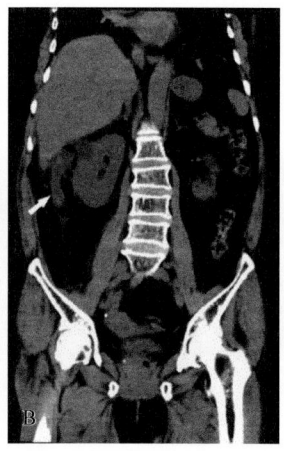
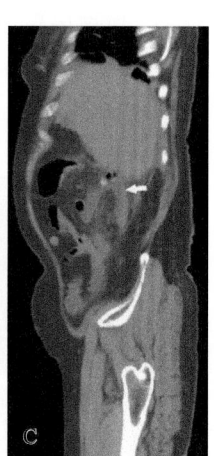

图 5-50　急性阑尾炎并穿孔、肝下脓肿、局限性腹膜炎

分析：CT示右肝下见增粗的阑尾被周围大网膜及肾周脂肪包裹，周围见一类圆形含气-液平面的脓肿，肠腔外见阑尾石影。

（张　静）

第6章

生殖系统

第一节 男性生殖系统

一、尿道外伤

【病理与临床表现】

在解剖学上，男性尿道以尿生殖膈为界，分为前、后两段。前尿道包括球部和阴茎部，后尿道包括前列腺部和膜部。尿道损伤分为开放性和闭合性两类。开放性损伤多因弹片、锐器伤所致，常伴有阴囊、阴茎或会阴部贯通伤。闭合性损伤为挫伤、撕裂伤或腔内器械直接损伤。尿道球部和膜部的损伤较为多见。

（一）前尿道损伤

男性前尿道损伤多发生于球部，这段尿道固定在会阴部。会阴部骑跨伤时，将尿道挤向耻骨联合下方，引起尿道球部损伤。此类损伤可有挫伤、裂伤或完全断裂。尿道挫伤时仅有水肿和出血，可以自愈。尿道损伤引起尿道周围血肿和尿外渗，愈合后引起瘢痕性尿道狭窄。尿道完全断裂使断端退缩、分离，血肿较大，发生尿潴留，用力排尿则发生尿外渗。尿道损伤合并尿外渗，若不及时或处理不当，会发生广泛皮肤、皮下组织坏死、感染和脓毒症。前尿道损伤的临床表现为尿道出血、疼痛、排尿困难、局部血肿和尿外渗。

（二）后尿道损伤

膜部尿道穿过尿生殖膈。当骨盆骨折时，附着于耻骨下支的尿生殖膈突然移位，产生剪切样暴力，使薄弱的膜部尿道撕裂，甚至在前列腺尖处撕裂。耻骨前列腺韧带撕裂致前列腺向上后方移位。骨折及盆腔血管丛损伤引起大量出血，在前列腺和膀胱周围形成大血肿。当后尿道断裂后，尿液沿前列腺尖处而外渗到耻骨后间隙和膀胱周围。后尿道损伤的临床表现为休克、疼痛、排尿困难、尿道出血、尿外渗及血肿。

【影像学表现】

1.X线尿道逆行造影　通过尿道外口插入导尿管或直接注入对比剂后，摄片显示尿道全程，诊断尿道损伤或损伤后狭窄。造影常表现为各种形态的尿道狭窄，如环状狭窄、鸟嘴状狭窄、线状不规则狭窄或节段性狭窄等。

2.CT 可清楚显示尿道的形态及密度，发生尿道损伤时，尿道形态失常，可见低密度影；发生尿道断裂时，可见尿道连续性中断，合并出血时可见密度增高，CT还可以清晰显示骨盆骨折、盆腔内血肿等情况。

3.排尿性MRI尿道成像 可以清晰显示尿道的损伤位置、损伤程度及长度、尿道周围组织结构、有无尿道断裂错位及其外伤合并症。

【典型病例分析】

病例一 男，25岁。患者于2天前骑三轮车发生车祸致全身多处疼痛、出血及活动受限，以臀部及右小腿明显（图6-1）。

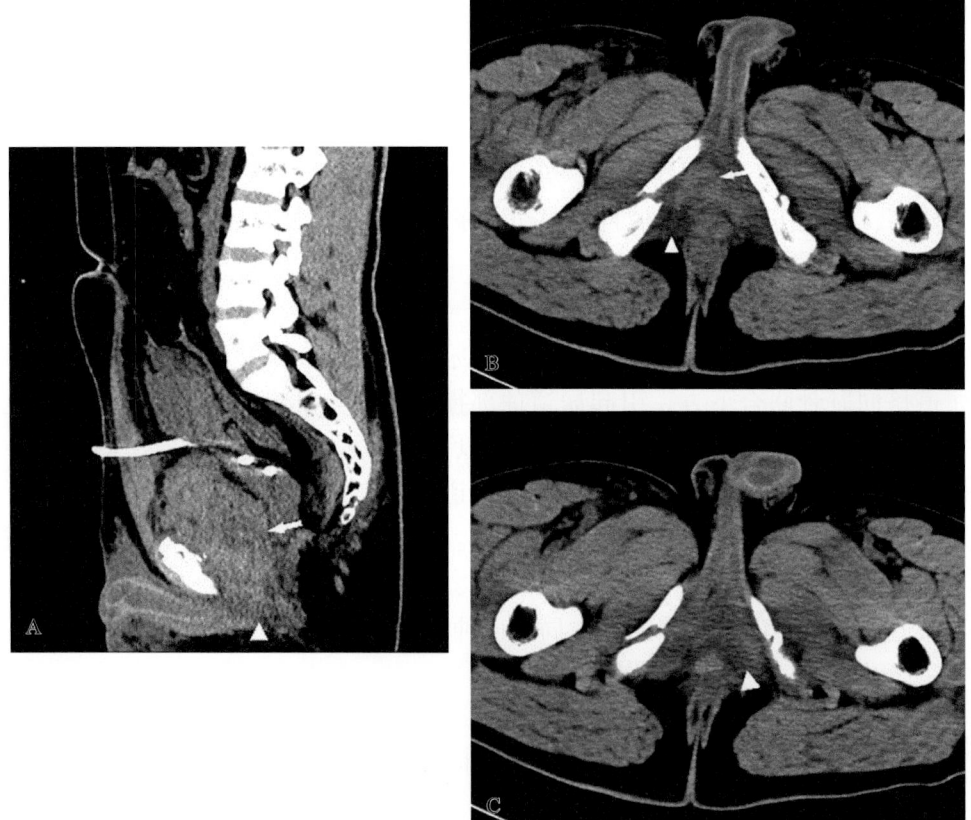

图6-1 骨盆多发骨折，合并后尿道损伤

分析：CT平扫示膀胱区见团块状稍高密度影（箭头），尿道失去正常形态，后尿道内见低密度影（△）。双侧坐骨支骨质不连续，右侧坐骨支断端移位。

病例二 男，59岁。患者工作时不慎被坍塌的墙体砸伤，伤及骨盆及下腹部，查体示下腹部轻压痛，骨盆挤压试验及分离试验阳性，尿道口可见血液渗出，阴囊水肿（图6-2）。

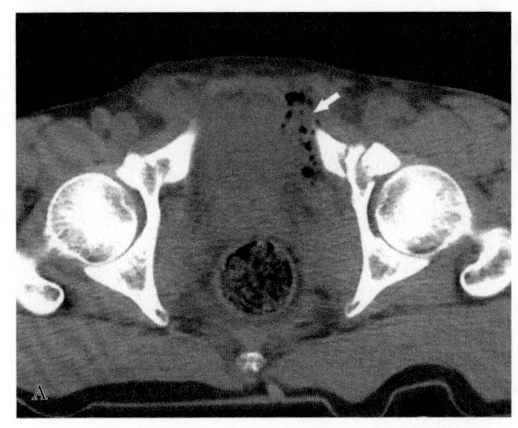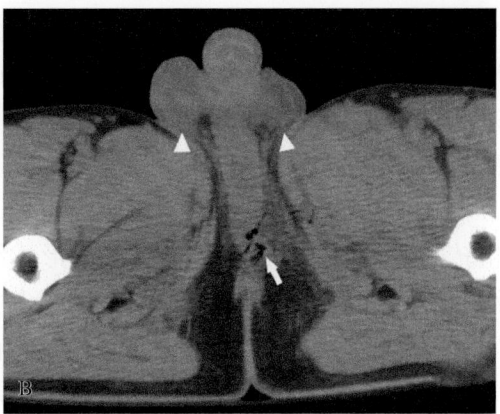

图6-2　骨盆多发骨折，合并开放性后尿道损伤

分析：CT平扫示左侧髋臼及双侧坐骨支骨质不连续，左侧盆壁及尿道内见气体密度影（箭头），双侧阴囊水肿（△）。结合尿道口血液渗出，阴囊水肿的临床症状，要考虑到后尿道开放性损伤的可能。

二、睾丸扭转

【病理与临床表现】

睾丸扭转又称精索扭转，是一种外科急症，发病率约为1/4000，新生儿期和青春期是发病的2个高峰。其病因是由于睾丸和精索本身的解剖异常或活动度加大而引起精索内的血液循环发生障碍，导致睾丸缺血、坏死。

睾丸扭转是一种出血性梗死，由于睾丸动脉和静脉通过精索，睾丸组织结构疏松。当精索发生扭转，睾丸位置上移，精索内的睾丸动脉血流阻断，静脉回流受阻，造成静脉淤血，不能建立有效的侧支循环，而引起睾丸组织缺血、缺氧，发生坏死。由于严重淤血及组织结构疏松，坏死发生后，睾丸内血管破坏，导致弥漫性出血。

临床表现为突发一侧睾丸疼痛或渐进性疼痛，后为持续性剧烈疼痛，并可放射到腹股沟及下腹部，可伴恶心、呕吐。婴儿表现为哭闹不安并可发现睾丸肿块。发病早期阴囊不红肿，超过12小时可见阴囊皮肤红肿，睾丸上移呈横位，触痛明显，Prehn征阳性。

【影像学表现】

一般认为彩色多普勒超声是睾丸扭转的首选辅助检查方法，CT和MRI检查具有非常高的软组织分辨率，是睾丸扭转临床诊断及鉴别诊断的重要补充。

睾丸扭转的CT表现根据扭转时间和程度的不同而异。CT平扫：扭转4～6小时后，由于睾丸组织缺血、缺氧、水肿，CT表现为睾丸体积增大，边缘清楚。随后，睾丸血管破裂，血液进入组织间隙，CT表现为睾丸肿大，密度增高，边界清楚或不清楚。扭转24小时后，睾丸缺血、坏死，血液与坏死组织交织，CT表现为高低混杂密度影。CT增强扫描：不完全性扭转时，CT增强扫描表现为睾丸轻度环形强化，内部不均匀强化。完全性扭转时睾丸不强化，是诊断睾丸扭转的特征性表现。睾丸扭转可出现反应性鞘膜积液，表现为睾丸周围的液性低密度影。扭转的晚期，睾丸软组织可出现炎性反应，严重者可形成脓肿。

MRI表现：①睾丸及附睾体积增大。②精索增粗、扭曲呈结节样；睾丸近端扭转的精索与远端未扭转的精索间形成结节，该结节在T_2WI呈高低混杂信号的漩涡状，有时仅表现为局部低信号。③睾丸及附睾强化减退或消失。不全性扭转时睾丸可见不均匀轻度强化，完全性扭转由于血供中断，表现为不强化，精索可见条状低信号不强化区。④如有出血，T_1WI表现为点状、斑片状的高信号影。如有坏死，T_2WI显示不均匀的斑片状或条纹状低或更低信号影。

【典型病例分析】

病例一　男，16岁。患者于10天前无意中发现右侧睾丸肿大，质韧，伴持续性隐痛，时有阵发性加剧，疼痛可放射至右侧腹股沟区，按压时有轻压痛，活动度可，不能还纳腹腔，活动或平卧休息时睾丸大小无变化，右侧阴囊明显红肿（图6-3）。

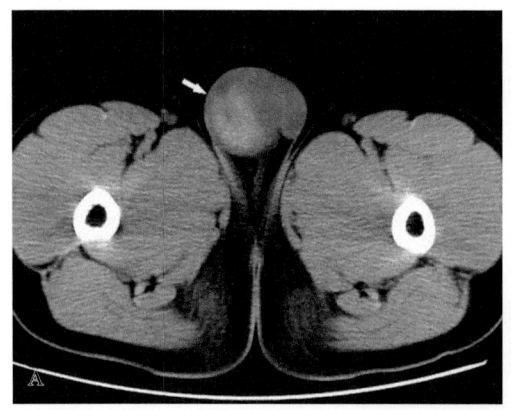 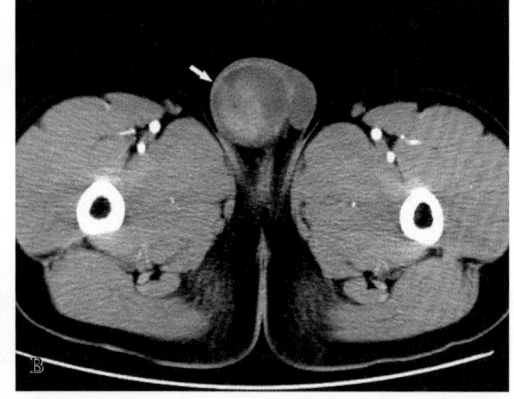

图6-3　右侧睾丸扭转伴坏死

分析：CT平扫示右侧睾丸明显增大，大小约为5.3cm×4.5cm×4.2cm，右侧阴囊内密度不均匀，可见片絮样密度增高影（图6-3A），CT值约为67Hu，增强扫描示右侧睾丸未见强化（图6-3B）。术后病理示右侧睾丸完全梗死。

病例二 男，20岁。患者2小时前下蹲15分钟改坐姿后突感左侧阴囊疼痛，并逐渐加重为绞痛，伴大汗淋漓，休息后无法缓解（图6-4）。

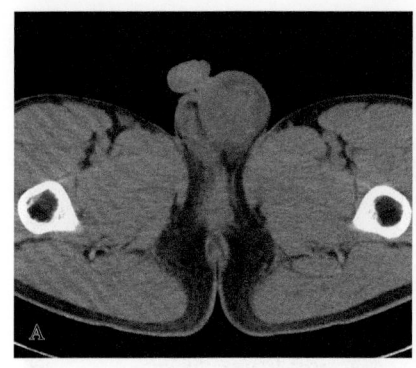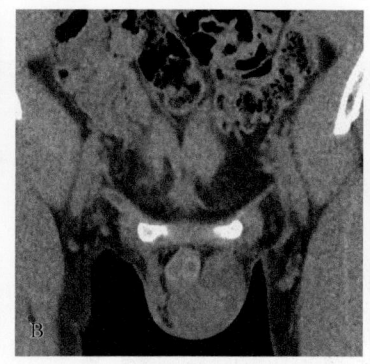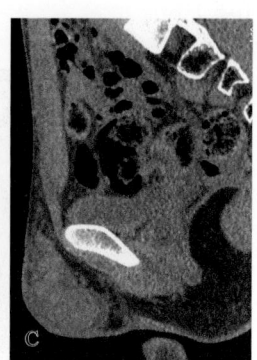

图6-4 左侧睾丸扭转

分析：CT平扫示左侧睾丸明显增大，大小约为6.7cm×5.4cm×4.6cm，其内密度不均匀，周围见环状低密度影，CT值约为13Hu，其内亦见小片状高密度影，CT值约为50Hu。

（肖 翔）

三、腹股沟疝

【病理与临床表现】

腹股沟疝是指腹腔内脏器通过腹股沟区的缺损向体表突出所形成的包块。根据疝环与腹壁下动脉的关系，腹股沟疝分为腹股沟斜疝和腹股沟直疝2种。腹股沟斜疝从位于腹壁下动脉外侧的腹股沟管深环突出，向内下，向前斜行经腹股沟管，再穿出腹股沟浅环，可进入阴囊中，占腹股沟疝的95%。右侧比左侧多见，男女发病率之比为15∶1。腹股沟直疝从腹壁下动脉内侧的腹股沟三角区直接由后向前突出，不经内环，不进入阴囊。

临床症状表现一般无特殊不适，仅偶尔伴局部胀痛和牵涉痛，当疝内容物发生嵌顿时表现为疝块突然增大，并伴有明显疼痛。而绞窄性疝则出现持续性剧烈腹痛，呕吐频繁，呕吐物含咖啡样血液或出现血便。

【影像学表现】

腹部CT常被作为首要检查，尤其是需要与其他疾病相鉴别时。腹股沟斜疝疝囊是从腹壁下动脉外侧、腹股沟管环内环开始进入腹股沟管，再经外环突出进入阴囊。斜疝CT图像上表现为腹股沟管内囊实性或混杂密度肿块，呈圆形、椭圆形或管状，向上与腹腔相通，局部见漩涡征象，绝大部分向下延续至阴囊或大阴唇。囊内多为扭曲肠袢、大网膜及肠系膜组织。伴发肠梗阻及血供循环障碍时，疝囊内可见渗出液体。直疝是从腹壁下动脉内侧腹股沟三角区直接由后向前突出，不进入阴囊。增强扫描可清晰显示腹壁下动脉，有利于直疝及斜疝的鉴别。

【典型病例分析】

病例一 男,16岁。2天前夜间出现右中下腹持续性绞痛,伴恶心、呕吐(图6-5)。

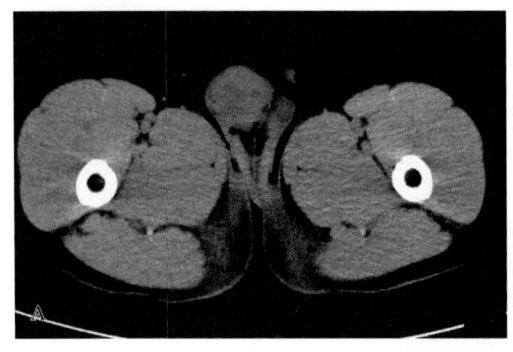
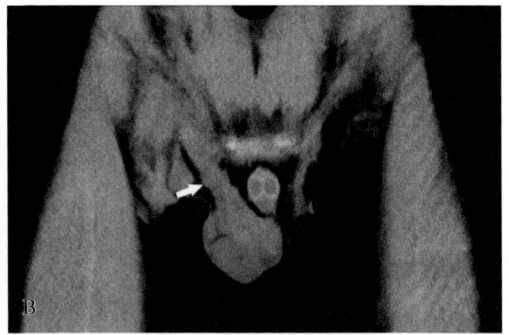

图6-5 腹股沟斜疝

分析:患者为青少年男性,病史中提示右中下腹的持续性绞痛,影像检查可见右侧阴囊体积增大,其内可见部分肠管疝入,结合病史,考虑为腹股沟斜疝。

病例二 男,67岁。患者平时站立时发现左下腹壁鸽蛋大小肿块,平卧后可恢复(图6-6)。

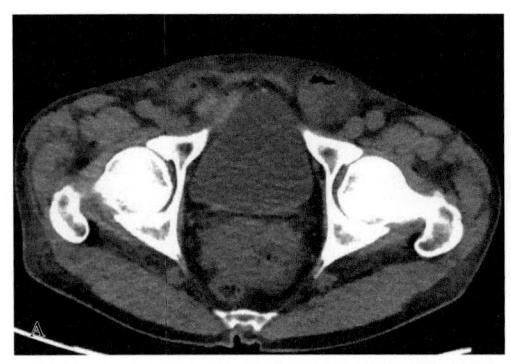
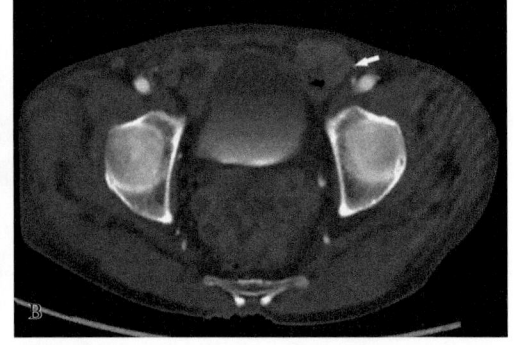

图6-6 腹股沟直疝

分析:患者为老年男性,病史中提示下腹部的可回纳性肿块,影像中可见左下腹部分小肠肠管及其系膜经腹直肌外缘疝出至皮下,增强扫描示腹壁下动脉(箭头)位于疝囊的外侧,结合病史,考虑为腹股沟直疝。

(雷李智)

第二节　女性生殖系统

一、卵巢扭转

【病理与临床表现】

任何卵巢肿块或大的囊肿都有发生卵巢扭转（ovarian torsion）的风险。最常见于育龄女性。扭转的附件具有侧别倾向，右侧附件扭转多于左侧。附件扭转后，静脉回流首先受阻，其次才是动脉血供受损。临床表现为急性单侧下腹痛，合并恶心、呕吐或便秘。有时扭转与扭转恢复交替发生，临床表现为反复发生腹痛。非特异性的临床表现会被医生误诊为阑尾炎、胃肠炎或肠套叠。卵巢扭转常发生于血管蒂处，从而导致血流中断，动脉供血中断导致卵巢缺血性改变，静脉回流中断引起卵巢淤血肿胀。

【影像学表现】

卵巢因出血、水肿或梗死而表现不同。通常表现为卵巢明显增大，中央为高密度，周围多发囊肿（8～15mm，继发或渗出），囊肿内可见液平面。可见盆腔积液，但无特异性。偶然可在CT及MRI图像中，直接看到扭曲的血管蒂，这是附件扭转的特异性表现。增强扫描附件因血供中断而无强化。MRI DWI序列见附件因缺血而表现为弥散受限。

【典型病例分析】

病例　女，18岁。阵发性左下腹痛3天，加重1天（图6-7）。

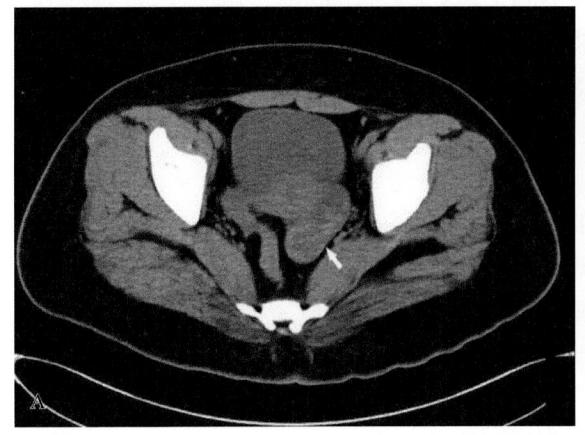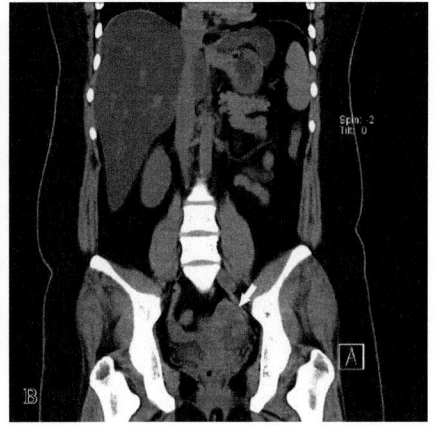

图6-7　左侧卵巢蒂扭转并出血

分析：患者为年轻女性，因急性左下腹痛就诊，CT见左侧卵巢明显增大，中央为高密度。

二、卵巢过度刺激综合征

【病理与临床表现】

卵巢过度刺激综合征（ovarian hyperstimulation syndrom）是控制性卵巢刺激后的并发症，见于用促性腺激素治疗不孕症时。临床表现包括腹痛、恶性、呕吐、腹胀、头晕。

【影像学表现】

双侧卵巢增大，其内可见大量大小不等囊肿，合并腹水和胸腔积液，可伴血栓栓塞。

【典型病例分析】

病例 女，22岁。取卵术后5天，腹痛腹胀4天（图6-8）。

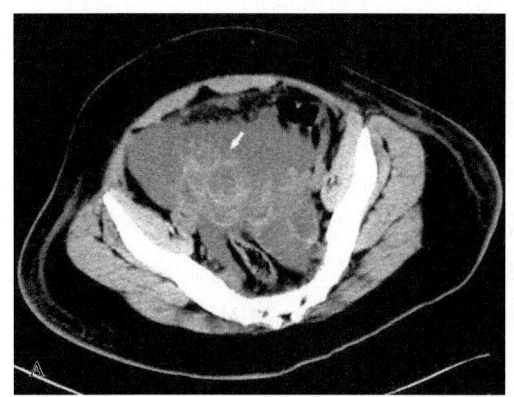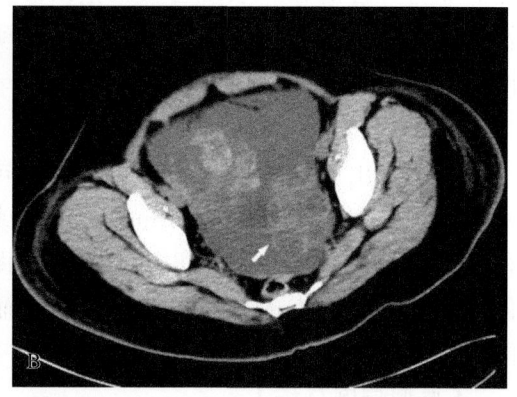

图6-8 卵巢过度刺激综合征

分析：患者为年轻女性，有取卵术病史，CT见双侧卵巢明显增大，其内可见多发大小不等囊肿，合并大量盆腔积液。

三、异位妊娠

【病理与临床表现】

当受精卵在子宫体腔以外着床称为异位妊娠（ectopic pregnancy）。按异位妊娠发生率各部位由高到低依次为：输卵管壶腹部、峡部、伞部、子宫角、卵巢。临床表现为停经，突发一侧下腹部撕裂样疼痛，阴道出血，如腹腔内出血多，可出现晕厥与休克。

【影像学表现】

1. 超声 超声是诊断异位妊娠简单可靠的辅助检查方法。异位妊娠分为孕囊型，异位妊娠流产破裂型和陈旧型。超声表现包括直接征象和间接征象。征象包括：①子宫增大，小于停经月份。②子宫内膜增厚，但未探及滋养动脉血流。③宫腔内可显示"假妊娠囊"，假妊娠囊呈单环状暗区，囊壁反光弱。④附件区可见肿块。⑤盆腔可见液性暗区。

  2.CT和MRI ①直接征象：可强化的厚壁管状结构为输卵管，其内可见孕囊影，扩张积液的输卵管及其内的孕囊在横断面上呈独特的"眼征"。部分病例可见结节状胚芽。孕囊的大小与异位妊娠破裂时患者孕周时间的长短有关，当孕囊破裂有破口时，可见孕囊变形，体积变小。②异位妊娠破裂征象：短期内发生大量腹腔内出血，早期囊周围局部可见血液积聚，血量增多时，子宫直肠陷凹填充血液，继而肠管间及结肠旁沟血液积聚，因此，孕囊周围、盆腹腔积血是异位妊娠破裂的间接征象。

【典型病例分析】

  病例一 女，33岁。停经2个月，阴道不规则出血1个月（图6-9）。

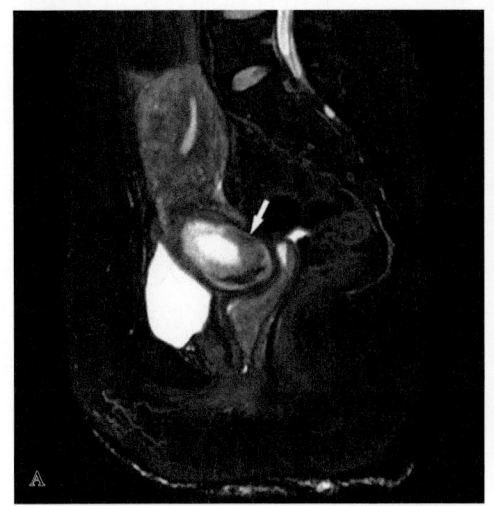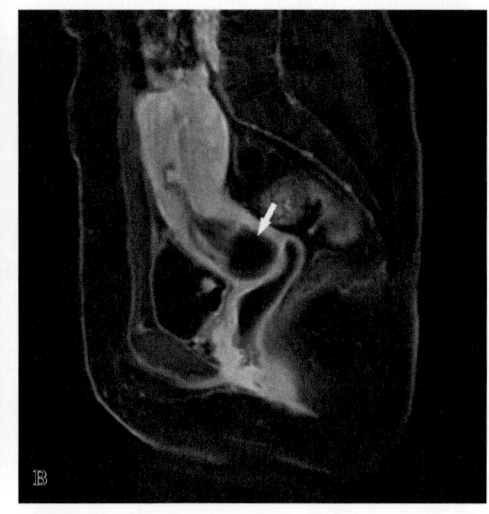

图6-9 宫颈妊娠

  分析：磁共振T_2WI（图6-9A）见宫颈孕囊，增强扫描（图6-9B）无强化，结合停经病史，可诊断宫颈妊娠。

  病例二 女，25岁。停经46天，腹痛3天，加重伴头晕1天（图6-10）。

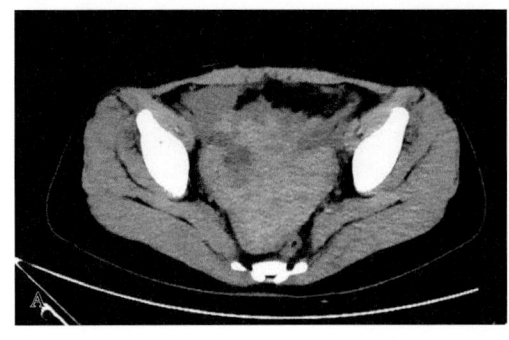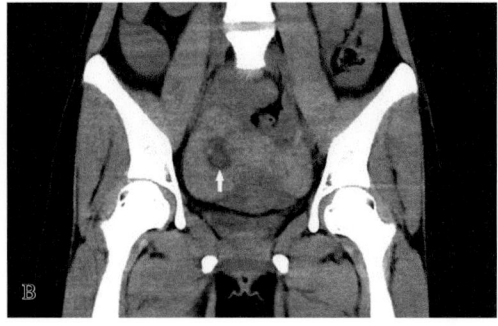

图6-10 右侧输卵管妊娠破裂

分析：CT见盆腔大量积血，右侧附件区见一类圆形低密度，为孕囊，其边缘形态不规则，考虑孕囊破裂。

四、盆腔炎症

【病理与临床表现】

盆腔炎性疾病（pelvic inflammatory disease）通常是由衣原体或淋球菌等细菌感染引起。感染起自阴道，蔓延至子宫内膜，引起内膜炎。然后累及双侧输卵管。炎性反应、水肿及渗出物导致输卵管阻塞和积脓。感染经输卵管伞部进入卵巢，导致输卵管-卵巢脓肿。盆腔炎性疾病还可在腹膜腔内蔓延，累及多个器官，包括肝脏和右侧结肠旁沟。

临床症状常无特异性，包括发热，盆腔痛，子宫/附件压痛，阴道分泌物增多，性交痛，恶心，呕吐。35%以上患者无症状。

【影像学表现】

因为盆腔炎性疾病症状常无特异性，当需与多个疾病（如憩室炎、阑尾炎）相鉴别时，CT常被作为首选检查方法。早期女性盆腔炎症改变（图6-11）表现为轻度盆腔脂肪肿胀及韧带增厚；输卵管炎表现为输卵管增厚及扩张，或输卵管扩张不明显但可见强化；卵巢炎（oophoritis）主要表现为卵巢的肿大、卵巢周围积液和多发囊性表现；子宫内膜炎表现为子宫内膜增厚、强化及宫腔积液。进展期女性盆腔炎症表现为输卵管积脓、输卵管-卵巢脓肿形成和乙状结肠或周围小肠的增厚、输尿管扩张等。继发病变可见小肠梗阻，腹膜炎及输尿管阻塞。

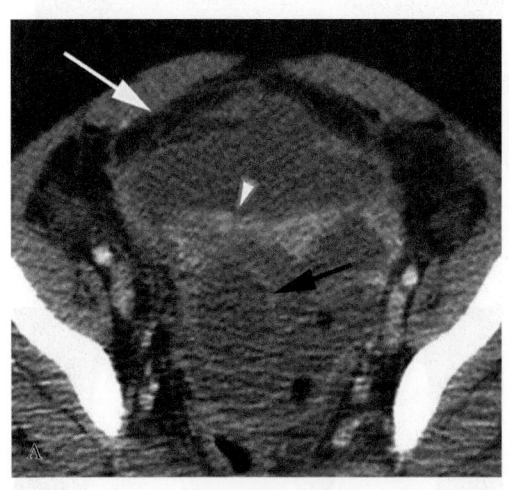
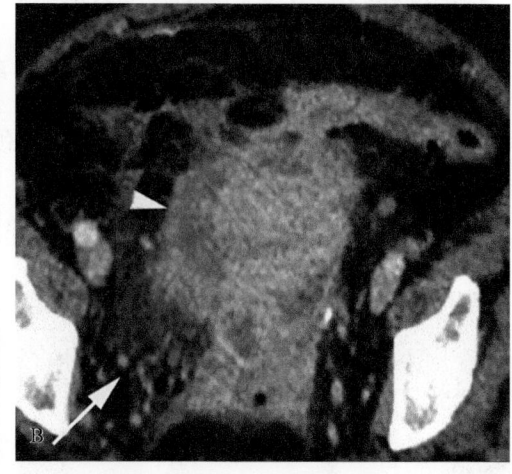

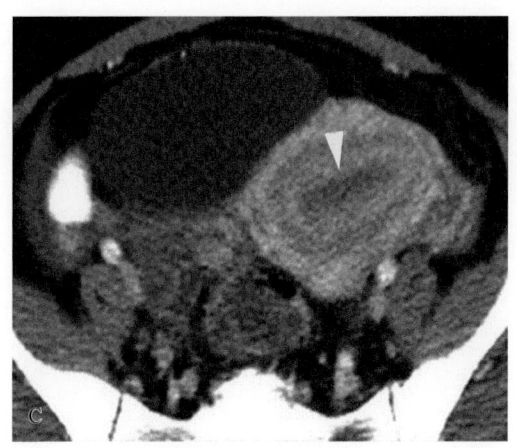

图6-11 盆腔的炎性改变：A为早期的炎症，表现为阔韧带的增厚（△），右侧卵巢的炎性改变（黑箭头），盆壁脂肪的浑浊，盆腔可见积液（白箭头）。B为另外一个患者，显示右侧输卵管扩张及增厚（△），右侧盆壁周围脂肪浑浊肿胀（白箭头）；C为早期子宫内膜炎症患者，表现为子宫内膜增厚及内膜腔积液（△）

子宫-输卵管脓肿通常与宫内节育器使用有关。CT表现为软组织密度，增强扫描为周围环状强化。MRI上，T_1WI为低信号，常伴有出血而呈高信号。T_2WI为高信号，DWI为高信号，表示弥散受限。增强扫描可见脓肿壁环形强化。

【典型病例分析】

病例 女，34岁。下腹痛19天。超声示双侧附件分别可见一低回声团块，行超声引导下后穹窿穿刺，抽出淡黄色液体40ml，附件囊肿脓性黄色液体10ml（图6-12）。

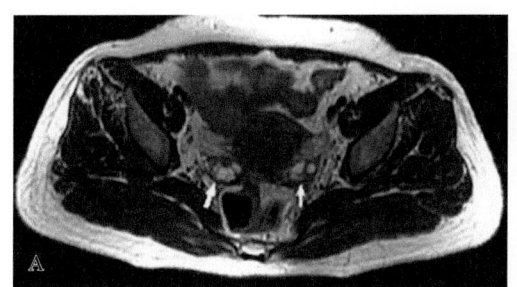
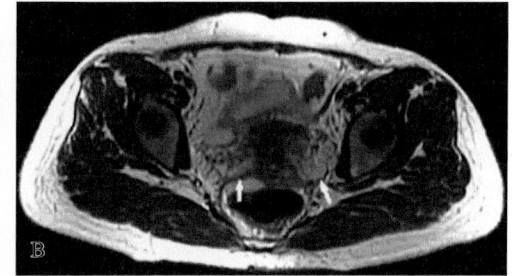
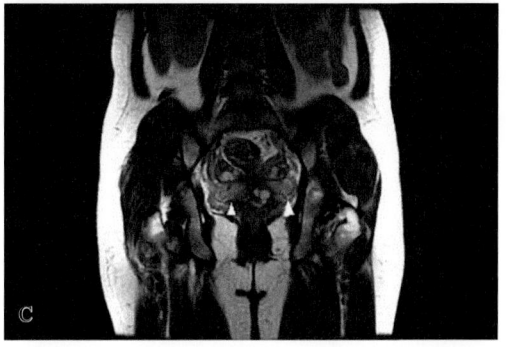

图6-12 双侧卵巢脓肿，输卵管及盆腔积脓

分析：双侧卵巢多发囊性占位（图6-12A），双侧输卵管扩张，呈腊肠状（图6-12B），盆腔积脓（图6-12C）。

（陈　曌　卢晓丹）

第7章 脊柱与骨关节

第一节 脊柱骨折

骨折（fracture）是指骨和（或）软骨结构发生断裂、连续性中断，包括骨小梁、骨皮质的中断和软骨的断裂。骨折以长骨和脊柱骨较多见。脊柱骨折占全身骨关节创伤得到5%～6%，由于椎体连接牢固，致伤暴力一般较大。

【受伤机制与临床表现】

损伤机制常见为压缩骨折及爆裂骨折。压缩骨折由屈曲纵向压缩暴力所致，为稳定骨折。爆裂骨折是指轴向压力加上不同程度的屈曲和（或）旋转力作用于脊椎，使椎间盘内髓核疝入椎体，导致椎体内压急骤升高，而引起椎体自内向外的爆裂所形成的骨折，既椎体粉碎性骨折。颈椎骨折表现为曲颈强迫体位，抬头困难；严重者脊髓平面以下感觉、运动和括约肌功能障碍。胸腰椎骨折表现为腰背部疼痛、活动受限；损伤脊髓或马尾神经时，产生神经症状，严重者可出现截瘫。

【影像学表现】

1.压缩性骨折　椎体（轻度、中度、重度）压缩变扁，X线片和CT检查可见椎体内密度增高的压缩带，MRI表现为T_1WI低信号，T_2WI高信号，压缩明显者出现脊柱成角畸形，也可合并附件骨折、韧带和脊髓损伤。其中，一种特殊形式骨折——Chance骨折，是横越过椎骨的屈曲牵张性骨折，多见于高速公路及刹车所致的身体突然前屈所致，在单一平面上、骨折线贯穿棘突、椎弓根和椎体者称为Chance骨折（图7-1）。

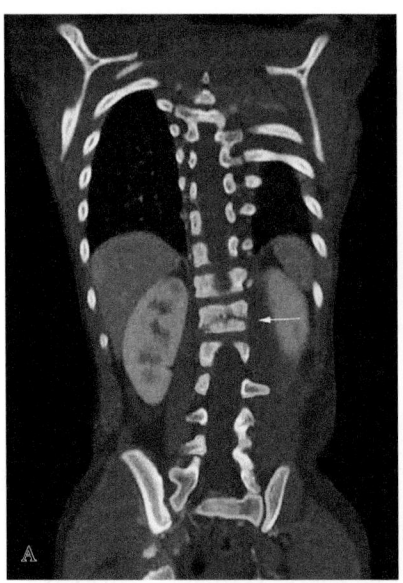
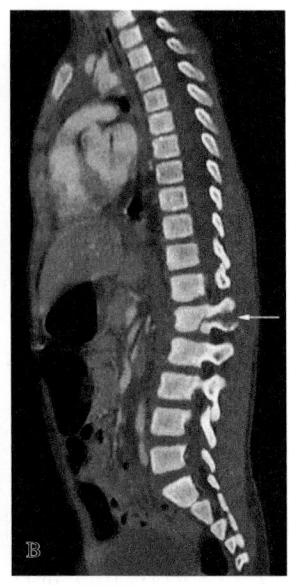

图7-1 Chance骨折,骨折线贯穿棘突、椎弓根和椎体
A.图示L₁椎体偏左侧可见低密度骨折线;B.图示该骨折线累及后方附件

2.爆裂性骨折 骨折线呈矢状或冠状分开椎体,骨折碎片向前突出椎体前缘弧线,向后突入椎管,可合并附件骨折;CT可清晰显示椎体爆裂的形态和分离移位的情况,尤其是椎管结构破坏的形态及骨折碎片在椎管内的位置、大小及其与脊髓的关系;MRI可显示出椎体损伤的范围,骨折的形态,骨折片移位的方向、程度,并对脊髓压迫和损伤程度进行判定。

【典型病例分析】

病例一 男,32岁。因车祸致四肢瘫痪,大小便失禁12天(图7-2)。

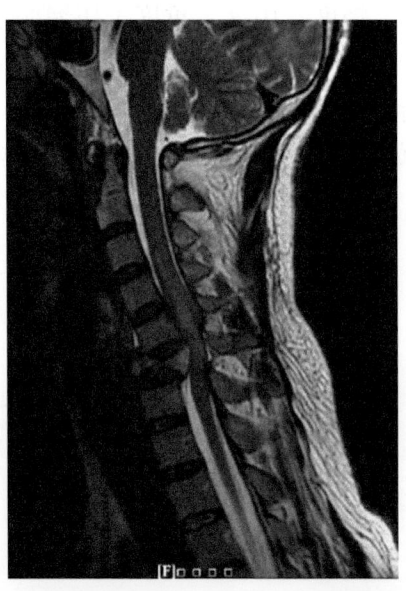

图7-2 C₆椎体压缩性骨折,合并脊髓挫伤

分析：患者为青年男性，病史中提示车祸致四肢瘫痪，大、小便失禁12天，MR T_2WI矢状位显示C_6椎体信号增高，压缩变扁，前后径增宽，向后突入椎管，后方脊髓受压，可见片状高信号，为脊髓受压变性。

病例二 男，50岁。外伤致双下肢无力、感觉障碍2周（图7-3）。

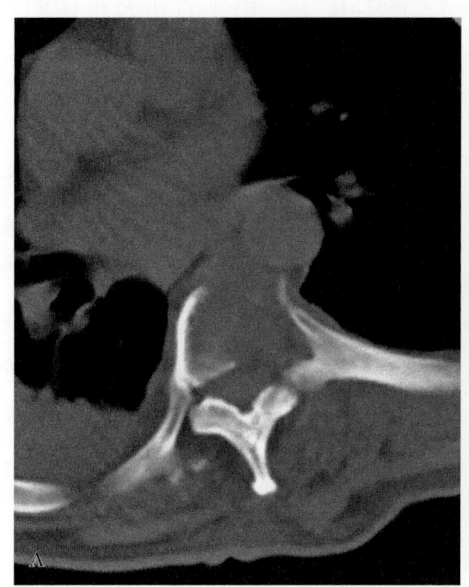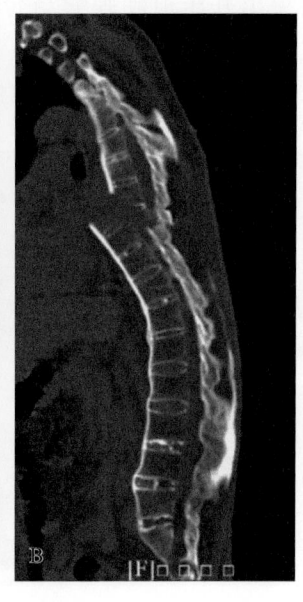

图7-3 胸椎爆裂性骨折

分析：患者为中年男性，病史中提示外伤致双下肢无力、感觉障碍2周。横断面CT显示椎体碎裂性骨折，断端分离并可见游离碎骨片（图7-3A）；矢状面重组显示胸椎序列不连续，胸椎离断，下段胸椎断裂后向前错位（图7-3B）。由于CT不能很好显示脊髓损伤情况，根据病史可推断病史脊髓损伤，具体情况建议MR检查。

病例三 男，33岁。车祸致双下肢无力，伴大小便障碍2天余（图7-4）。

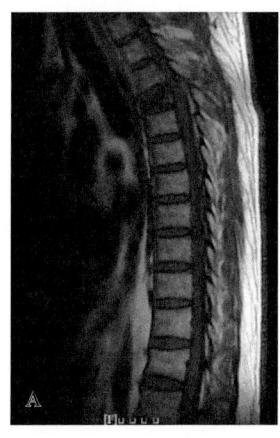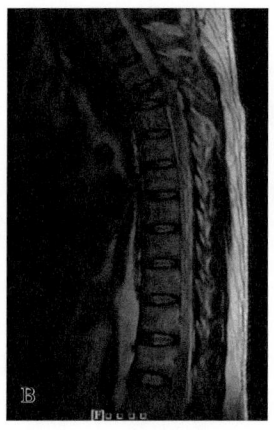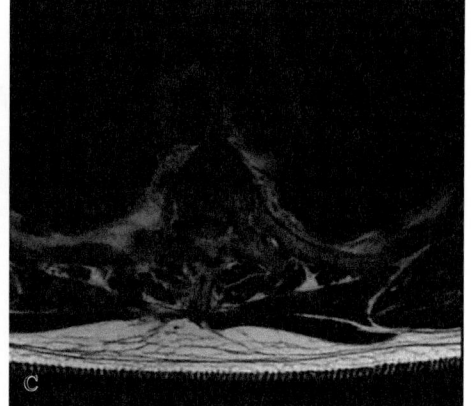

图7-4 T_3椎体压缩性骨折，合并脊髓挫伤

分析：患者为青年男性，病史中提示车祸致双下肢无力，伴大、小便障碍2天余。MR T_1WI矢状位显示T_3椎体信号不均匀减低，并压缩变扁，压迫后方硬膜囊及脊髓（图7-4A）；MR T_2WI矢状位显示T_3椎体信号不均匀增高，并压缩变扁，后方的脊髓受压，并信号增高，为相应层面脊髓挫伤（图7-4B）；MR T_2WI横断位显示椎体后突出并压迫硬膜囊与脊髓（图7-4C）。由于骨折及椎体向后移位压迫脊髓，导致患者出现相应症状。

病例四 男，25岁。摔倒致腰部疼痛30分钟（图7-5）。

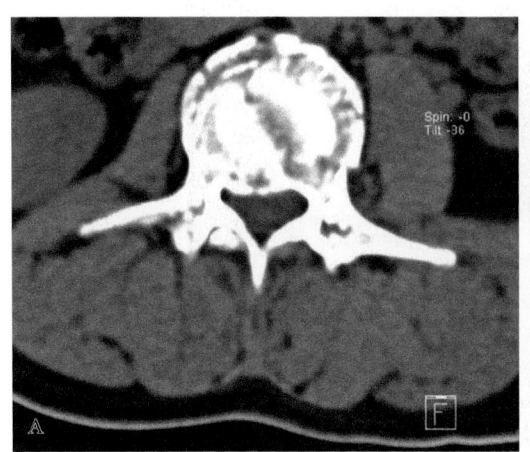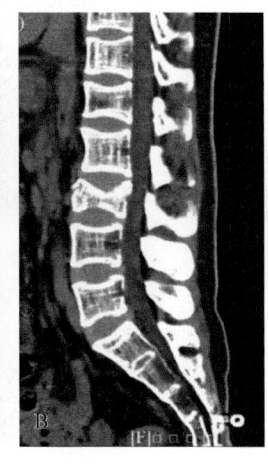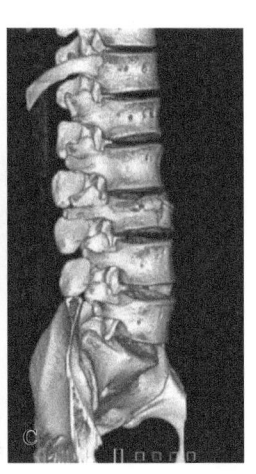

图7-5 L_3椎体压缩性骨折

分析：患者为青年男性，病史中提示摔倒致腰部疼痛30分钟。CT横断面显示椎体碎裂，可见多条低密度骨折线，碎裂的椎体超出椎体轮廓，以前部为著（图7-5A）。矢状位MPR重组显示L_3椎体变扁，无明显向后方移位压迫硬膜囊（图7-5B）。CT VR重组图像，可从立体三维上显示L_3椎体爆裂骨折及压缩变扁的总体情况（图7-5C）。由于损伤位置为低位腰椎椎体，并未向后方椎管移位，考虑未伤及后方马尾神经根，所以未出现脊髓损伤或相应神经损伤的症状。

（陈瑞莹）

第二节 颅颈连接处外伤

颅颈联合损伤约占颈椎损伤的1/3，颅颈联合损伤可以分为寰枕关节脱位、枕骨髁骨折、寰枢关节脱位、寰椎骨折。

【病理与临床表现】

寰椎位于颅颈交接区域，严重外力冲击可造成寰椎骨折或骨折脱位，损伤后易引起神经功能障碍，甚至截瘫、死亡。寰椎和枢椎与其他颈椎的形态、大小均不同，寰椎为椭圆形骨环，上关节面与枕骨髁形成寰枕关节，下关节面为圆形或长圆形，与枢椎形成寰枢关节。枢椎最明显的的特征是圆锥形的齿状突，齿状突向上方突出，位于寰椎前弓后方，上达枕骨斜坡附近，寰枢椎是整个脊柱中最为复杂和特殊的结构，任何原因所致的寰枢椎骨质损伤，均存在压迫脊髓的风险，甚至危及生命，临床主要依靠影像检查进行诊断。

【影像学表现】

MSCT 扫描时间短、空间分辨率高，并具有强大的图像后处理功能，可清晰显示寰枢椎骨折与脱位及评价其类型、范围、程度。

1. 颅颈分离　可分为3类：Ⅰ型为颅骨向前移位，Ⅱ型颅骨向上下移位，Ⅲ型为颅骨向后方移位。

2. 枕骨髁骨折　分为3型：Ⅰ型包括沟通断裂，骨碎片未移位至枕骨大孔；Ⅱ型为枕骨髁撕脱性骨折；Ⅲ型为翼状韧带撕裂。

3. 寰椎骨折　由于颅骨轴向加压导致骨折，伴有或不伴有韧带损伤，这些损伤占颈椎骨折的2%～13%，寰椎前弓及后弓薄弱，容易骨折。寰椎骨折可以分为前弓、后弓、爆裂骨折及侧块骨折。爆裂骨折和侧块骨折容易导致横向韧带撕裂和寰枢关节脱位及齿状突向后方移位。

4. 寰枢关节脱位　寰枢关节脱位通过观察寰枢关节间隙，通常不够准确的，因为寰枢关节间隙受多种因素影响，例如体位，老年人软骨退化，导致关节间隙的增宽。创伤性旋转半脱位由于翼状韧带的过度牵拉造成的，儿童发病率高于成年人。

【典型病例分析】

病例一　女，55岁。外伤后出现肢体无力，活动障碍（图7-6）。

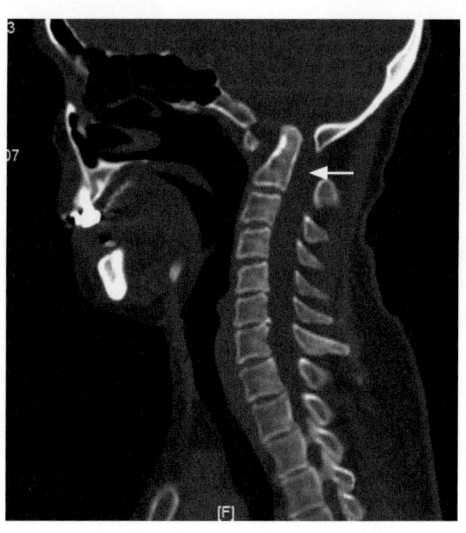

图7-6　寰枕关节Ⅰ型脱位

分析：CT矢状面重组可见颅骨相对于颈髓及受压的延髓向前移位（箭头）。

病例二 男，67岁。外伤后出现肢体活动障碍（图7-7）。

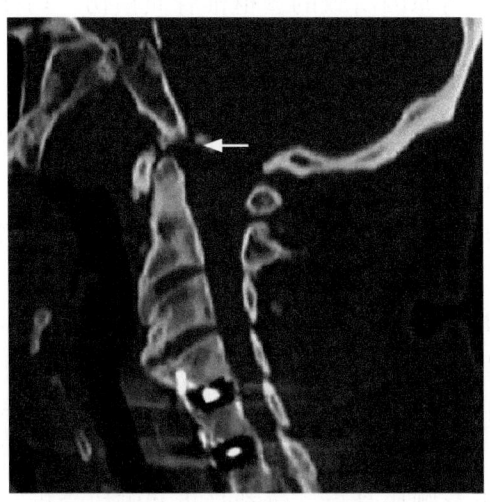

图7-7 寰枕关节Ⅲ型脱位

分析：CT矢状面重组示颅骨相对于颈髓向后方移动（箭头）。

病例三 男，5岁。车祸后出现意识障碍（图7-8、图7-9）。

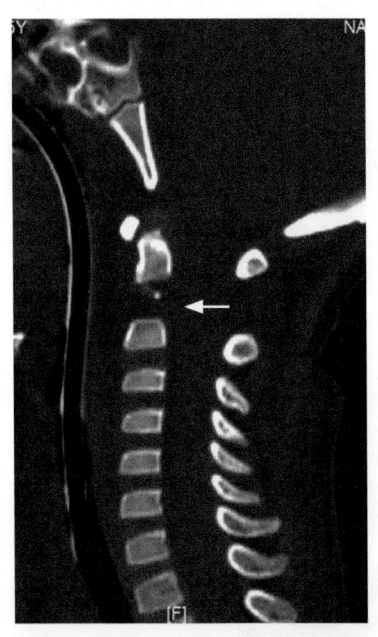 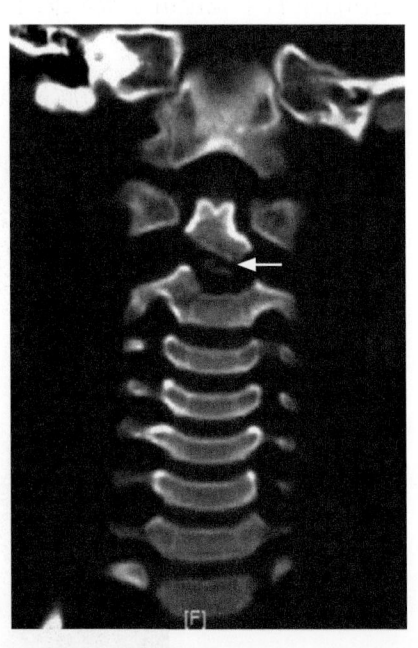

图7-8 CT矢状面重组箭头示枢椎压缩性骨折　　图7-9 CT冠状面面重组箭头示齿状突骨折

分析：枢椎高度降低，基底部见骨碎片（箭头）。

（郝　鹏）

第三节 上肢外伤

一、上肢骨折

1.肱骨骨折

（1）肱骨外科颈骨折：多见于成年人，骨折部位发生在解剖颈下2～3cm，可分为裂隙样骨折、外展骨折和内收骨折3型，常合并肱骨大结节骨折。

【典型病例分析】

病例 男，62岁。摔伤致右肩部及上臂近端肿胀、疼痛、活动受限1天；局部压痛、纵向叩击痛，可扪及骨擦感；肩关节各向活动受限；肢端感觉及血供良好（图7-10）。

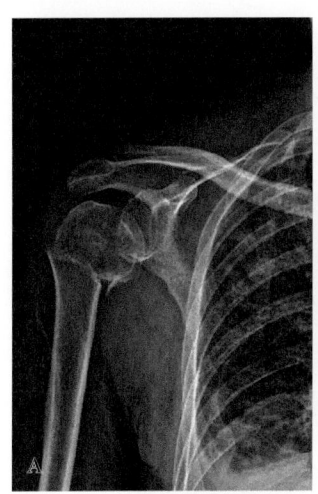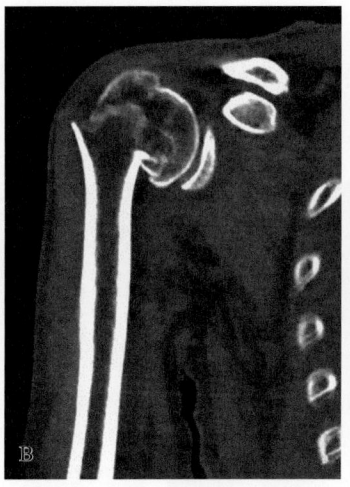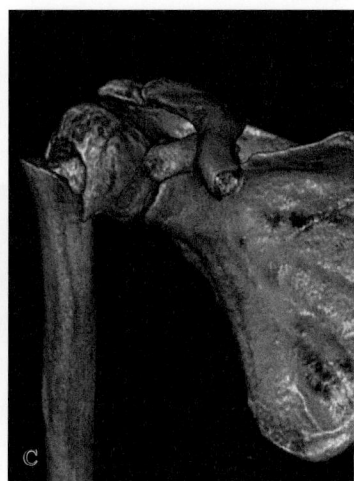

图7-10　右侧肱骨外科颈骨折

分析：右侧肱骨外科颈骨质不连续，折远端稍向外上移位并轻度嵌入；右侧肩关节未见脱位，右肩关节周围软组织稍肿胀。

（2）肱骨髁上骨折：儿童多见，分为伸直型和屈曲型，常伴有旋转移位。X线侧位片上如观察到肱骨前线仍然经过鹰嘴三等份的中间部分的中间，提示该骨折没有出现移位现象（图7-11）。肱骨髁上骨折常有锐利的骨折边缘，易损伤邻近的肱动脉、正中神经及尺神经。

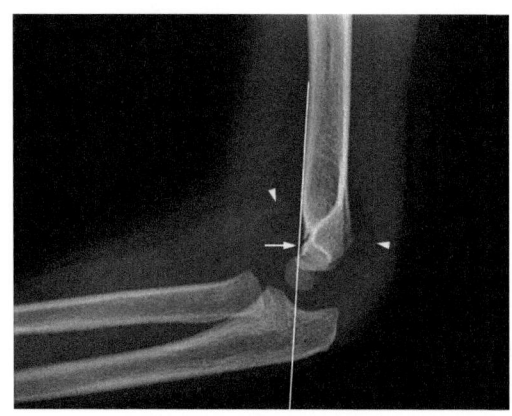

图7-11 肱骨髁上骨折

侧位片显示肘关节前脂肪垫及后脂肪垫均肿胀（△）；观察到肱骨前线（箭头）仍然经过鹰嘴三等份的中间部分的中间，提示该骨折没有出现移位现象。

【典型病例分析】

病例 男，3岁。跌伤致左肘部肿痛半天；局部肿胀、压痛，活动受限（图7-12）。

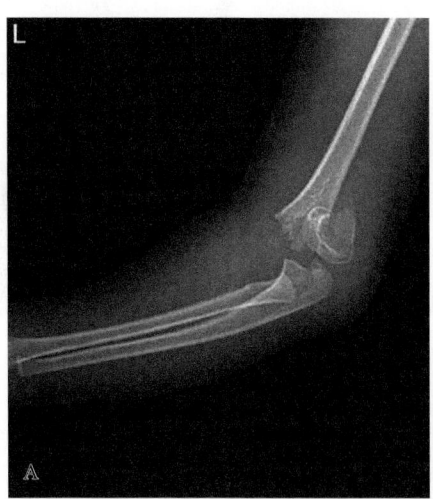
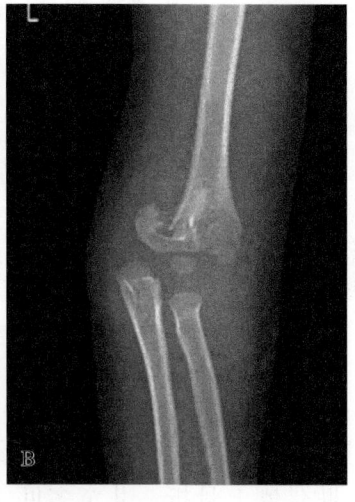

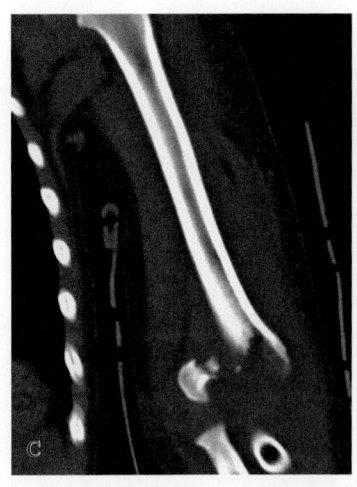
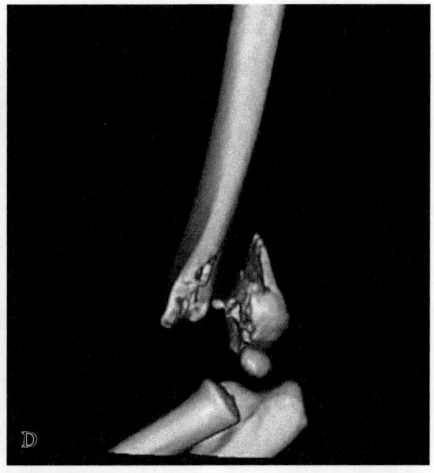

图7-12 左侧肱骨髁上骨折,伴左肘关节脱位

分析:左侧肱骨髁上折断,局部见多发碎骨片,断端对位、对线不良,骨折远端向上向外移位,与骨折近端分离重叠移位,左肘关节脱位,周围软组织明显肿胀。

2.前臂骨折

(1)Colles骨折:是最常见的骨折,为摔倒时手掌侧触地所致。主要表现包括:①骨折线位于桡骨远端距离关节面2~3cm;②骨折远端向背侧移位和向掌侧成角,呈银叉状畸形;③常合并尺骨茎突骨折。

【典型病例分析】

病例 女,63岁。摔倒后右腕部肿胀、疼痛、畸形、功能障碍2小时(图7-13)。

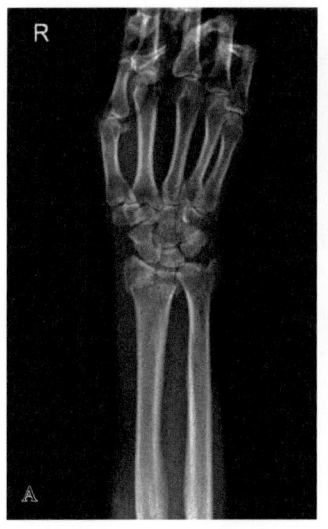
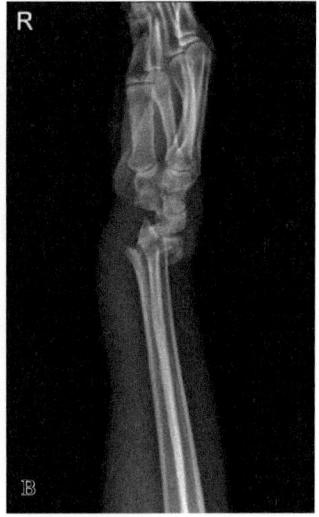

图7-13 右侧Colles骨折

分析：右桡骨远端折断，骨折线达关节面下，骨折远端向桡背侧移位，两折端向掌侧稍成角，下尺桡关节分离，尺骨茎突骨折。

（2）Smith骨折：骨折远端向掌侧移位和向背侧成角。

（3）Monteggia骨折：为尺骨上1/3骨折合并桡骨小头脱位。

【典型病例分析】

病例　男，44岁。摔伤致左前臂肿胀、疼痛、畸形、功能障碍（图7-14）。

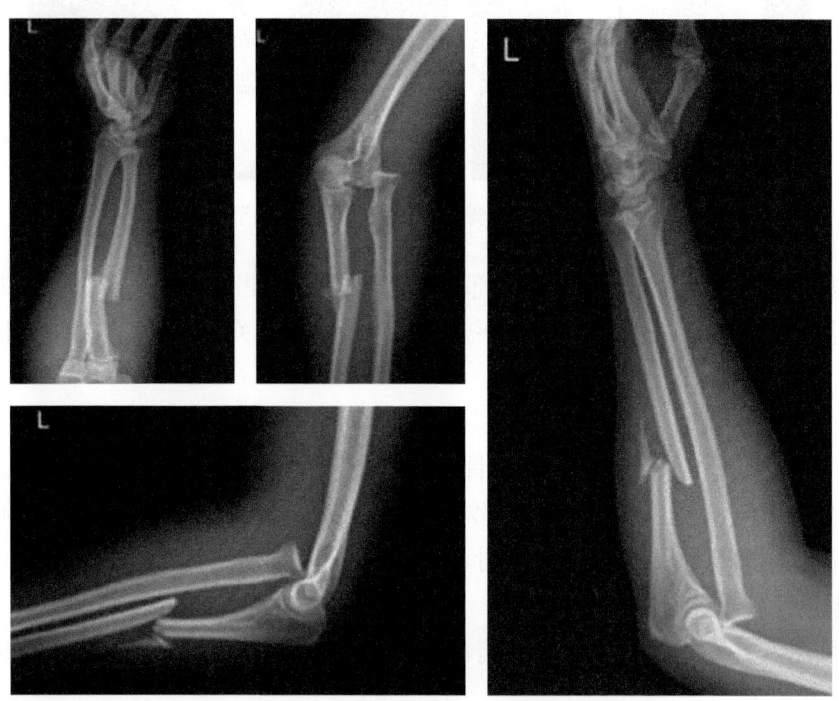

图7-14　左侧Monteggia骨折

分析：左尺骨近端粉碎性骨折，折远端向前外方移位，周围见游离骨碎片；左桡骨小头向外上方移位。

（4）Galeazzi骨折：为桡骨下段骨折合并下尺桡关节脱位。

【典型病例分析】

病例　女，67岁。跌伤致左腕关节肿胀、疼痛、活动受限1天（图7-15）。

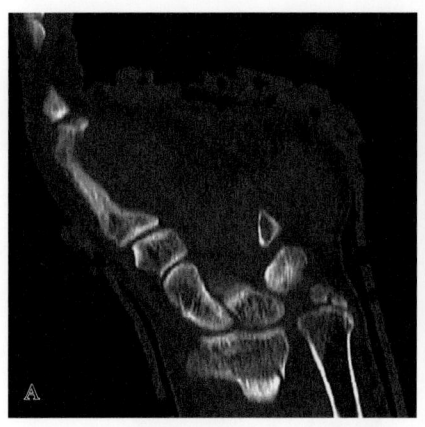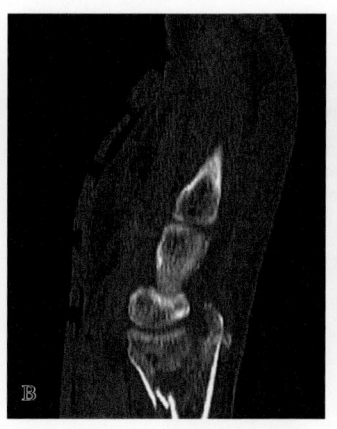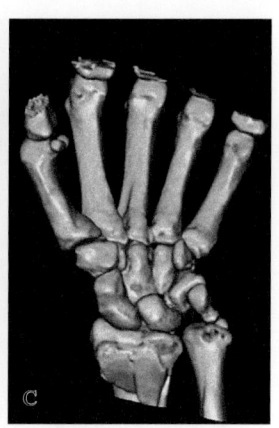

图7-15　左侧Galeazzi骨折

分析：左侧桡骨远端骨皮质不连续，见透亮骨折线影，左侧尺骨茎突亦可见透亮骨折线影，左侧尺桡骨间隙增宽；左侧腕关节软组织明显肿胀。

3.掌、指骨骨折　约占手部创伤的2/3，可见各种骨折类型。

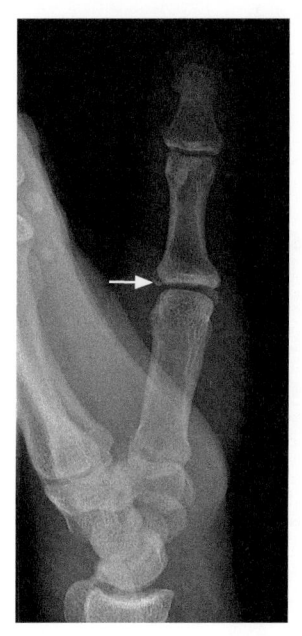

图7-16　右侧第1近节指骨的尺侧撕脱性骨折（箭头）

（1）猎人手拇指（Gamekeeper's thumb）：也称为守门员拇指或滑雪手拇指。是指第一近节骨基底部、尺侧副韧带撕裂，伴有或不伴有附着点的撕脱性骨折（图7-16）。如果移位＞3mm或伴有Stener病灶（即撕裂的韧带被收肌腱拉扯分离），可能需要手术。X线平片一般少发现撕脱性骨折，MRI则更加敏感。Stener病变可以通过MRI来显示：在T_1WI表现为收缩的尺侧副韧带呈肿块样，位于内收肌肌腱的腱膜下。尺侧副韧带可能会直接位于内收肌肌腱腱膜的表浅部位。

（2）Bennett骨折：是指发生在第1掌骨基底部的骨折合并第1腕掌关节的脱位或半脱位（图7-17），多由于指端传导的轴向暴力所致，腕掌关节过屈曲。由Bennett在1882年描述，是一种不稳定骨折，也是一种涉及关节面的关节内骨折，治疗上比较困难。如果骨折的移位大于1mm，需要手术治疗。

（3）Rolando骨折：是指纵向暴力导致第1掌骨基底部的粉碎性骨折。属于关节内骨折（图7-18）。

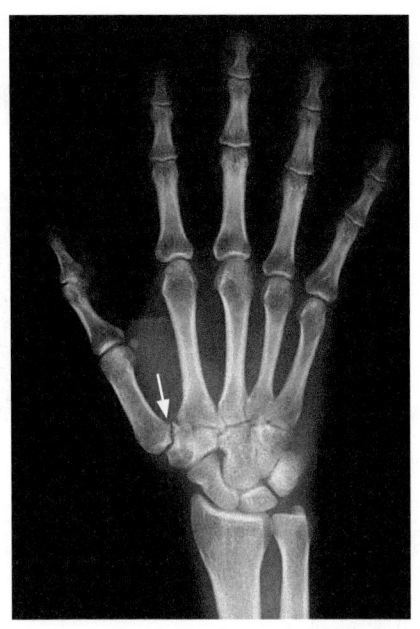 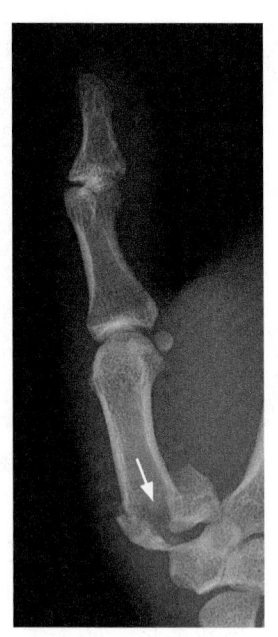

图7-17　Bennett骨折，第1掌骨基底部的骨折（箭头）合并第1腕掌关节半脱位

图7-18　Rolando骨折，第1掌骨基底部的粉碎性骨折（箭头）

【典型病例分析】

病例一　男，21岁。外伤致左手肿胀、局部压痛2天（图7-19）。

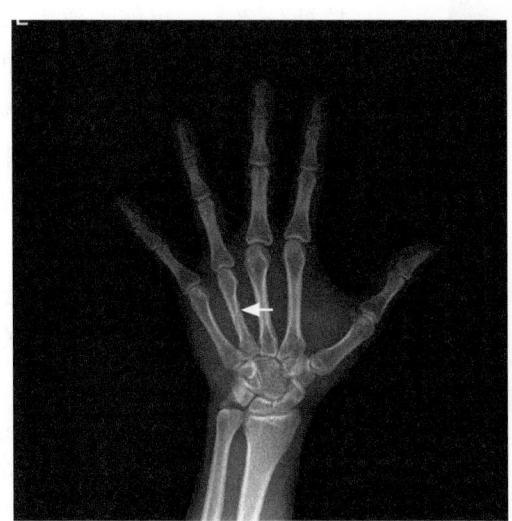

图7-19　左手第4掌骨骨折

分析：左手第4掌骨见斜行透亮骨折线影，断端对位、对线尚可，局部软组织肿胀；左侧尺骨茎突见游离骨块影。

病例二　男，12岁。外伤致左手肿胀、头痛2小时（图7-20）。

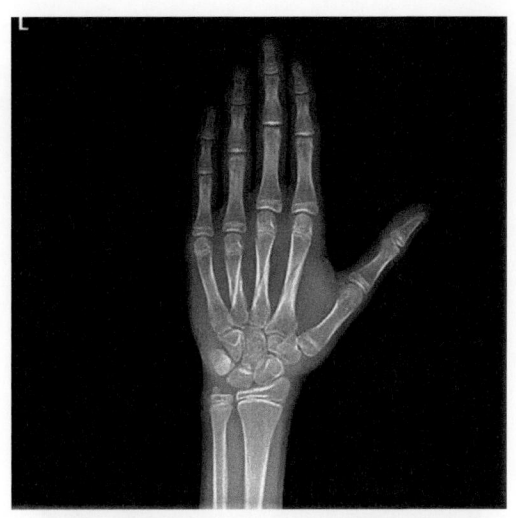

图7-20　左手第2～4掌骨骨折

分析：左侧第2～4掌骨体见透亮骨折线影，折端对位、对线良好，局部软组织肿胀。

病例三　男，36岁。机器绞伤致右手拇指疼痛、肿胀7小时（图7-21）。

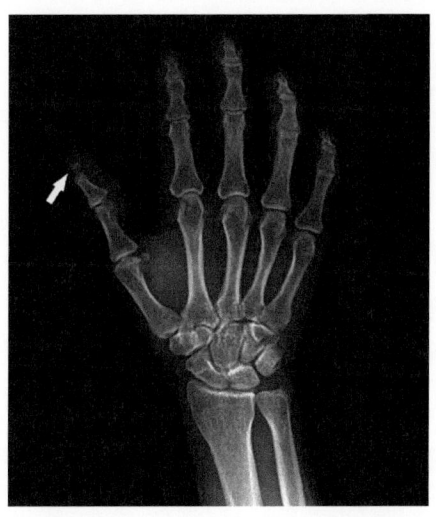

图7-21　右手拇指远节指骨骨折

分析：右手拇指远节指骨远端可见骨折线，断端稍成角，局部软组织肿胀。

病例四 男，29岁。外伤致左手疼痛、肿胀2小时（图7-22）。

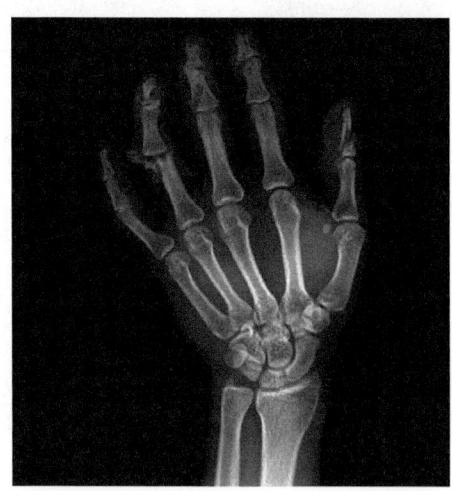

图7-22　左手拇指远节指骨骨折。示指、中指近、远节指骨骨折，环指近节指骨远端及远节指骨近端骨折

分析：左手拇指远节指骨见斜行透亮骨折线影，断端对位、对线尚可；左手示指、中指近、远节指骨骨皮质不连续，局部见骨碎片影；左手环指近节指骨远端及远节指骨近端骨质碎裂；局部软组织肿胀。

二、关节创伤

1.肩关节创伤

（1）肩关节脱位：常见于青壮年及老年人，可分为前脱位和后脱位，前者较多见。肩关节前脱位是指肱骨头失去与关节盂的正常对位关系，移位到喙突下，常合并骨折，体检见"方肩"畸形，Dugas征阳性。

【典型病例分析】

病例一 男，15岁。左侧肩关节疼痛，活动受限1小时（图7-23）。

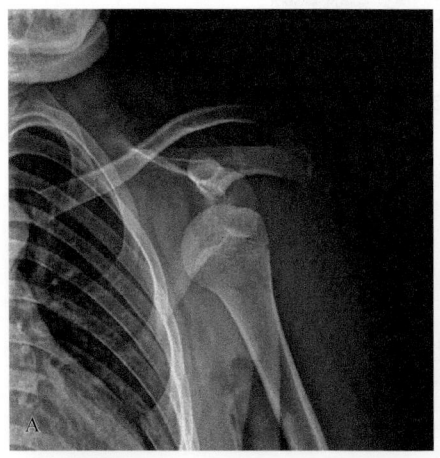
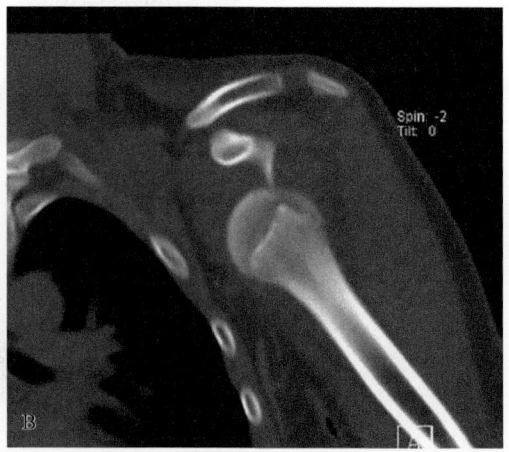

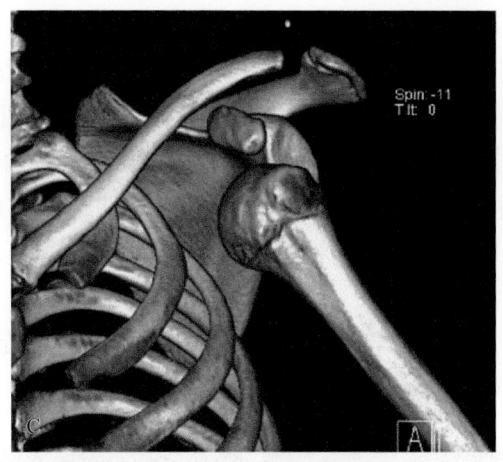

图7-23 左肩关节脱位

分析：左肱骨头向内前下移位，关节囊周围软组织肿胀，关节囊内见少量液性密度影。

病例二 男，47岁。摔倒致右肩部疼痛、活动受限1周（图7-24）。

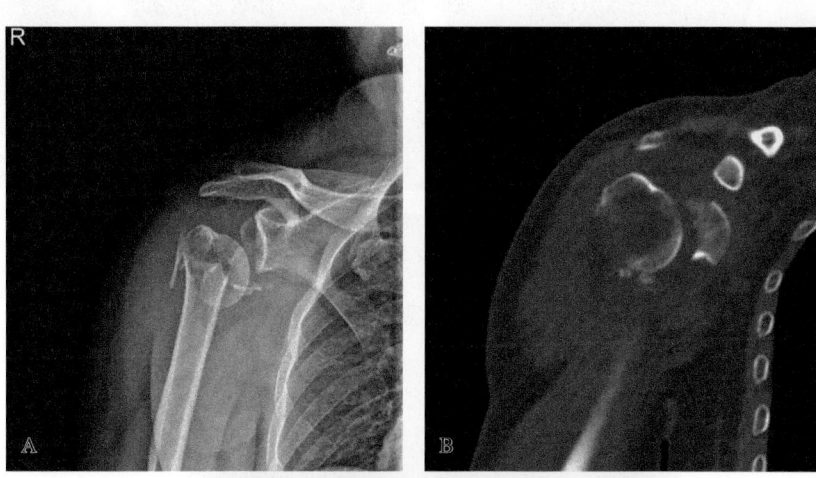

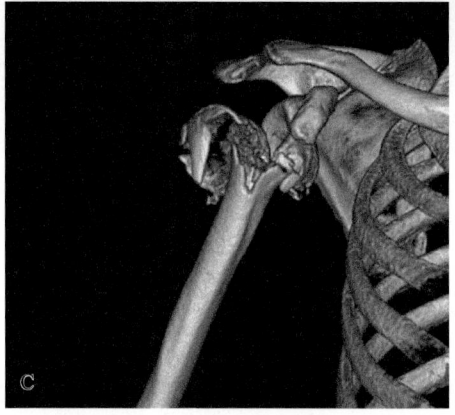

图7-24 右肱骨近端粉碎性骨折，伴右肩关节脱位

分析：右肱骨近端骨质断裂，周围见游离骨碎片影；右肱骨头向外下移位，断端肱骨干向内上移位，嵌插于右肱骨头部。关节囊周围软组织肿胀明显。

（2）肩袖撕裂：肩袖是由肩关节囊与其表面的韧带和肌腱融合而成的桶形结构，这些结构由于慢性创伤而致的损伤即为肩袖撕裂。肩袖撕裂好发于40岁以上男性。MRI检查对肩袖撕裂有较高的敏感性及特异性，损伤的肌腱和韧带在T_1WI和（或）T_2WI像上出现局限性、线状或弥漫性高信号。

【典型病例分析】

病例　男，31岁。左肩关节疼痛1年余；肩关节外展、旋内、旋外、后伸明显障碍（图7-25）。

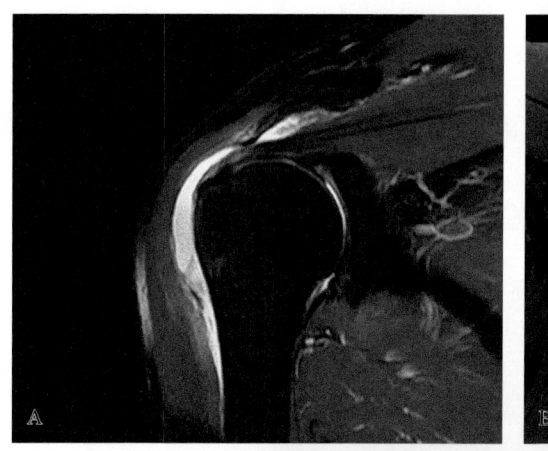
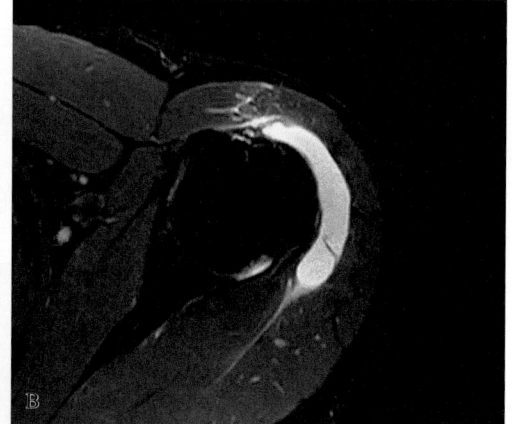
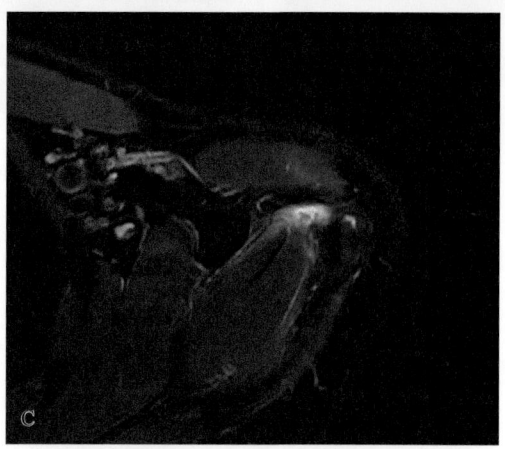

图7-25　左肩关节肩袖撕裂

分析：左侧肩关节关节间隙增宽，外侧关节囊内可见长T_1长T_2信号；左侧肩关节周围肱骨前方肱二头肌长头肌腱、内侧喙肱韧带、上方冈上肌腱、冈下肌肌腱及左侧肩胛下肌腱见长T_1长T_2信号影。

（3）Hill-Sachs和Banker骨折

①Hill-Sachs骨折（图7-26）：是当肩关节前下脱位时，由于肱骨头后外侧与

坚硬的肩胛骨关节盂前下缘撞击所致,肱骨头在关节窝层面上表现出外后面的缺损(也称为压缩性骨折)。

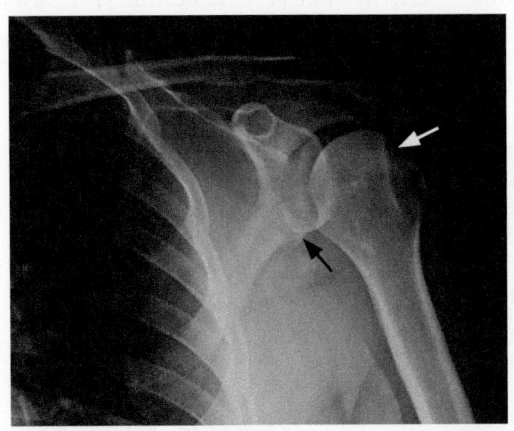

图7-26 左侧肩关节Hill-Sachs骨折,左侧肱骨头内旋,且后外侧面可见骨性缺损(也称为压缩性骨折,白箭头);关节盂前缘连续性中断(黑箭头)

②Bankart损伤(图7-27):是肩关节盂唇前下方在前下盂肱韧带复合体附着处的撕脱性损伤;因肩关节前脱位引起,是造成习惯性前方不稳定和脱臼的基本损伤。骨性Bankart损伤(Bony Bankart lesion)为下盂肱韧带盂唇复合体损伤同时伴有关节盂前下方的撕脱性骨折。

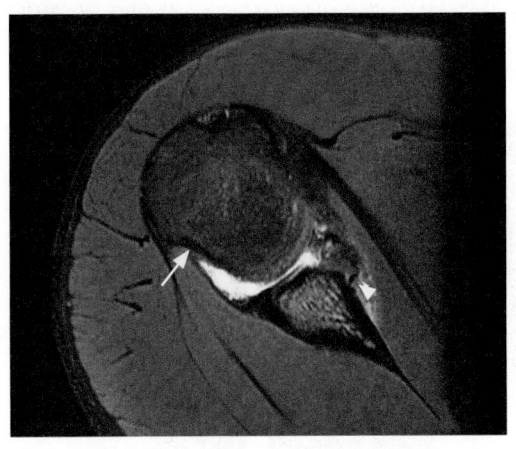

图7-27 Hill-Sachs和Banker骨折

抑制脂肪的T$_2$WI显示肱骨头在关节窝层面上表现出外后面的缺损(箭头);同时可见前下盂唇的骨折,即Bankart骨折(△)。

2.肘关节创伤 包括肘关节脱位及关节内骨折。肘关节脱位以后脱位多见,常伴有骨折或血管、神经损伤;儿童以肱骨髁上骨折多见,折远端向后移位;成人多见肱骨远端髁部骨折累积关节面及尺骨鹰嘴骨折。可在X线片上对肘关节进行测量（图7-28），肱骨的前线把肱骨小头3等份的中间部分进行平分；如果该线不平分肱骨小头的中间部分，提示可能出现隐匿性的肱骨髁上骨折；肱骨小头线（the radiocapitellar line）是指沿着桡骨干皮质到肱骨小头画的一条线，正常情况下，在所有的方向上，包括前后位、侧位和斜位，该线均存在且保持，如果该线不能保持，提示为桡骨小头脱位可能。

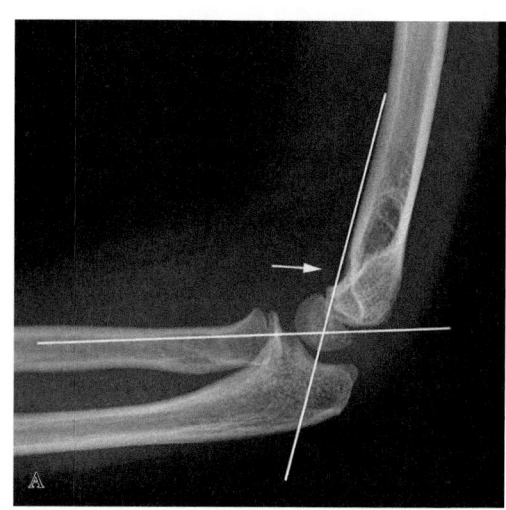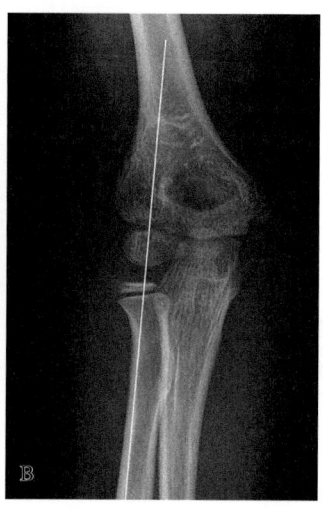

图7-28　正常肘关节测量，图A为侧位；图B为前后位，显示肱骨前线（箭头）和肱骨小头线

【典型病例分析】

病例一　男，11岁。摔伤致左肘部疼痛30分钟；左侧肘关节肿胀、畸形、触痛（图7-29）。

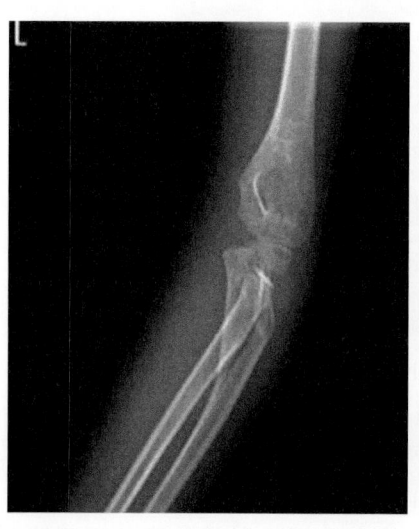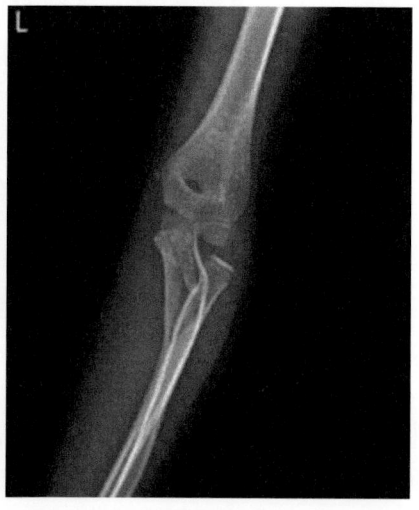

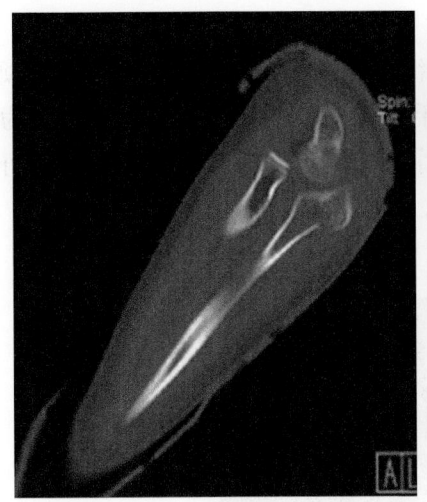
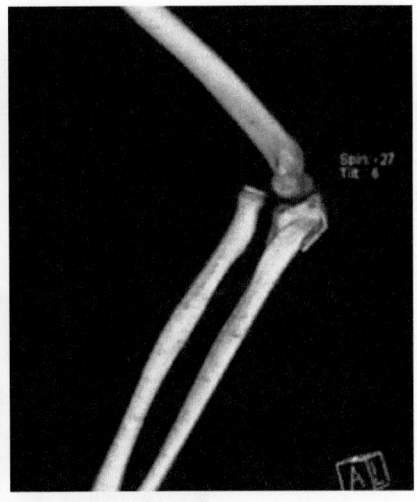

图7-29　左尺骨近端骨折，伴左肘关节脱位

分析：左侧尺骨近端骨质连续性中断，骨折线延伸至关节面，断端向背侧成角；近侧尺桡关节间隙增宽；周围软组织肿胀。

病例二　男，4岁。摔伤致右前壁及右肘关节肿胀、压痛、活动受限5天（图7-30）。

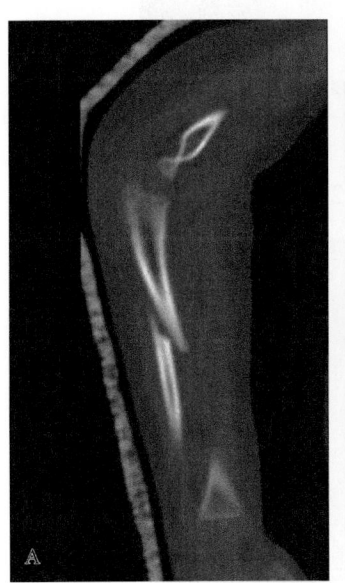
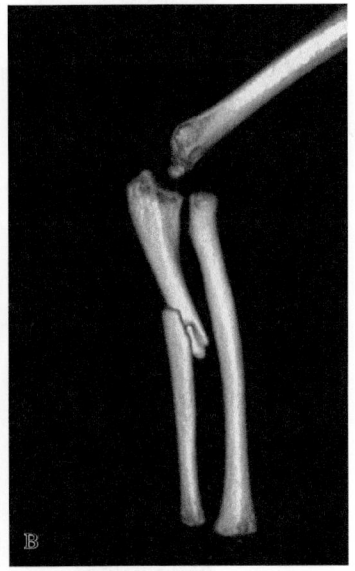

图7-30　右尺骨中段骨折，伴右肘关节脱位

分析：右尺骨中段见斜形骨折透亮线，断端对位对线不良，折端向内侧成角，尺桡骨向外移位，周围软组织肿胀。

3.腕关节创伤　正常腕骨间关节及腕掌关节的间隙大致相等，为1～2mm，此间隙变窄或消失提示腕关节损伤。

（1）腕骨骨折：舟骨骨折最多见，约占60%以上，多见于青壮年。容易漏诊，典型的损伤是间接的暴力所致，如摔倒时手过伸合并背屈和腕桡侧倾斜；手舟骨骨折分为结节部骨折和腰部骨折。手舟骨的腰部骨折（图7-31）因为血液供应较差，愈合慢或出现缺血坏死；手舟骨的结节部骨折一般愈合较好。舟骨骨折最好的观察位置是PA位，如果怀疑骨折，采用MRI扫描能更好显示骨折。三角骨骨折仅次于舟骨，占18%～20%。

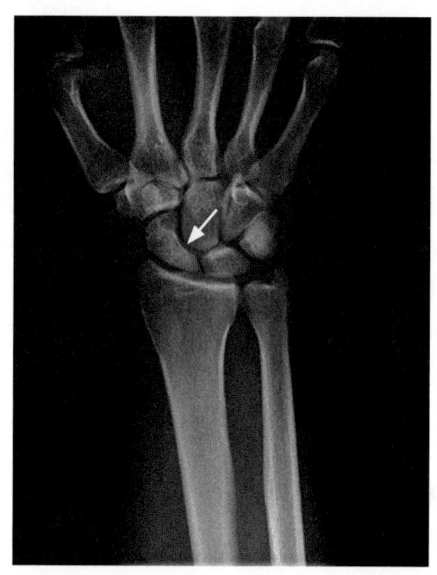

图7-31　手舟骨腰部骨折（箭头）

【典型病例分析】

病例一　男，27岁。摔倒致左手疼痛2天（图7-32）。

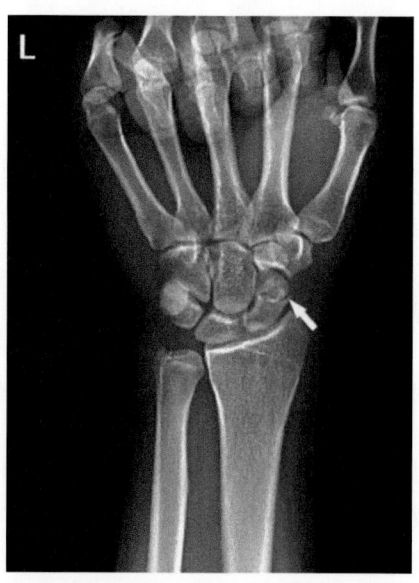

图7-32　左腕舟骨骨折

分析：左腕舟骨骨皮质不连续，见一横行透亮骨折线影，折端对位、对线尚可，腕关节未见明确脱位。

病例二 女，41岁。外伤致右腕关节肿痛、活动受限2小时（图7-33）。

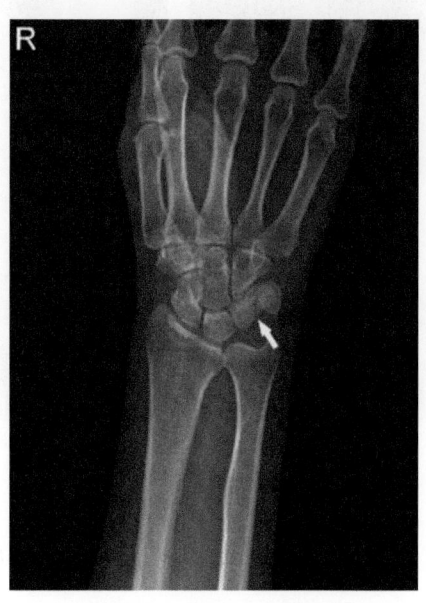

图7-33 右腕三角骨骨折

分析：右腕关节三角骨骨皮质不连续，见骨折透亮影；未见明确脱位；周围软组织肿胀。

（2）腕关节脱位：①腕骨脱位最常累积月骨，月骨掌侧韧带完全撕裂时，月骨向掌侧移位即为月骨脱位；②月骨周围脱位（图7-34）亦常见，月骨的背侧窄，掌面宽，呈楔形，但摔倒掌面触地时，腕向背侧伸，如果暴力作用于掌骨及远侧的非腕骨，导致腕骨间韧带断裂，月骨保持原来位置，但其他腕骨向月骨的后上方移位，从而使月骨产生周围型后脱位（perilunate dislocation）。此时表现为腕骨弓线中断；侧位上还显示月骨沿着桡骨远侧排列，头状骨和掌骨向月骨的背侧错位。

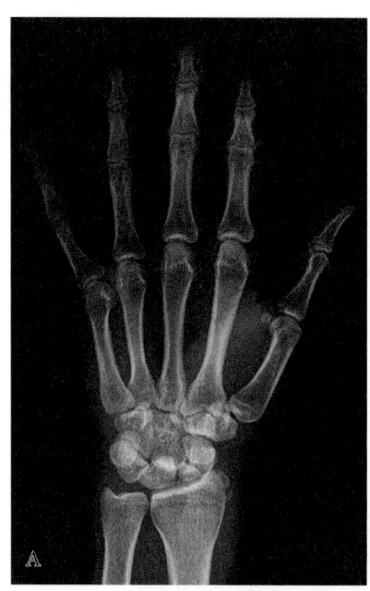
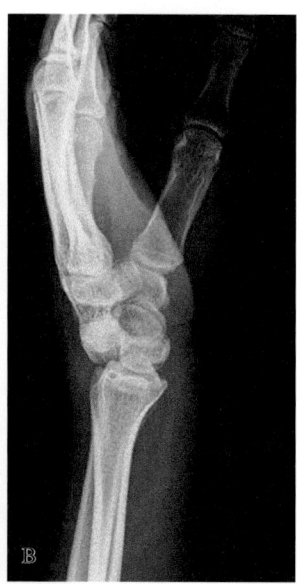

图7-34　手月骨脱位

【典型病例分析】

病例一　男，13岁。跌伤致右腕肿胀、压痛、活动受限2天（图7-35）。

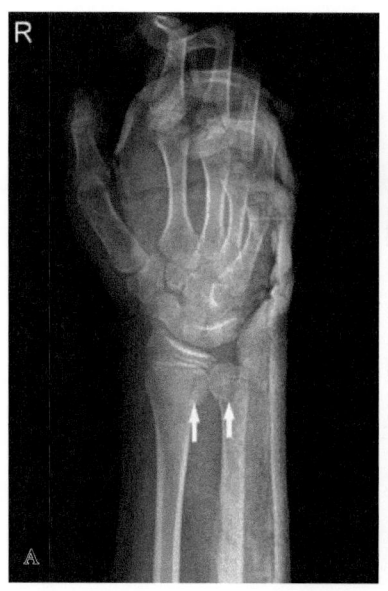
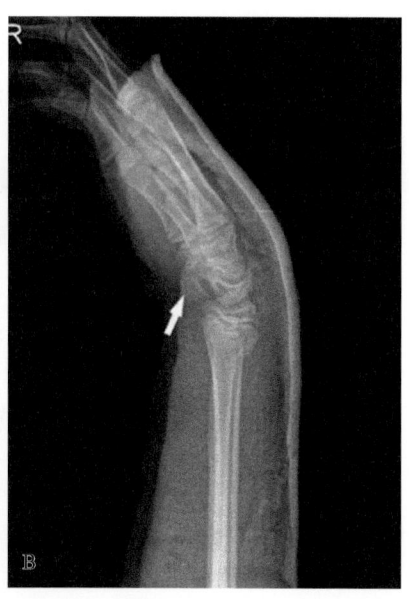

图7-35　右桡骨和尺骨远端骨折，右腕月骨脱位

分析：图7-35A可见右桡骨远端骨质不连续，骨折远端向桡背侧稍移位、向掌侧成角；右尺骨远端骨皮质连续中断，右尺骨茎突显示欠佳；侧位片右腕月骨向掌侧移位（图7-35B）。

病例二　男，39岁。跌落伤致左腕部疼痛、活动受限1天；腕背伸及拇指外展疼痛加剧，伴左手麻木感，以示指、中指为著（图7-36）。

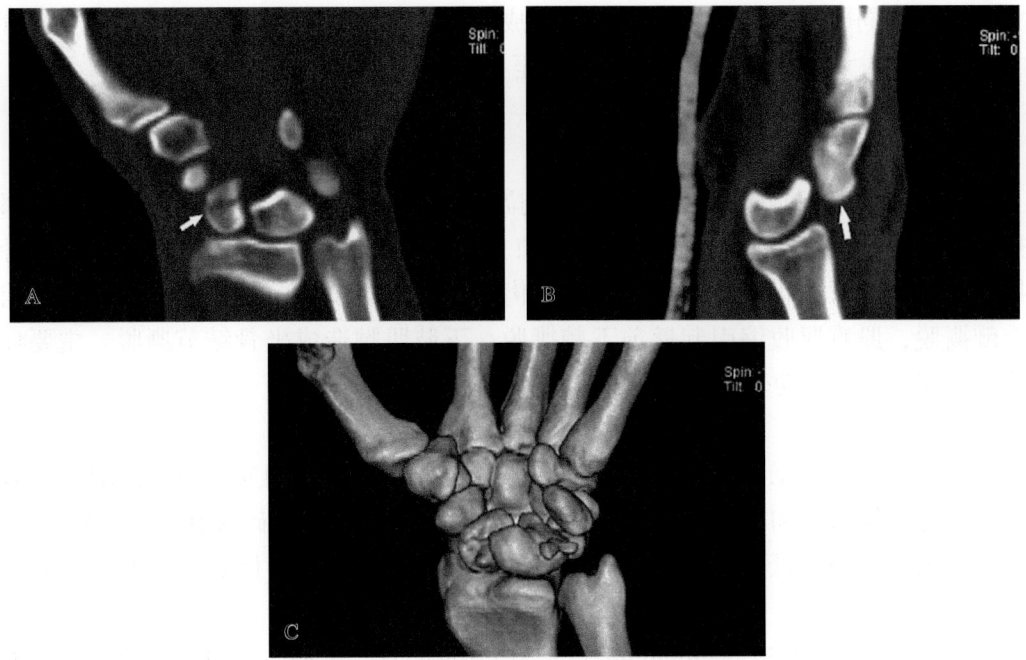

图7-36 左腕舟骨骨折，伴月骨周围脱位

分析：左侧近排腕骨结构紊乱，左腕舟骨骨质不连续（图7-36A）；左腕月骨未见移位，远排腕骨向背侧移位（图7-36B、C）；左腕关节周围软组织肿胀。

（张嘉君）

第四节 骨盆及下肢外伤

一、骨盆及髋臼损伤

骨盆主要由骶骨、尾骨和2个成对的外侧组份构成，外侧组份包括髂骨、坐骨及耻骨。骨盆骨折大多是直接暴力使骨盆受挤压所致的严重外伤，常见于交通事故或高处坠落，占骨骼损伤的近3%。骨盆骨折创伤严重，50%以上伴有并发症或多发伤，严重者可致失血性休克、盆腔脏器损伤，30%伴发腹部损伤，救治不当有很高的病死率。

骨盆骨折根据是否破坏了骨盆环的稳定性，分为稳定性骨折和不稳定骨折。除此之外，骨盆骨折的类型还可基于骨盆创伤外力方向进行分类：前后压迫，造成耻骨支垂直方向的骨折，耻骨联合与骶髂关节分离，可能造成尿道和膀胱破裂及盆腔血管损伤；侧向压迫，常造成耻骨支水平或冠状方向的骨折、骶骨的压缩性骨折、髂骨翼骨折与髋关节中心性脱位；垂直剪力，常造成耻骨、骶骨与髂骨翼的骨折，同时有明显的韧带撕裂，造成骨盆不稳，常伴有坐骨神经与盆腔血管的损伤，造成大出血；复杂型，包括有至少2种不同外力，并发症多见。

1. 撕脱骨折

【临床表现】

撕脱骨折是指肌肉的强力收缩或牵拉使肌腱或韧带附着点的骨质部分或全部被撕裂或剥脱的骨折。常见于髂前上棘、髂前下棘或坐骨结节，属于稳定性骨折。撕脱骨折常见于运动员，通常在肌肉强烈收缩时发生，缝匠肌收缩引起髂前上棘撕脱，股直肌收缩引起髂前下棘撕脱，下肢肌腱造成坐骨结节撕脱。主要症状为局部疼痛，运动受限，运动后肿胀，步态异常。

【影像学表现】

X线和CT可显示邻近骨盆边缘撕脱的骨折碎片，常有明显移位。MRI易于显示骨折部位的水肿和出血，表现为局部信号增高，而撕脱骨碎片在GRE和STIR序列图像上均表现为低信号，不易与邻近的肌腱和韧带区分，因此，MRI对撕脱骨折的检查不如CT。

2. Malgaigne骨折　　Malgaigne骨折是最常见的骨盆不稳定性骨折，可累及一侧或双侧耻骨支、骶髂关节或骶骨。一侧耻骨支骨折可伴有位于骶髂关节旁的或穿过髂骨的经骶骨翼骨折，可同时发生骶髂关节和耻骨联合脱位或分离，整个半骨盆可向头侧或后侧移位。通常见于高空坠落。

【临床表现】

疼痛，下肢缩短。盆壁血肿，可并发膀胱破裂或尿道损伤，骶丛神经或坐骨神经损伤。

【影像学表现】

X线和CT检查：前方骨折包括一侧或双侧耻骨上下支骨折，耻骨联合脱位表现为间隙明显增宽。后方骨折显示髂骨和骶骨骨折，骶髂关节间隙增宽提示脱位。CT能够有助于发现被X线忽略的骶骨骨折。MRI有助于周围骨髓水肿的显示，T_1WI呈低信号，T_2WI呈高信号（图7-37）。盆壁血肿T_1WI呈高信号。

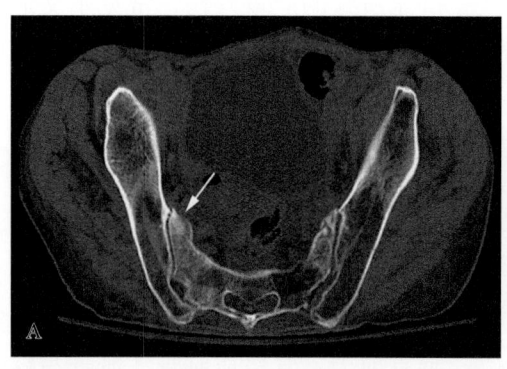
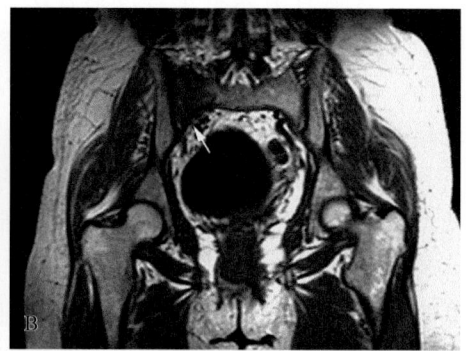

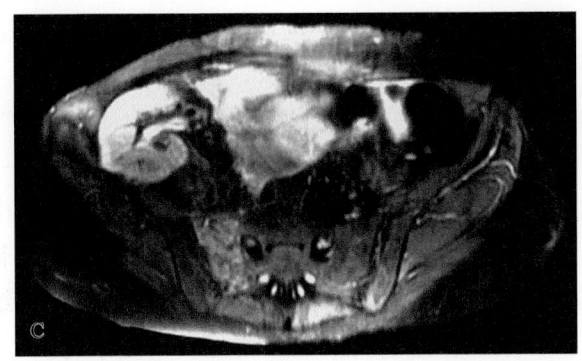

图7-37 骶骨不完全性骨折（sacral insufficiency fracture）

患者为老年人，有肾移植病史，严重骨质疏松，近期没有外伤史。图7-37A为平扫CT，显示为右侧髂骨轻度的不规则及密度略增高，平片也不敏感，但MRI更加容易显示隐匿骨折，图7-37B T_1WI为局限性低信号及可见骨折线，图7-37C T_2WI为高信号。

【典型病例分析】

病例 男，21岁。因高处坠落至全身多处疼痛1天（图7-38）。

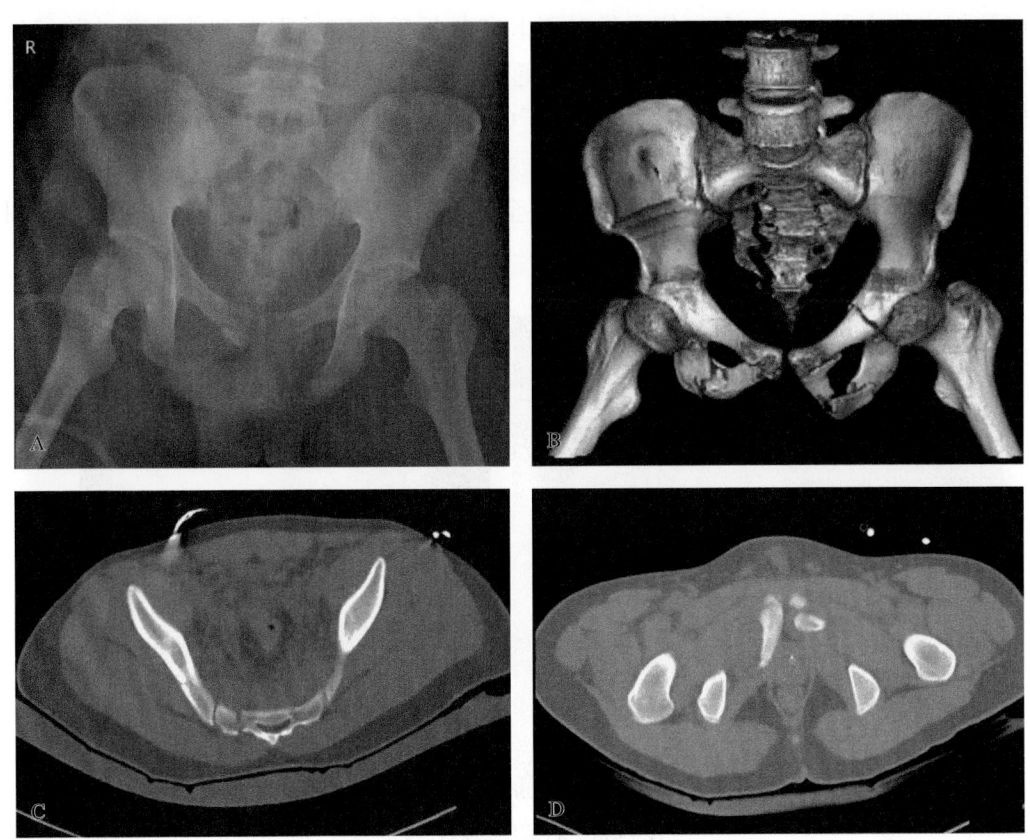

图7-38 骨盆Malgaigne骨折

分析：该患者为青年男性，病史中提示有外伤史，影像检查可见双侧耻骨上下支、坐骨、骶骨右侧及右侧髂骨多处骨折，耻骨联合稍分离。CT三维重组示骨盆多发性骨折，骨盆环不完整伴变形。

3. 髋臼骨折　髋臼由髂骨、坐骨、耻骨构成。髋臼骨折是一种严重的关节内骨折，通常由骨盆的髂骨、坐骨、耻骨骨折而累及髋臼，也可由髋关节中心性脱位导致。根据骨折部位可分为：①髂耻柱（前柱）骨折，从髂骨翼经髋臼前缘至耻骨支，少见；②髂坐柱（后柱）骨折，从坐骨结节经髋臼后缘至坐骨，常见；③经髋臼的横行骨折，累及骨盆前后双柱，常见；④复杂骨折，包括T形与星状骨折，髋臼分裂为3个或3个以上骨片，最常见。

【临床表现】

有明显外伤史，髋部肿胀疼痛，髋关节主动和被动活动受限，合并有股骨头脱位者常有明显畸形。

【影像学表现】

常规X线片上评价髋臼有困难，因为结构的重叠，髋臼显示不清。因此怀疑髋臼骨折，应至少要做4个体位的投照：骨盆的前后位、髋的前后位、前斜位及后斜位（Judet位）。CT可显示移位骨折的确切位置，充分评估骨盆环骨折，软组织损伤及相应的血肿。MRI多方位成像对于髋臼骨折后髋臼承重支和软骨下骨髓的损伤观察较好，髋关节内存留的骨折碎片通常在T_1WI和T_2WI显示清晰。对于后柱骨折引起股骨头缺血坏死的观察，MRI优于CT。

【典型病例分析】

病例　女，30岁。骑摩托车摔伤致全身多处疼痛、流血、活动受限2天（图7-39）。

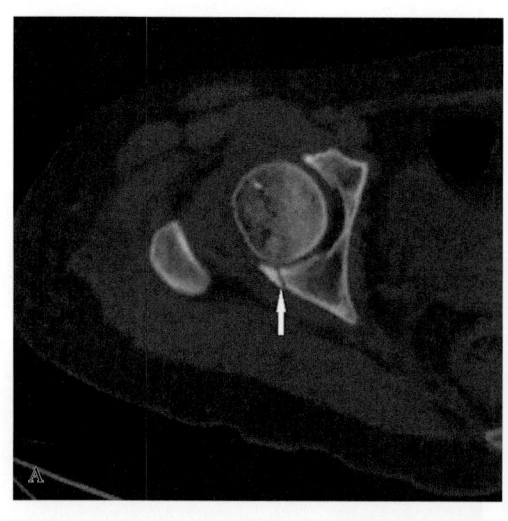
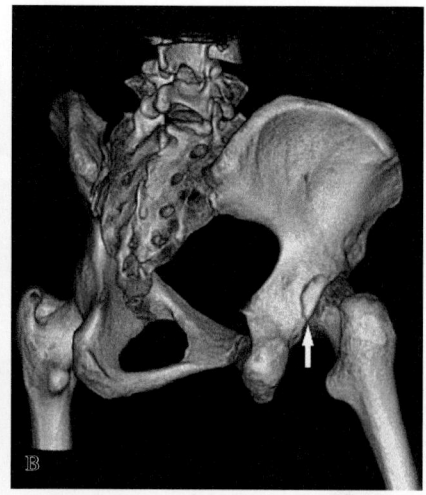

图7-39　右侧髋臼后柱骨折

分析：该患者为中年女性，病史中提示有直接暴力外伤史，影像中可见右侧髋臼后柱骨皮质不连，可见线状透亮影，断端无移位（图7-39A）。CT三维重组能清楚显示髋臼骨折情况（图7-39B）。

4. 髋关节脱位　髋关节是一种典型的杵臼关节，周围有坚强的韧带与强壮的肌群，故髋关节脱位多由高能暴力引起，常伴有其他严重损伤。常见于车祸伤，暴力往往是高速和高能量的，因此多为多发性创伤。

按股骨头脱位后的方向可分为前、后和中心脱位，以后脱位最为常见，占85%～90%。髋部在撞击时的体位决定了脱位的方向，髋屈曲、外展、内旋时造成后脱位，髋外展并外旋则造成前脱位。

【临床表现】

有明确的外伤史，通常暴力很大；髋部有明显疼痛，髋关节不能主动活动。髋关节后脱位时患肢短缩，髋关节呈屈曲、内收、内旋畸形；后脱位可合并坐骨神经损伤，发生率约为10%。前脱位时患肢呈外展、外旋和屈曲畸形。中心性脱位时后腹膜间隙往往出血很多，可引起出血性休克。

【影像学表现】

X线可了解脱位情况。前脱位：在X线前后位片上股骨呈外展并外旋，股骨头突破关节囊向前、下方移位，位于髋臼内下侧，Shenton线不连续，可合并髋臼前缘骨折。后脱位：X线前后位上示股骨内旋并内收，股骨头脱落髋臼并向后、上移位，位于髋臼的外上侧，Shenton线不连续，可伴有髋臼、股骨头骨折。中心性脱位：常继发于髋臼骨折，股骨头通过髋臼底骨折突入盆腔内，此型骨折较严重，常合并髂外动脉损伤。CT可明确有无合并骨折，了解骨折移位情况，CT三维重组可立体再现脱位及髋臼骨折情况，CTA可显示血管损伤情况。MRI在评价松质骨、软骨、肌肉、韧带及关节内积液等方面明显优于CT。

【典型病例分析】

病例　女，19岁。高处坠落6小时入院（图7-40）。

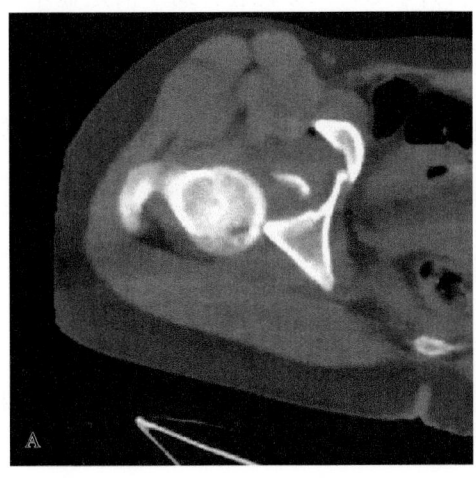
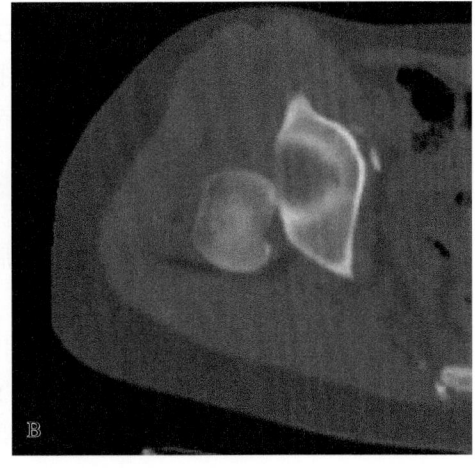

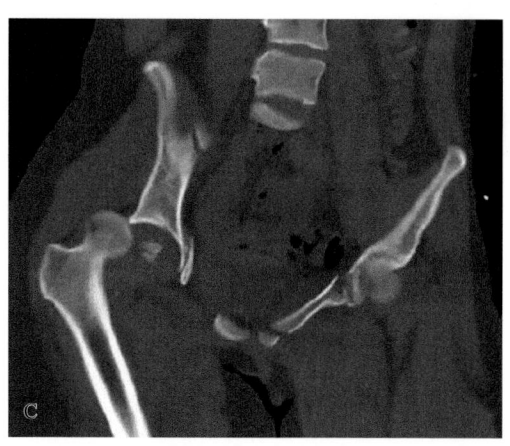

图7-40　右股骨头骨折，伴右髋关节脱位

分析：该患者为青年女性，病史中提示有直接暴力外伤史，影像中可见右侧髋关节脱位、股骨头骨折，髋臼窝内可见骨碎片影，伴有骨盆多处骨折。

二、股骨近端骨折

1.股骨头骨折　股骨头骨折为关节内骨折，常伴髋关节脱位。儿童和少年多发生股骨头骨骺滑脱和外伤性股骨头骺分离。青壮年多由于髋关节脱位引发股骨头骨折。

【临床表现】

股骨头骨折常合并髋关节脱位、髋臼骨折。髋关节后脱位可导致神经血管损伤。远期并发症包括创伤性骨关节炎和股骨头缺血坏死。

Pipkin分型：Ⅰ型，股骨头凹下方骨折；Ⅱ型，骨折线延伸至股骨头凹上方骨折；Ⅲ型，Ⅰ或Ⅱ型骨折＋股骨颈骨折；Ⅳ型，Ⅰ或Ⅱ型骨折＋髋臼缘骨折。

【影像学表现】

X线和CT可显示髋臼窝内的股骨头骨折片。CT三维重组有助于清楚显示股骨头骨折状况。MRI可以显示平片阴性，尤其是股骨头轮廓完整的股骨头骨折。

2.股骨颈骨折　是髋部最常见的骨折，发生率占全部髋关节创伤的50%。老年人多由于骨质疏松，轻微扭转暴力即可导致骨折；年轻人则可由直接或间接损伤导致，常见于交通事故。

【临床表现】

有摔倒受伤史，伤后患侧髋关节疼痛，下肢活动受限，不能站立和行走。下肢缩短外旋是典型表现。

按骨折部分分为：头下型、经颈型和基底型。

按骨折块间关系分为（Garden分型）：Ⅰ型，不完全骨折或嵌入骨折，股骨颈部分骨小梁仍保持完整；Ⅱ型，完全骨折，断端无移位；Ⅲ型，完全骨折，轻度移位；Ⅳ型，完全的移位骨折。

【影像学表现】

X线前后位及侧位通常可显示骨折线。CT显示骨折线清晰，可精确区分骨折类型和了解错位程度，发现骨折碎片的多少和位置，对骨折预后的评估和临床治疗有指导意义。MRI对平片阴性的无移位股骨颈骨折显示好，可观察骨折涉及的范围及周围软组织和关节囊的改变。MRI还可观察到移位骨折中伴发骨坏死的情况，并可评价股骨头的存活状况，确定有无股骨头缺血坏死。

【典型病例分析】

病例 女，63岁。外伤致右髋部疼痛伴活动受限6小时。查体：骨盆挤压征阴性，髋关节活动受限。右侧髋关节稍红肿、局部压痛、叩击痛，右膝关节伸直未受限，右下肢外旋短缩畸形（图7-41）。

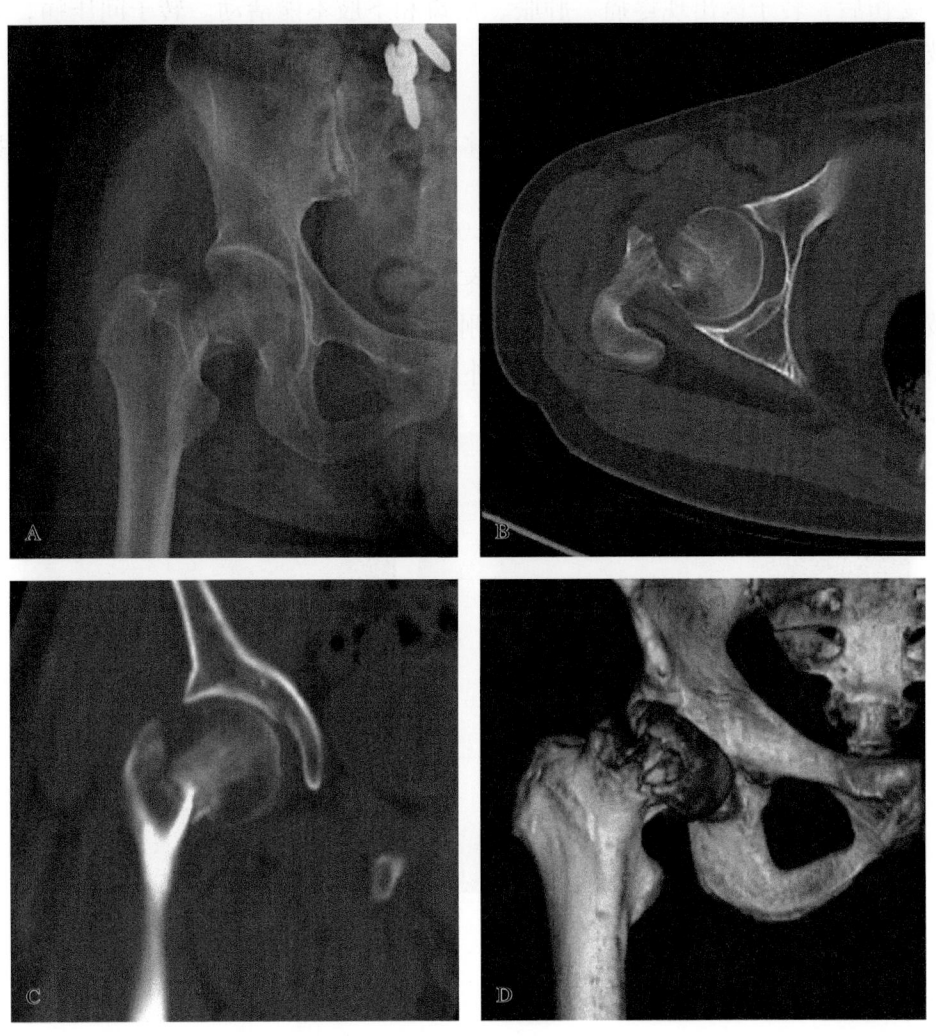

图7-41 右股骨颈骨折

分析：该患者为老年女性，病史中提示有明确外伤史，影像中可见右侧股骨颈骨皮质不连续，断端嵌插。

3. 股骨转子间骨折　转子间骨折属关节外骨折，占股骨近端骨折的50%，通常愈合较好。好发于中老年骨质疏松患者，占成人骨折的3.4%。转子间骨折多为间接外力引起。

Evans分型：Ⅰ型稳定型，骨折线从小转子向上向外。Ⅰa型为二段骨折，断端无移位；Ⅰb型为二段骨折，断端移位；Ⅰc型为三段骨折，由于大转子移位，后外侧无支撑；Ⅰd型为三段骨折，由于小转子或股骨距的骨折移位，内侧无支撑；Ⅰe型为四段骨折，后外侧及内侧无支持，为Ⅰc型和Ⅰd型的结合。Ⅱ型不稳定型，骨折线从小转子向下向外，横跨外侧皮质，称为反斜行骨折。

【临床表现】

受伤后，转子区出现疼痛、肿胀、瘀斑和下肢不能活动。转子间压痛，并有下肢的短缩和外旋畸形。

【影像学表现】

X线平片可明确诊断骨折的类型和移位情况。CT三维重组可清晰显示骨折状况，了解骨折移位程度。

【典型病例分析】

病例　男，36岁。车祸致全身多处疼痛、畸形、活动障碍5小时余。查体：右下肢呈短缩屈曲外旋畸形，周围软组织肿胀，局部压痛明显，可扪及骨擦感，纵轴叩击痛阳性，不能做屈、伸、内收、外展髋关节活动（图7-42）。

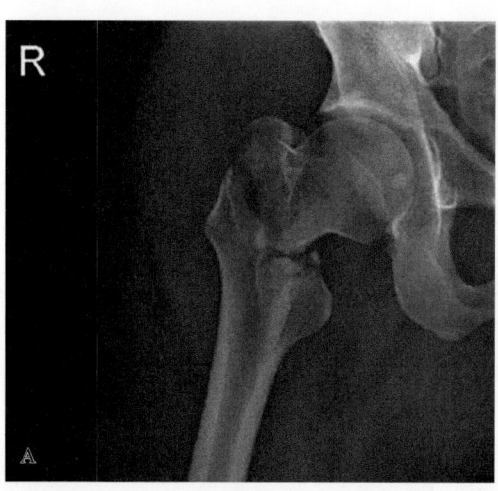
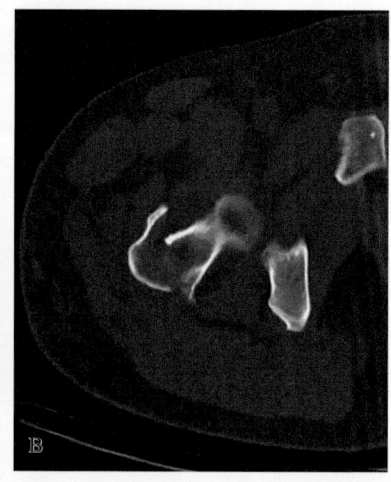

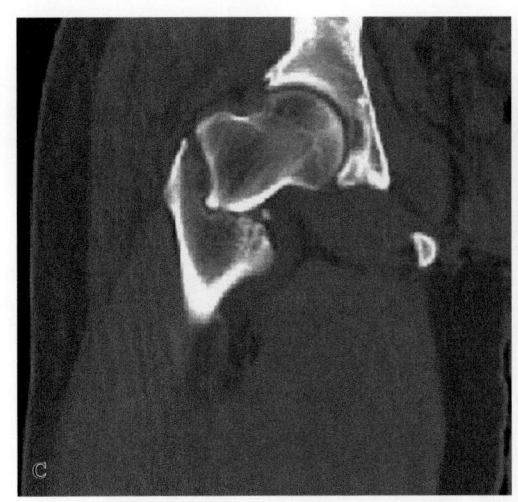
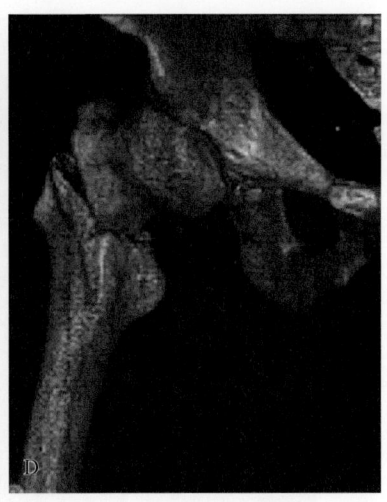

图7-42　右股骨转子间骨折

分析：患者为中年男性，有明确外伤史，影像中可见右侧股骨转子间见透亮线影。

三、股骨干骨折

股骨干骨折是指转子下、股骨髁上这一段骨干的骨折，以股骨中下1/3交界处为最多见。多由车祸等强大暴力所致或高处坠落引起骨折。

根据粉碎程度，Winquist分型：Ⅰ型，简单的横行或短斜形骨折，无粉碎；Ⅱ型，轻度粉碎性骨折，断端的皮质至少有50%是完整的；Ⅲ型，超过50%的骨皮质粉碎骨折，断端仅小部分保留接触；Ⅳ型，完全粉碎骨折，断端无接触。Ⅰ型和Ⅱ型为稳定型骨折，其余为不稳定骨折。

【临床表现】

患侧肢体剧烈疼痛，活动障碍，局部肿痛、压痛，骨摩擦音和肢体短缩显著。

【影像学表现】

X线正侧位片检查可明确骨折的准确部位、类型和移位情况。CT能够明确骨折情况，以及并发损伤，CTA可以显示血管损伤情况。

【典型病例分析】

病例　女，32岁。车祸摔伤致全身多处疼痛、流血、活动受限2天。查体：右大腿畸形，中段局部压痛及纵向叩击痛（+），可扪及明显骨擦感（图7-43）。

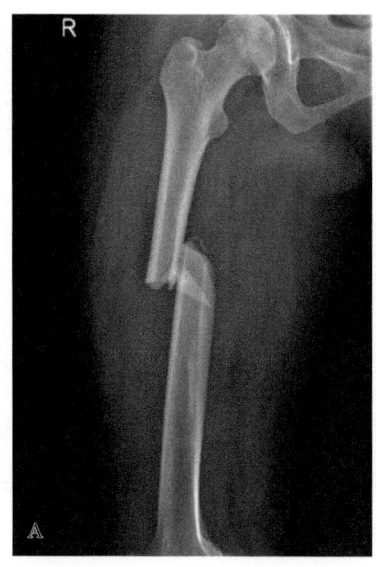 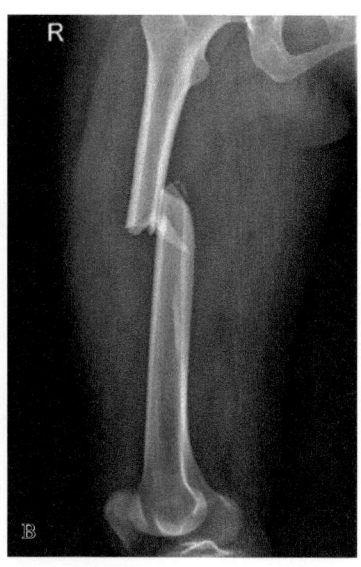

图 7-43　右股骨干骨折

分析：患者为中年女性，病史中提示有明确外伤史，影像检查可见右侧股骨干中上 1/3 段骨折，断端错位。

四、股骨远端骨折

股骨远端骨折包括股骨髁上骨折、股骨髁间骨折和累及股骨远端关节面的股骨髁骨折，其发生率占全身骨折的 0.92%。

股骨髁上骨折是指发生于股骨髁至股骨远端干骺端，即密质骨与松质骨移行部位的骨折，多为高能量损伤及高处坠落所致。股骨髁上骨折分屈曲型骨折和伸展型骨折，以屈曲型骨折多见。股骨髁间骨折为严重的关节内骨折，股骨髁纵行劈裂为内外 2 块，有时分离，多合并髁上骨折，骨折线为 T 形或 Y 形。股骨单髁骨折少见，单髁骨折分内髁骨折、外髁骨折，多为矢状面骨折，单纯骨折见斜形骨折线；冠状面骨折常累及后髁。

【临床表现】

膝关节和股骨远端部位有肿胀、畸形和压痛。骨折端有异常活动和骨擦感。可并发血管、神经及其周围软组织如关节囊、韧带、肌肉的广泛损伤。

【影像学表现】

X 线正侧位片检查可明确骨折的准确部位、类型和移位情况。CT 二维、三维重组更清楚地显示骨折及骨折片移位情况，是否累及关节。CTA 可显示腘动脉损伤。MRI 可评估周围软组织损伤情况，如肌肉、膝关节韧带和半月板损伤等（图 7-44）。

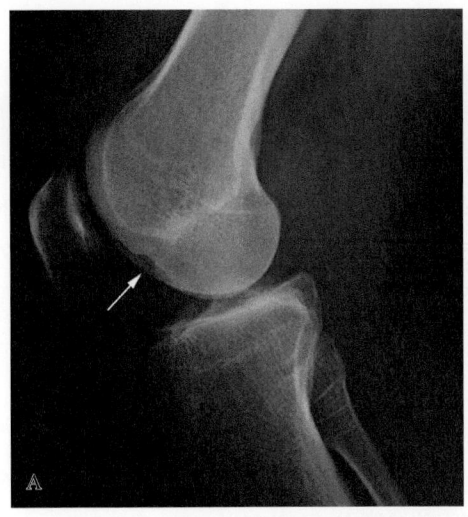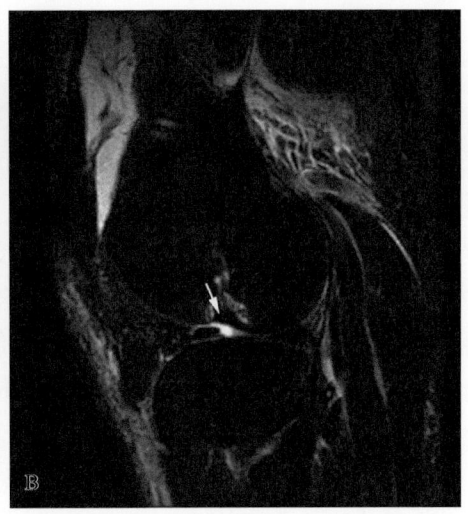

图7-44　股骨外侧髁软骨下骨折（subchondral fracture）

图7-44A　X线平片显示股骨外侧髁局限凹陷（箭头），该患者多伴有前交叉韧带损伤；图7-44B矢状位T$_2$WI表现为股骨外侧髁软骨下切迹及周围水肿（箭头）。

【典型病例分析】

病例　男，30岁。车祸致全身多处疼痛1小时（图7-45）。

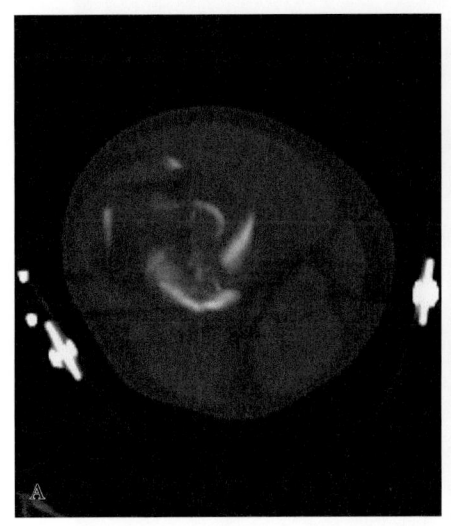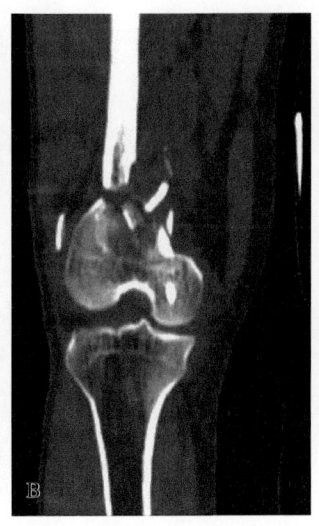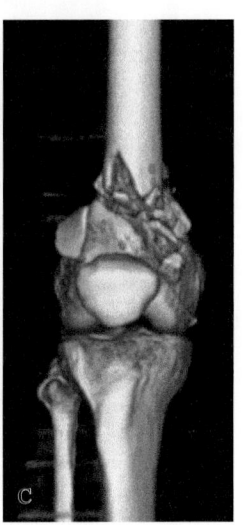

图7-45　右侧股骨远端粉碎性骨折

分析：患者为青年男性，病史中提示有明确外伤史，影像中可见右侧股骨远端粉碎性骨折，周围软组织肿胀，CT三维重组可以清楚显示骨折及骨折片移位情况。

五、膝关节脱位

膝关节脱位是一种少见的严重损伤，多见于高能量损伤如车祸，低能量损伤见于运动损伤和坠落。根据创伤的机制可分为：①前脱位，暴力型膝关节过伸超过30°，较常见，伴有后交叉韧带或前交叉韧带撕裂。②后脱位，膝关节屈曲时后向暴力直接作用于胫骨近端，伴有前后交叉韧带断裂，可有腘动脉损伤。③外侧脱位，外翻暴力，内侧支持带断裂，常伴有前后交叉韧带的撕裂。④内侧脱位，内翻暴力，外侧和后外侧结构断裂。⑤旋转脱位，内翻/外翻并伴有旋转，常导致股骨髁穿出关节囊，扣锁于关节囊裂口外。

【临床表现】

膝关节肿胀、剧烈疼痛、严重变形。脱位后自行复位的膝关节外观相对正常，可仅有创伤的轻微体征。韧带损伤的程度与脱位程度有关。

【影像学表现】

X线需行膝关节前后位及侧位片，以了解脱位情况。CT有助于对骨折情况的判断，CTA可检查血管损伤情况。MRI有助于明确韧带、肌肉、半月板及关节软骨损伤情况（图7-46）。

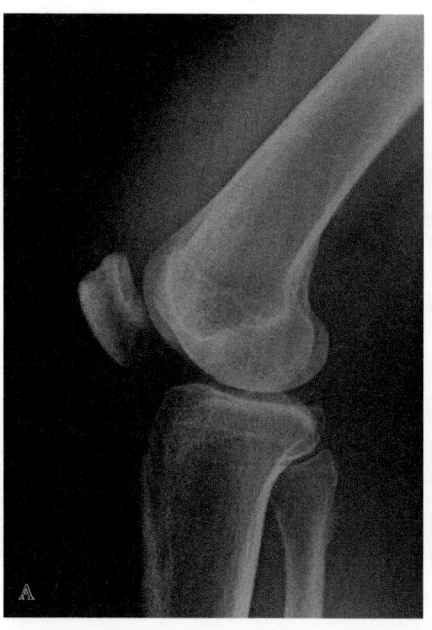 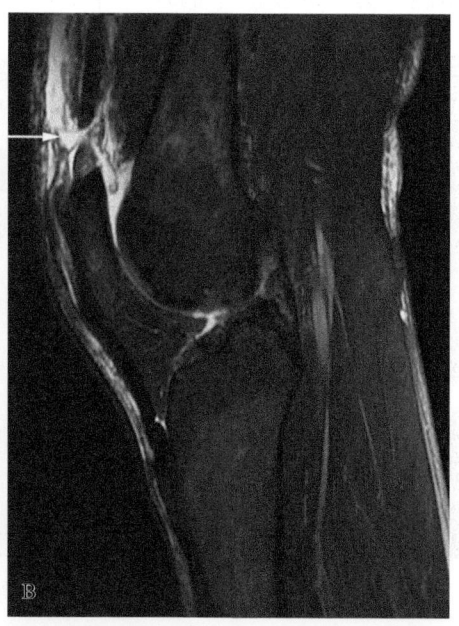

图7-46　髌骨低位（patella baja）：多由于股四头肌腱损伤所致。A显示髌骨的位置向下，同时显示股骨前部软组织肿胀；B显示股四头肌腱完全断裂（箭头）

六、髌骨骨折

髌骨是人体最大的籽骨，前面凸起，位置浅表，易于损伤，占骨折的1%，以撕脱骨折常见。髌骨骨折的损伤机制可由暴力直接作用于髌骨，发生骨折；也可由肌肉的强力牵拉所致。直接暴力常致髌骨粉碎性骨折；肌肉牵拉常致髌骨横行骨折。

【临床表现】

伤后膝前肿胀、疼痛，行走能力受限或丧失。有时可触及骨折分离出现的凹陷。

【影像学表现】

膝关节的正、侧位X线检查可明确骨折的部位、类型及移位程度。横向或轻度倾斜骨折常见，通常透亮骨折线明显，伴脂血平面，即脂-液平面征（fat-blood interface，FBI征）。侧位可观察骨折移位情况，移位超过3mm需手术。髌骨切线位用于怀疑纵向骨折或关节软骨骨折。CT能够更好地显示骨折类型。MRI能显示隐匿性骨折、轻微撕脱骨折，关节软骨损伤，髌腱、股四头肌肌腱、内外侧支持带损伤。

【典型病例分析】

病例 女，63岁。摔伤致右膝疼痛、活动受限1天（图7-47）。

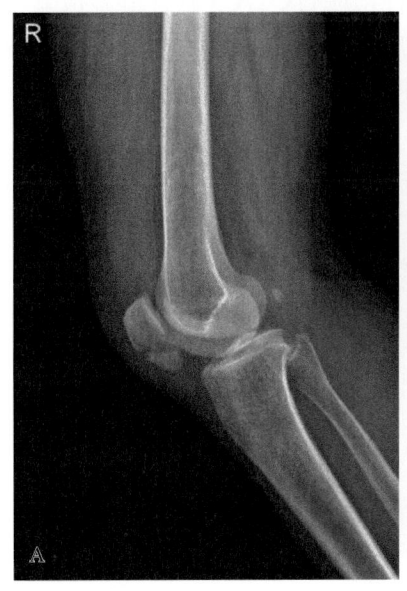
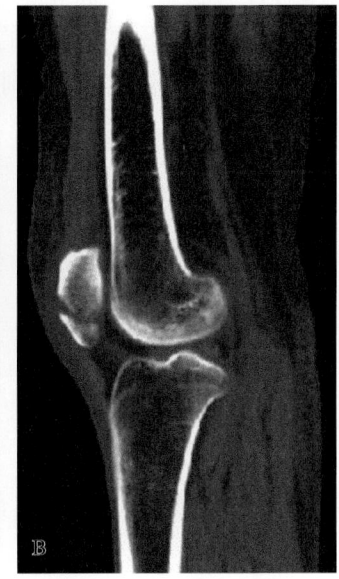
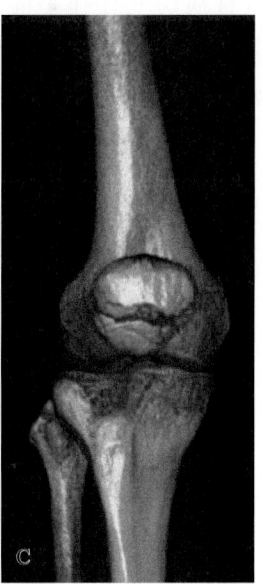

图7-47 右髌骨骨折

分析：患者为老年女性，病史中提示有明确外伤史，影像检查可见右侧髌骨可见横行透亮线影，断端分离小于3mm。

七、胫骨平台骨折

胫骨平台骨折是指胫骨近端关节面骨折，以50岁以上的中老年多见。胫骨平台骨折由间接暴力或直接暴力引起，占成人骨折的1.7%。胫骨平台骨折时，约50%骨折伴有半月板损伤，30%合并有韧带损伤。胫骨平台损伤机制和临床表现复杂，分型较多。Schatzker分型是当前应用最广泛的分型。Ⅰ型：外侧平台劈裂骨折，无关节面塌陷，多发生于年轻人；Ⅱ型：外侧平台劈裂，关节面塌陷，最常见，多发生于40岁以上；Ⅲ型：外侧平台单纯压缩骨折；Ⅳ型：胫骨内侧平台骨折；Ⅴ型：双侧平台骨折；Ⅵ型：双侧平台骨折累及近端干骺端。

【临床表现】

常出现关节积血、积脂，表现为膝部疼痛，肿胀，不能负重，关节畸形。高能量所致的胫骨平台骨折常有合并损伤，需排除骨筋膜间室综合征，并检查神经血管状况。

【影像学表现】

正侧位X线平片能够诊断骨折，微骨折时需加斜位片。表现为关节面压陷，伴或不伴透亮骨折线影，侧位可发现脂血平面。CT二维重组或三维重组有助于显示骨折块移位和关节面塌陷的形态。MRI可清楚显示损伤的半月板、韧带、关节软骨、关节周围软组织改变及骨挫伤情况，并能判断病变的严重程度。如果怀疑血管损伤或存在不能解释的骨筋膜室综合征的患者，应行CTA或血管造影检查。Segond骨折（西贡骨折），是指胫骨平台前外侧的撕脱性骨折，多因为下肢过度内旋及内旋暴力所致，常伴有前交叉韧带、内外侧副韧带损伤（图7-48，图7-49）。

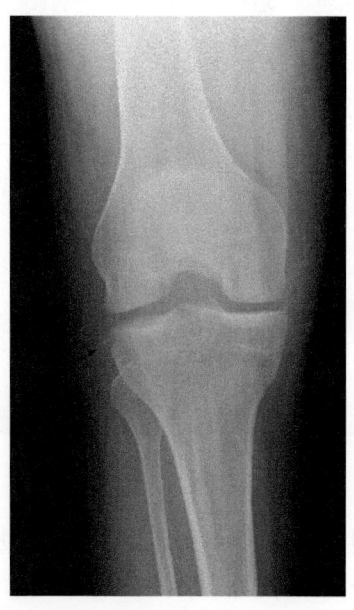

图7-48　Segond骨折（西贡骨折），右膝关节后前位X线片上，显示胫骨外侧平台的小的撕裂骨折

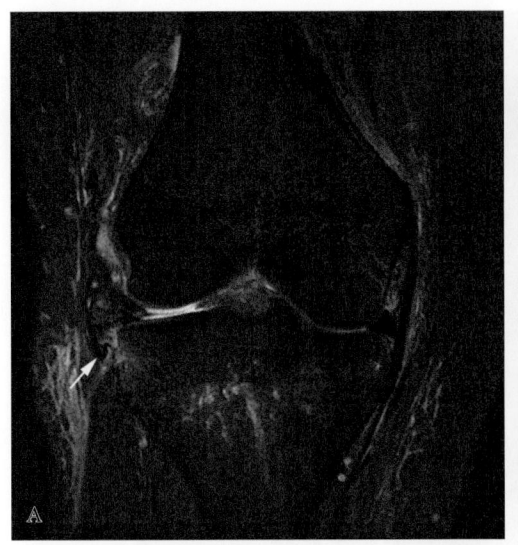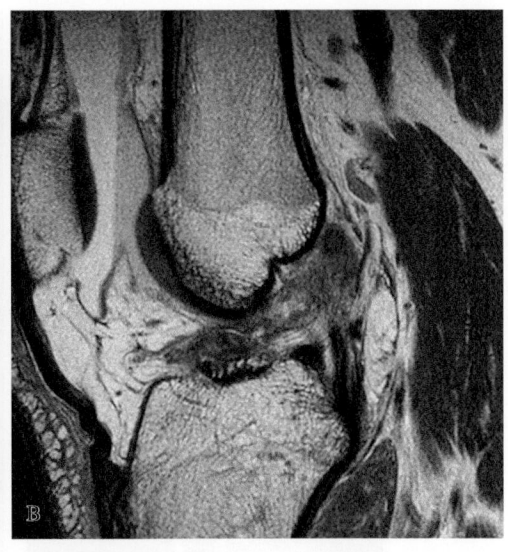

图7-49 Segond骨折合并前交叉韧带损伤

图7-49A为脂肪抑制T_2WI，显示右侧胫骨外侧缘的关节囊附着区附近出现撕脱骨折（箭头）；图7-49B显示前交叉韧带高度肿胀和模糊。

【典型病例分析】

病例 女，50岁。因下台阶时扭伤左膝部，致左膝部疼痛、活动受限5小时。查体：膝关节明显的畸形及肿胀，压痛明显，髌骨无明显的压痛，浮髌试验阳性，膝关节活动明显受限，被动活动疼痛加重（图7-50）。

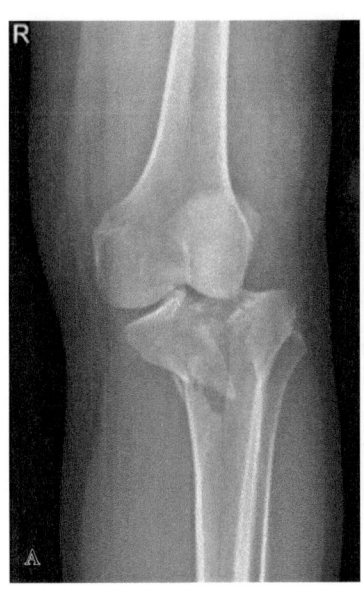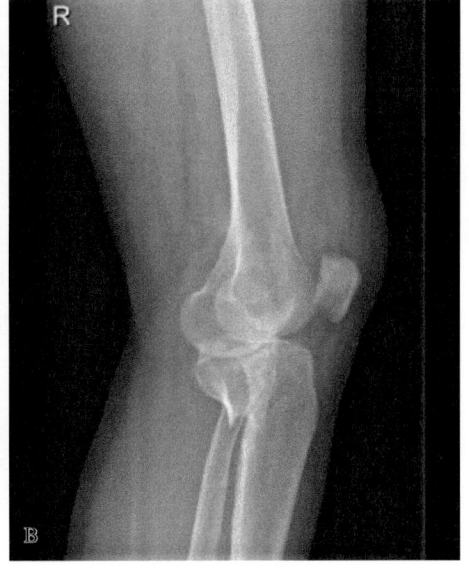

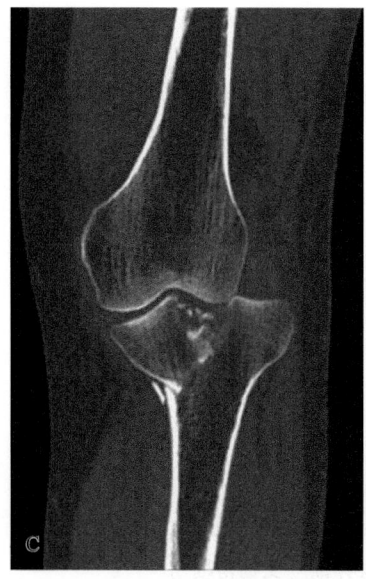
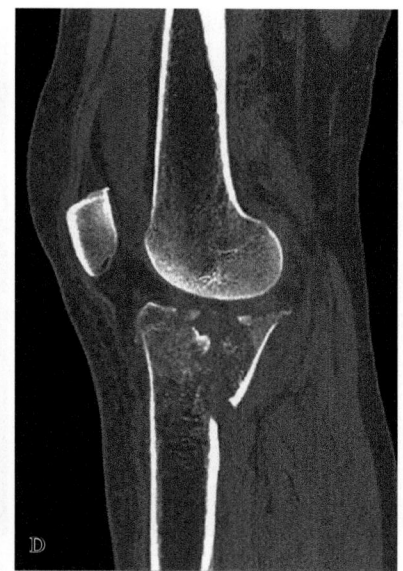

图7-50　右侧胫骨平台内侧骨折

分析：患者为中老年女性，病史中提示有明确外伤史，影像检查可见右侧胫骨平台内侧见骨折线影，关节面塌陷。

八、胫腓骨骨干骨折

胫腓骨干骨折是最为常见的长骨骨折，约占全身骨折的4%。由于胫腓骨表浅，又是负重的主要骨骼，易遭受直接暴力损伤，常见于撞击、车轮碾轧、重物压伤或踢伤。不同损伤因素可引起不同形态的胫腓骨骨折，以横断或短斜形骨折多见，严重暴力可致粉碎性骨折。长跑运动员也可见胫骨、腓骨的疲劳性骨折。

胫腓骨骨干骨折可分为3种类型：胫腓骨干双骨折，单纯胫骨干骨折，单纯腓骨干骨折。临床上以胫腓骨干双骨折最多见。

【临床表现】

患肢疼痛、肿胀、畸形，脚部旋转，肌肉挫伤常见，24小时内需警惕骨筋膜室综合征。胫骨上端骨折时可能有胫前、胫后动脉及腓总神经损伤。胫骨中下1/3段骨折时由于营养血管损伤，血供差等特点，易发生延迟愈合或不愈合。

【影像学表现】

X线正侧位片可显示骨折的位置及形态，是否存在继发性骨折、粉碎性骨折，明显移位的骨折块，骨缺损，骨折线是否累及膝、踝关节。当怀疑有动脉损伤时，应行CTA或血管造影检查。MRI检查有助于诊断疲劳性骨折及膝关节韧带损伤。

【典型病例分析】

病例　女，34岁。左小腿扭伤30分钟（图7-51）。

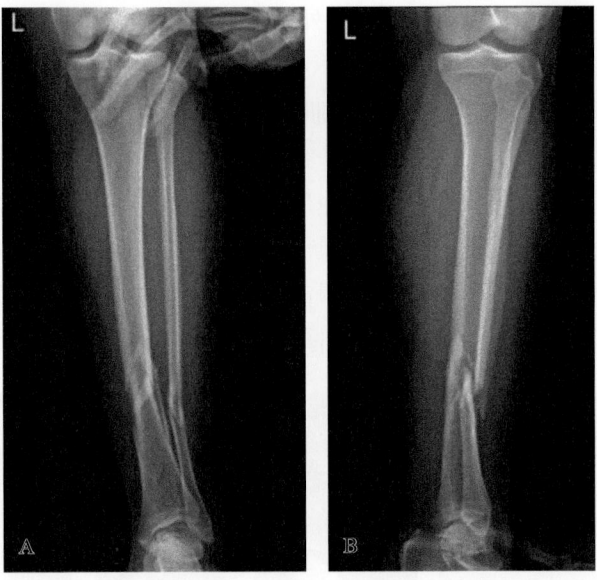

图7-51 左胫腓骨骨干骨折

分析：患者为中年女性，病史中提示有明确外伤史，影像检查可见左侧胫腓骨中下1/3段骨折，断端轻度错位。

九、踝部骨折

踝关节是由胫骨远端、腓骨远端和距骨体组成。胫骨远端内侧突出部分为内踝，后缘呈唇样突起为后踝，腓骨远端突出部分为外踝。踝关节骨折占关节内骨折的首位，常伴有软骨、韧带及肌腱损伤。

踝部骨折多是由间接暴力引起，大多数是在踝跖屈时扭伤所致。力的大小、作用方向、足踝所处的姿势各不相同，故发生骨折的类型也不相同。踝部骨折的分类方法有很多，按创伤机制，临床常用的是Danis-Weber和Lange-Hansen分类法。Lange-Hansen是将足的位置（旋后或旋前）与外力的矢量方向（外旋、内收或外展）相结合；而Danis-Weber是基于腓骨骨折水平与韧带联合创伤。此外，踝关节骨折还可根据受累结构，分为单踝骨折、双踝骨折、三踝骨折和复合骨折。

【临床表现】

踝关节肿胀、疼痛、瘀斑，内翻或外翻畸形，活动障碍。神经血管损伤罕见，偶尔发生筋膜室综合征。

【影像学表现】

踝关节正、侧位X线平片可明确骨折的部位、类型、移位方向。内踝骨折，骨折线多呈水平或斜行；而外踝骨折，骨折线多为斜行或螺旋，并周围软组织肿胀。腓骨旋前型骨折，提示三角韧带撕裂。对有内踝韧带复合体损伤而无外踝骨折时，应补充拍摄腓骨全长，以明确腓骨近端有无骨折（Maisonneuves骨折）。

单纯踝关节脱位可为前或后脱位，内、外侧脱位多合并胫骨或腓骨骨折。

CT有助于观察隐匿性骨折、韧带不稳及脱位状况，能够观察骨及关节的细节结构。MRI有助于显示关节囊、关节、肌腱、软骨和软组织损伤情况。

【典型病例分析】

病例 女，42岁。扭伤致左踝部肿痛、畸形、活动受限2小时。患者于2小时前下楼梯时不慎扭伤左踝部，即感左踝部肿痛剧烈，伴左踝部活动受限。查体：左踝关节肿胀明显，局部压痛及纵向叩击痛（+），可扪及骨擦感，左踝关节活动受限，左下肢末梢血供及感觉正常（图7-52）。

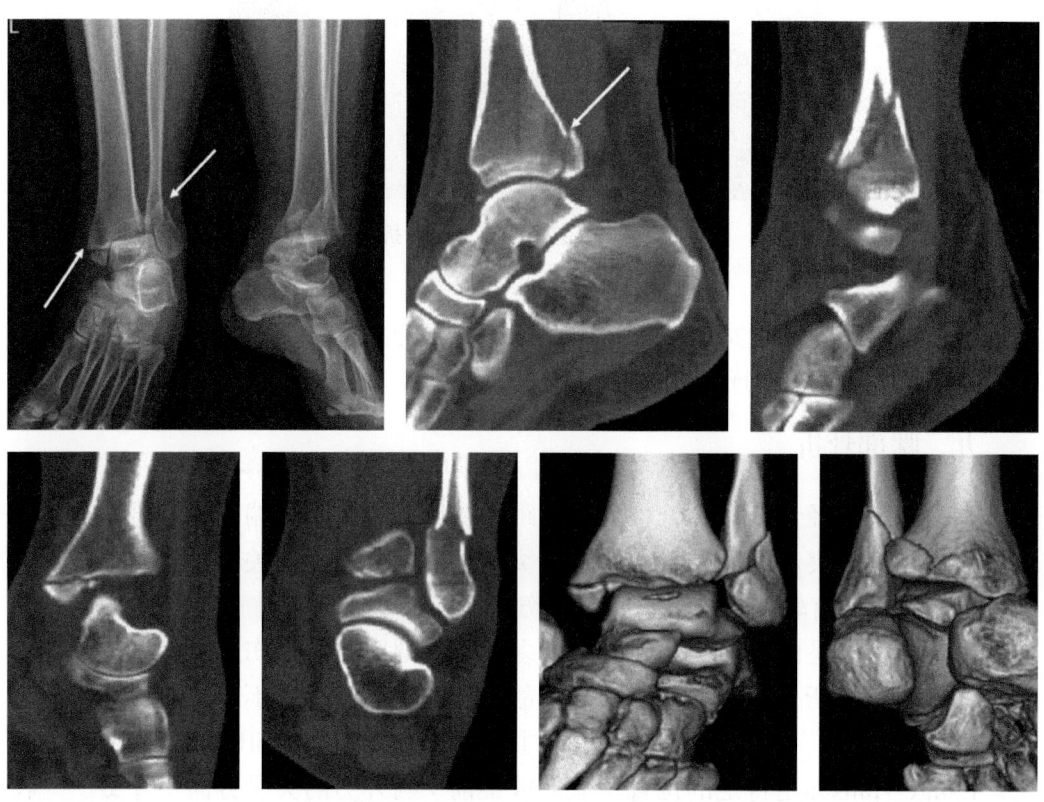

图7-52　左侧三踝骨折

分析：患者为中年女性，病史中提示有明确外伤史，影像中可见左内踝、后踝及腓骨下段见骨折透亮线。

十、跟骨骨折

跟骨骨折是最常见的跗骨骨折，约占全身骨折的2.9%，占足部骨折的30.3%。跟骨骨折最常见的损伤机制是轴向负荷，高处坠落，足跟着地是跟骨骨折的主要原因，常导致跟骨压缩或劈裂。

根据骨折受累的部位，Rowe将跟骨骨折分为5型。Ⅰ型：跟骨结节，载距突或前突骨折；Ⅱ型：鸟喙状骨折与跟腱附着处的撕脱骨折；Ⅲ型：斜行骨折，不累及距下关节；Ⅳ型：累及距下关节的骨折；Ⅴ型：中心压缩性骨折与不同程度的粉碎性骨折。

【临床表现】

足跟部疼痛，肿胀，不能承重，足底扁平及局部畸形，不能行走。围绕足跟的瘀斑扩展至足弓，应高度怀疑跟骨骨折。被动活动踇趾出现疼痛提示载距突骨折，踝关节跖屈无力提示跟腱止点撕脱骨折。有10%的跟骨骨折可发生骨筋膜间室综合征，引起小趾的爪形变。

【影像学表现】

踝关节正、侧位和跟骨轴位X线平片，可明确骨折的类型、移位程度。因为跟骨骨折复杂，平片常会低估损伤程度。CT二维、三维重组可充分显示骨折情况，尤其是后部关节面。MRI有助于隐匿性骨折的诊断。

【典型病例分析】

病例 男，62岁。外伤后右足肿痛、畸形、活动受限5天。患者于5天前高处跌落时右足跟着地，伤后自觉右足肿痛明显，外观畸形，伴足内侧皮肤裂伤开放，出血，不敢行走活动。查体：足跟部外观见膨隆畸形，跟骨外侧突出，压痛明显，皮下见瘀斑，可扪及明显骨擦感，踝关节伸屈活动疼痛受限。足跟部肿胀明显，足趾感觉活动无异常（图7-53）。

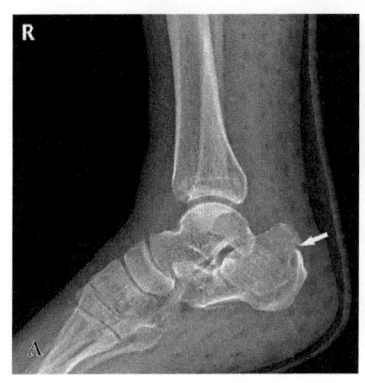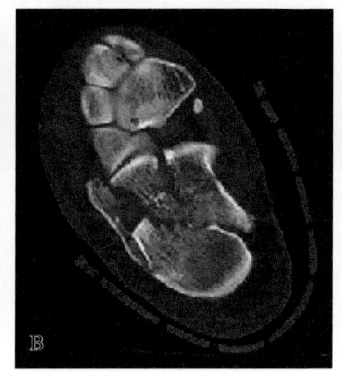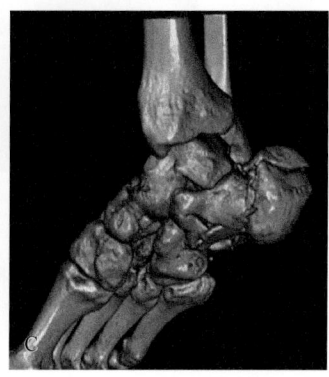

图7-53 右侧跟骨骨折

分析：患者为老年男性，病史中提示有明确外伤史，影像中可见右侧跟骨粉碎性骨折，足弓塌陷。

十一、距骨骨折

距骨骨折是第2常见的跗骨骨折，仅次于跟骨骨折。距骨骨折可累及距骨头、颈、体或后突。距骨的血供主要来自距骨颈后方，距骨骨折最常见于距骨颈部，因此骨折后容易发生缺血坏死。

距骨由于有内、外踝的保护而免受直接损失，多由传导外力引起。最常见的是车祸或高处坠落时踝关节过度背屈，胫骨远端前缘压迫距骨颈造成骨折。足处于中间位时多导致体部骨折,而足跖曲时则距骨后突骨折多见。

【临床表现】

踝关节下方后足处疼痛,距骨和距下关节触痛,弥漫性肿胀,合并跟距关节脱位时畸形明显。

【影像学表现】

踝关节正、侧位和踝穴位X线平片,可显示骨折的类型、移位程度。CT和MRI可进一步明确显示距骨骨折类型、移位及关节面受累的情况。MRI还可观察到关节软骨及周围韧带撕裂损伤的情况,并能早期发现和评估距骨缺血坏死的程度。

【典型病例分析】

病例 男,21岁。因高处坠落至全身多处疼痛1天余(图7-54)。

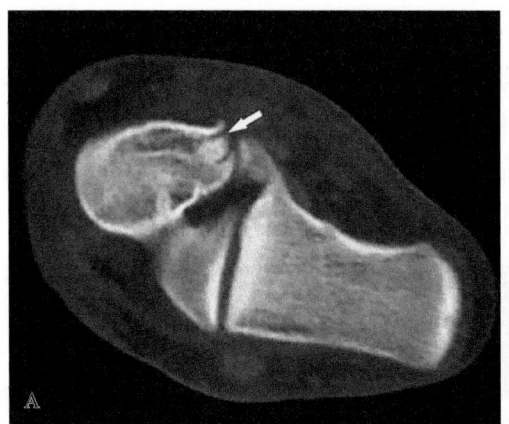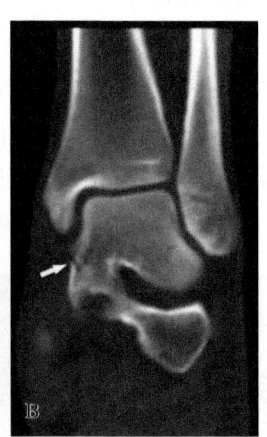

图7-54 右侧距骨颈骨折

分析:患者为青年男性,病史中提示有明确外伤史,影像检查可见右侧距骨颈可见透亮影。

十二、跖骨骨折

跖骨骨折是最常见的足部骨折,占成人骨折的2.4%,占足部骨折的23.3%。跖骨骨折多为直接暴力引起,可造成跖骨任何部位骨折或多发骨折。少数情况下,长期慢性损伤可致第2、3跖骨颈和第5跖骨基底部发生疲劳骨折(应力性骨折)。第5跖骨基底由于是松质骨,常因腓骨短肌猛烈收缩而发生撕脱骨折。第5跖骨基底部骨折,又称为Jones骨折。

Lisfrance骨折:Lisfrance关节,即跗跖关节,是由5块跖骨、3块楔骨和1块骰骨,以及其间相互的关节、韧带组成的精细复杂的多关节结构。由于Lisfrance关节与楔骨、骰骨和足舟骨存在联系,因此,有学者提出"Lisfrance关节复合体"的概念。Myeson于1986年提出了Lisfrance关节损伤的三柱理念:内侧柱即第1楔骨和第1跖骨；中柱为第2、3楔骨及第2、3跖骨；外侧柱由骰骨和第4、5跖骨构成，其中在足纵轴面上，第2跖骨在内、外侧楔骨间下凹，冠状面上第2跖骨位于"罗马拱门"的顶端。因此，第2跖骨成为关节稳定最关键的一块，并且，第4、5跖跗关节（外侧柱）活动度较大，使足部可以适应不平整的地面。Lisfrance关节参与组成足的内、外侧纵弓和中间横弓，故其是否稳定 直接影响足的负重功能。鉴于Lisfrance关节复杂的解剖结构及其损伤的早期诊断和治疗存在很多问题。2008年，Coetzee根据韧带的完整程度，将Lisfrance关节损伤分为韧带完全断裂和不完全断裂2种类型，其中韧带完全断裂型又分为无明显关节内骨折和关节内粉碎骨折2种亚型，该分型对指导治疗及判断预后有一定价值，提出对韧带完全断裂型损伤行一期关节融合。

【临床表现】

骨折处出现典型疼痛，肿胀和触痛。Jones骨折处血供较差，愈合能力弱，可导致缺血。检查时应仔细触诊每一关节的压痛和肿胀，以发现微小损伤，特别是第1跖骨-楔骨关节。对于足部高能量损伤的患者，出现明显的前足肿胀并且不能负重时，应高度怀疑Lisfrance损伤并进一步检查以免漏诊。

【影像学表现】

标准X线平片和CT冠状位重组图像上可清晰地显示一侧或多发跖骨骨折。跖骨侧位片对诊断跖骨头矢状面的移位很重要。斜位片有助于发现小的骨折移位。MRI对于发现应力性骨折有帮助。CT扫描均能显示X线不能显示的≤2 mm的轻度移位。CT是静态检查，不能判断稳定性，故不能取代负重位X线片；MRI能精确显示Lisfrance关节脱位和Lisfrance韧带损伤。

【典型病例分析】

病例 女，13岁。轮辐伤致左足疼痛伴活动受限1天（图7-55）。

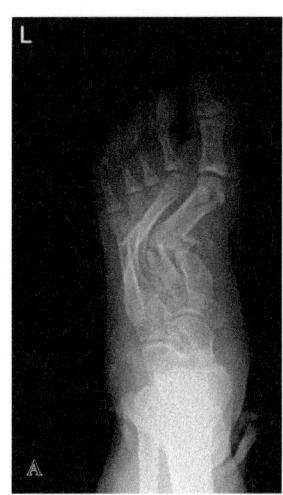
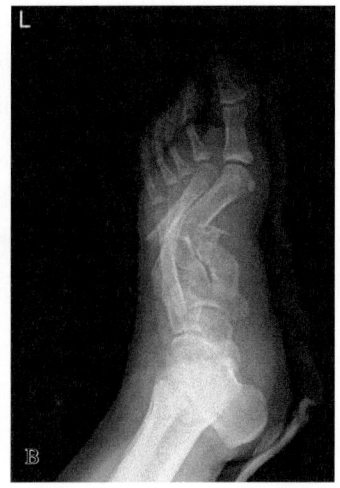
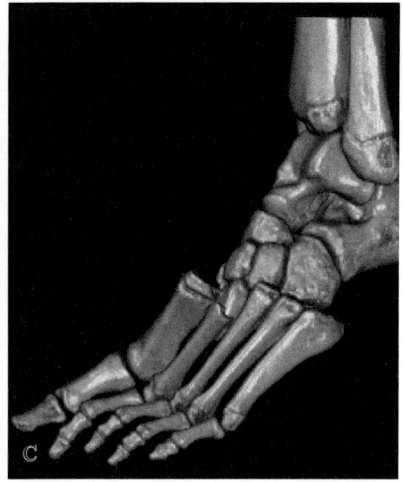

图7-55 右足多发跖骨骨折，伴跗跖关节脱位

分析：患者为青年女性，病史中提示有明确车轮压伤史，影像中可见跖骨多发骨折，伴有跗跖关节多发脱位。

十三、趾骨骨折

趾骨骨折在前足损伤中最常见，其中以第5趾骨近节最易受损伤。多为直接暴力损伤，如重物高处坠落直接打击足趾，或走路时踢及硬物等。重物打击伤常导致粉碎性骨折或纵行骨折；踢碰硬物多发生横行或斜行骨折。

【临床表现】

疼痛、肿胀和伤趾畸形，可伴擦伤。

【影像学表现】

足正、斜位X线平片能清楚显示骨折。CT二维、三维重组能更清晰显示骨折及移位情况。

（刘希垒）

第五节 脊髓损伤

脊髓损伤（spinal cord injury）是一种非常严重的损伤，占全身损伤的0.2%~0.5%。

【临床与病理】

脊髓损伤分为出血性和非出血性损伤，后者仅表现为脊髓水肿和肿胀，预后较好。脊髓横断损伤可为部分性或完全性，伴有出血。损伤后期合并症包括脊髓软化、囊性变、蛛网膜粘连和脊髓萎缩等。

【影像学表现】

1. X线 脊椎平片能显示椎骨的骨折、椎体的滑脱和椎管的连续性是否中断。

2. CT 平扫可见脊髓内出血或硬膜外血肿，还可见骨折块的移位及对脊髓的压迫。CTM可见脊髓肿胀、受压移位、横断损伤、硬膜囊和神经鞘囊撕裂等。

3. MRI 可直观地显示椎骨狭窄与否、脊髓的损伤类型、部位、范围和程度。脊髓损伤出血T_1WI呈等或高信号，T_2WI呈低或高信号。脊髓水肿T_1WI呈低或等信号，T_2WI呈高信号。脊髓软化、囊性变、空洞形成，粘连性囊肿等，呈长T_1和长T_2异常信号。脊髓萎缩见脊髓局限或弥漫性缩小，伴有或无信号异常。

【典型病例分析】

病例一　男，18岁。骑摩托车摔倒伴双下肢感觉、运动障碍1天（图7-56）。

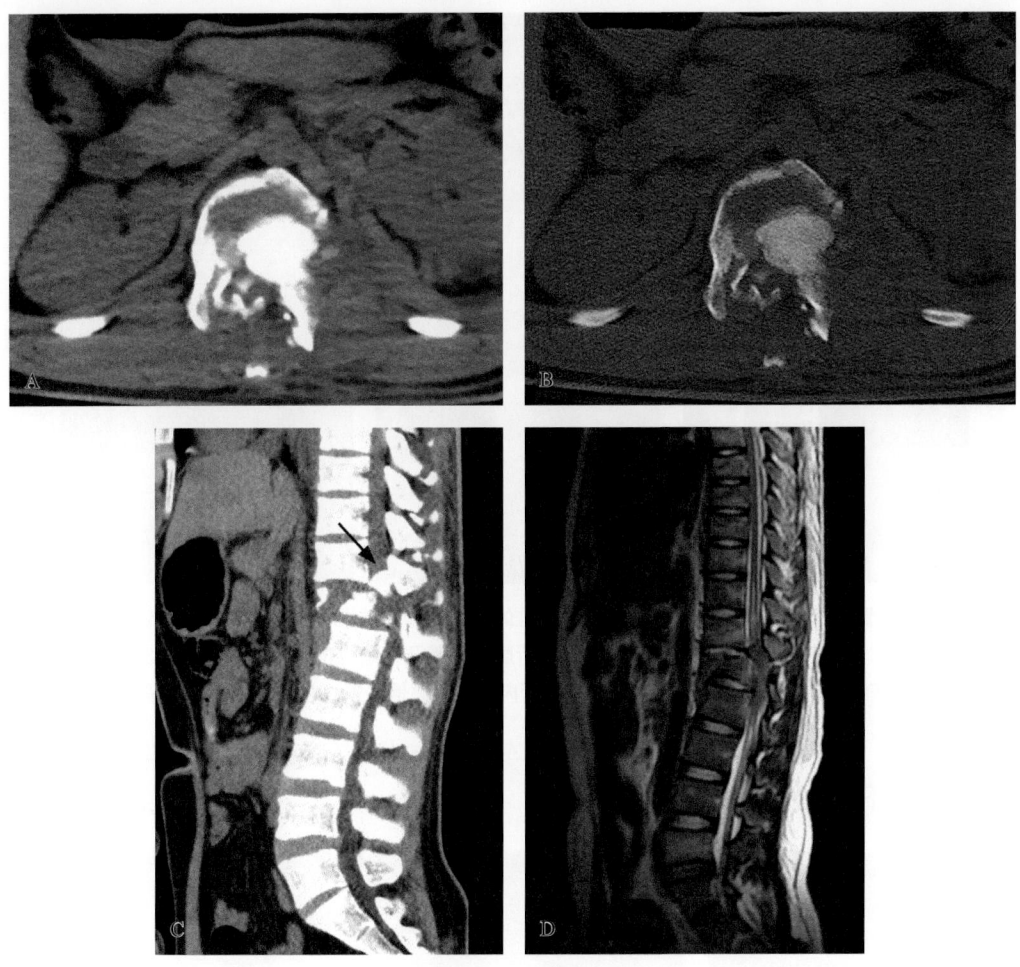

图7-56　脊髓损伤

图7-56A、B、C，CT示L_1椎体爆裂性骨折，并见骨折块的移位、椎管狭窄及脊髓受压；图7-56D，MRI T_2WI，L_1层面椎管狭窄、脊髓受压并信号增高。

病例二 男，50岁。2周前骑摩托车与汽车相撞，随即出现双下肢感觉、运动丧失（图7-57）。

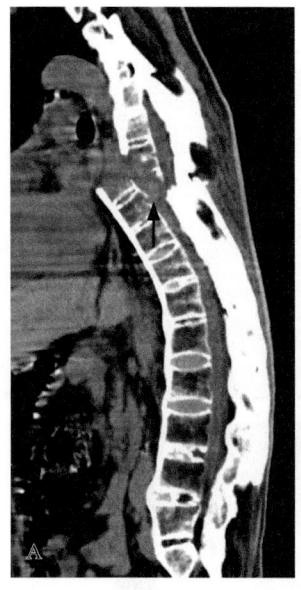
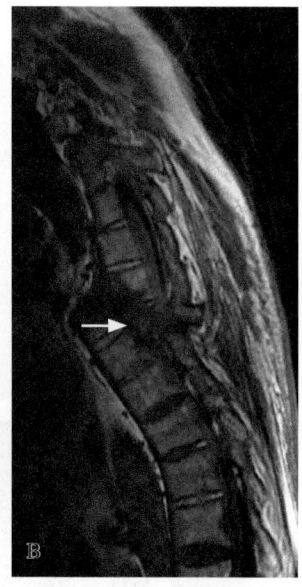
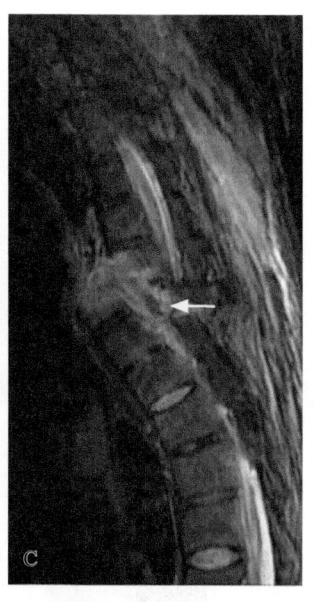

图7-57 脊髓横断损伤。A.CT矢状位重组，T_8椎体及附件骨折并椎管离断、错位，椎管内稍高密度影（黑箭头），考虑为椎管内血肿；B.MRI T_1WI，骨折层面椎管及脊髓错位、离断，脊髓内出血呈稍高信号（箭头）；C.MRI 压脂T_2WI，见骨折层面椎体及椎管内大片状高信号影，椎管内血肿呈低信号（箭头）

病例三 女，54岁。9小时前骑三轮车不慎与大货车相撞，致颈部疼痛、四肢麻木、活动不能（图7-58）。

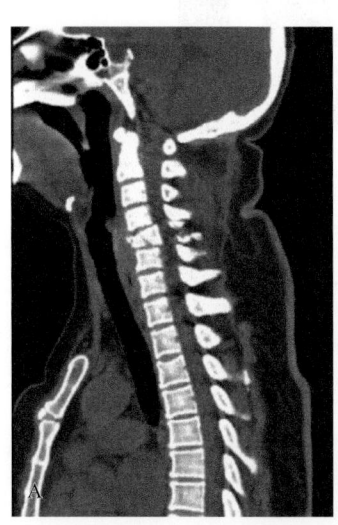
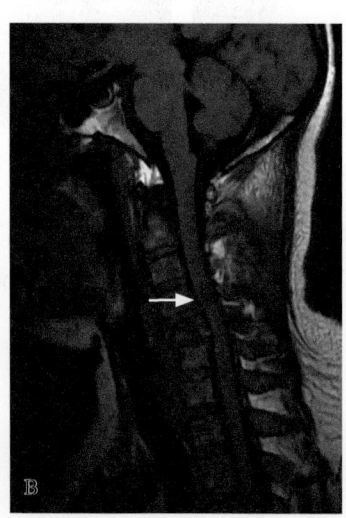
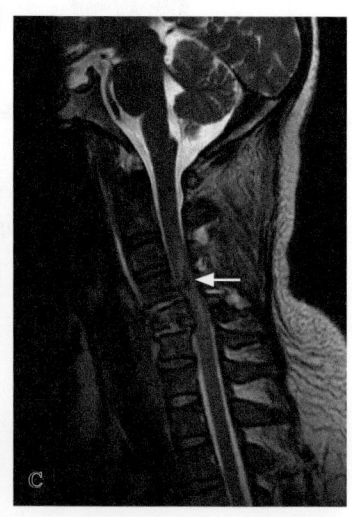

图7-58 脊髓损伤。A.CT矢状位重组，C_4椎体及附件爆裂性骨折并椎管狭窄、脊髓受压；B.MRI T_1WI，骨折层面椎管内脊髓呈片状低信号，中心见更低信号，为出血灶（箭头）；C.MRI T_2WI，脊髓内片状高信号中心见低信号区，为出血灶（箭头）

（刘　香）